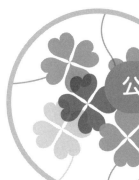

公認心理師の基礎と実践 ❷❶

野島一彦・繁桝算男 監修

人体の構造と機能及び疾病

斎藤清二 著

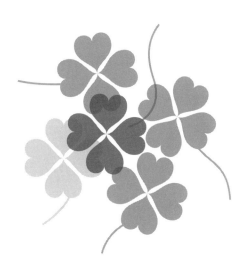

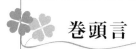

巻頭言

心理学・臨床心理学を学ぶすべての方へ

　公認心理師法が2015年9月に公布され，2017年9月に施行されました。そして，本年度より経過措置による国家資格試験が始まります。同時に，公認心理師の養成カリキュラムが新大学1年生から始まります。

　現代日本には，3万人を割ったとは言えまだまだ高止まりの自殺，過労死，うつ病の増加，メンタルヘルス不調，ひきこもり，虐待，家庭内暴力，犯罪被害者・加害者への対応，認知症，学校における不登校，いじめ，発達障害，学級崩壊などの諸問題の複雑化，被災者への対応，人間関係の希薄化など，さまざまな問題が存在しております。それらの問題の解決のために，私たち心理学・臨床心理学に携わる者に対する社会的な期待と要請はますます強まっています。また，心理学・臨床心理学はそのような負の状況を改善するだけではなく，より健康な心と体を作るため，よりよい家庭や職場を作るため，あるいは，より公正な社会を作るため，ますます必要とされる時代になっています。

　こうした社会状況に鑑み，心理学・臨床心理学に関する専門的知識および技術をもって，国民の心の健康の保持増進に寄与する心理専門職の国家資格化がスタートします。この公認心理師の養成は喫緊の非常に大きな課題です。

　そこで，私たち監修者は，ここに『公認心理師の基礎と実践』という名を冠したテキストのシリーズを刊行し，公認心理師を育てる一助にしたいと念願しました。

　このシリーズは，大学（学部）における公認心理師養成に必要な25科目のうち，「心理演習」，「心理実習」を除く23科目に対応した23巻からなります。私たち心理学者・心理臨床家たちが長年にわたり蓄えた知識と経験を，新しい時代を作るであろう人々に伝えることは使命であると考えます。そのエッセンスがこのシリーズに凝縮しています。

　このシリーズを通して，読者の皆さんが，公認心理師に必要な知識と技術を学び，国民の心の健康の保持増進に貢献していかれるよう強く願っています。

2018年3月吉日

監修者　野島一彦・繁桝算男

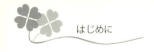

はじめに

　本書は公認心理師教育カリキュラムにおける心理学関連科目の一つである「人体の構造と機能及び疾病」に対応した書籍である。保健医療分野は，公認心理師の活動が想定されている領域のうちでも最も重要な分野の一つである。その意味で「医学／医療」についての広範な知識に心理学徒が触れることの意義は大きい。しかし，心理専門職を目指すものが「医学／医療」を学ぶ意義はこれだけではない。公認心理師法に定められているように，公認心理師とは「心理に関する支援を要する者に対してその専門性を活かした支援をおこなう」ものである。つまり公認心理師とは「苦しむ他者への支援をその第一の義務とする専門職」である。この「苦しむ他者への支援」という基本目標を医学と心理学／臨床心理学は共有している。このような観点から，医学の生物学的側面からの膨大な知識の一部を学ぶだけではなく，医学／医療そのものが拠って立つ世界観や価値といった根本的な側面についても学んでほしいと思う。医学は数千年にわたる連綿とした歴史を有する学問であると同時に，常にその時代の文化や社会との相互作用によって変容を続けている分野でもある。そのような医学のダイナミックな側面にも触れてもらいたいと思う。

　本書は，第1部「医学総論」，第2部「人体の構造と機能」，第3部「心理的支援が必要な主な疾病」の3部構成となっている。全体は15章から構成されており，標準的な大学のカリキュラムにおいて使用されることを想定している。また公認心理師国家試験のブループリントの内容にもできる限り対応するように内容が選定されているが，本書は単なる「国家試験対策のための教科書」ではない。心理学とその関連領域の知識を，一生を通じて学び続けることになる心理学徒が，そうでなければあまり触れることのない「医学／医療」についての広範かつ基本的な知識の見取り図を獲得できるような学習機会を提供することが本書の目的なのである。

　本書の執筆内容については，医学／心理学をはじめとする複数の領域における先輩，同僚，後輩を含む複数の方々からの暖かい教示と助言をいただいた。特に第8章（遺伝性疾患・先天性疾患・遺伝カウンセリング）については，玉置知子先生（愛仁会高槻病院／兵庫医科大学）から丁寧な御示唆をいただいた。ここに深く感謝申し上げる。

　医学／医療についての知識の総体はあまりにも膨大である。その全ての分野に

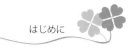

過不足なく目を配り，分かりやすい説明を提供することは，ひとりの人間がなし得ることの限界を超えている。筆者なりに最善を尽くしたつもりであるが，本書の内容の不十分な，あるいは不正確な点についての責任は全て筆者にある。本書が公認心理師をめざす心理学徒の学習のために，さらには心理専門職の生涯を通じての学びのために，少しでも役に立つことがあれば幸いである。

2019 年 8 月 10 日

斎藤清二

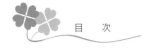

目　次

はじめに　4

第1部　医学総論

第1章　医学と医療 …………………………………………………… 11
Ⅰ　はじめに　11／Ⅱ　医学と医療　12／Ⅲ　医行為とは何か　13／Ⅳ　インフォームド・コンセント　14／Ⅴ　生物医学モデルへの挑戦　16／Ⅵ　生物−心理−社会モデル（Bio-Psycho-Social（BPS）Model）　17／Ⅶ　哲夫さん，その後　19／Ⅷ　物語的行為としての診断と治療　20

第2章　医学の歴史 ……………………………………………………… 23
Ⅰ　医学の歴史について　23／Ⅱ　古代の医学　23／Ⅲ　中世の医学　26／Ⅳ　ルネッサンス期の医学　28／Ⅴ　近代の医学　29／Ⅵ　現代の医学　35／Ⅶ　日本医学概史　37

第3章　EBM と NBM …………………………………………………… 41
Ⅰ　はじめに　41／Ⅱ　医学とその関連領域における「エビデンス」概念　41／Ⅲ　エビデンスに基づく医療（EBM）　42／Ⅳ　エビデンスに基づく診療ガイドライン　44／Ⅴ　二層構造をもつ実践科学としての EBM　45／Ⅵ　心理学におけるエビデンスに基づく実践（EBPP）　47／Ⅶ　物語に基づく医療（NBM）　48／Ⅷ　EBM と NBM の統合　53／Ⅸ　医療人教育としてのナラティブ・メディスン（NM）　54

第2部　人体の構造と機能

第4章　人体の正常構造と機能——解剖学と生理学 …………………… 59
Ⅰ　はじめに　59／Ⅱ　人体の区分（体表から見える人体の名称）　59／Ⅲ　細胞　60／Ⅳ　組　織　62／Ⅴ　器官と器官系　63

第5章　主要な症候——症候学と診断学 ……………………………… 94
Ⅰ　はじめに　94／Ⅱ　倦怠感（general fatigue）　95／Ⅲ　発熱（fever）　96／Ⅳ　めまい（dizziness, vertigo）　97／Ⅴ　頭痛（headache）　98／Ⅵ　腹痛（abdominal pain）　100／Ⅶ　胸痛・動悸・息切れ（chest pain, palpitation, short breath）　101／Ⅷ　しびれ・感覚障害（numbness, sensory disturbance）　103／Ⅸ　意識障害（consciousness disturbance）　104／Ⅹ　ショック（shock）　105／Ⅺ　悪心・嘔吐（nausea, vomiting）

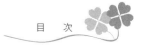

　　106

第6章　主要な疾病——病理学と疾病学……………………………108
　　Ⅰ　はじめに　108／Ⅱ　健康, 老化, 死, 病気　108／Ⅲ　炎　　症　109／Ⅳ　腫瘍　110／Ⅴ　各臓器の疾病と病態　112／Ⅵ　附録：いわゆる心身症について　132

第3部　心理的支援が必要な主な疾病

第7章　腫瘍臨床とがんサバイバーシップ……………………………137
　　Ⅰ　はじめに　137／Ⅱ　疫学的事項　138／Ⅲ　がん対策推進基本計画　139／Ⅳ　がんの一次予防と早期発見　140／Ⅴ　患者本位のがん医療　141／Ⅵ　がんサバイバーシップ　142／Ⅶ　病いと健康の語りのデータベース——公認心理師への期待　143

第8章　遺伝性疾患・先天性疾患・遺伝カウンセリング……………145
　　Ⅰ　はじめに　145／Ⅱ　遺伝学の基礎　146／Ⅲ　遺伝性疾患　147／Ⅳ　遺伝学的検査と倫理　150／Ⅴ　遺伝カウンセリング　155／Ⅵ　遺伝カウンセリングにおけるナラティブ　156／Ⅶ　遺伝医療・遺伝カウンセリングにおける公認心理師の貢献可能性　158

第9章　難　　病……………………………………………………160
　　Ⅰ　はじめに　161／Ⅱ　筋萎縮性側索硬化症（ALS）　162／Ⅲ　筋ジストロフィー　164／Ⅳ　多発性硬化症（MS）／視神経脊髄炎（NMO）　166／Ⅴ　難病の治療と職業生活への両立支援　167

第10章　後天性免疫不全症候群・臓器移植……………………………169
　　Ⅰ　HIV感染症／後天性免疫不全症候群（エイズ：AIDS）　169／Ⅱ　臓器移植　174

第11章　認知症・脳血管障害……………………………………………181
　　Ⅰ　認知症　182／Ⅱ　脳血管障害　186

第12章　糖尿病……………………………………………………………191
　　Ⅰ　疾病の概要　191／Ⅱ　分類と病態　192／Ⅲ　治　　療　193／Ⅳ　糖尿病自己管理教育と療養支援　196／Ⅴ　糖尿病ケアにおける心理・社会的支援　198

第13章　依存症——アルコール・薬物………………………………200
　　Ⅰ　はじめに　200／Ⅱ　物質依存症の一般的事項　201／Ⅲ　アルコール関連障害（いわゆるアルコール依存症）　202／Ⅳ　薬物依存　206

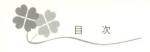

第14章　循環器疾患 ……………………………………………… 209

　Ⅰ　はじめに　209／Ⅱ　一般的事項　210／Ⅲ　循環器疾患の緩和ケア　212／Ⅳ　心不全における終末期　212／Ⅴ　アドバンス・ケア・プランニング（ACP）と事前指示　213／Ⅵ　循環器疾患における心理・社会的支援と介入　214／Ⅶ　循環器疾患のケアにおける心理専門職の役割　216

第15章　緩和ケア，エンドオブライフケア，グリーフケア …………… 218

　Ⅰ　はじめに　218／Ⅱ　がん患者の苦痛の緩和とその評価　219／Ⅲ　痛み（pain）への対処　220／Ⅳ　がん性疼痛への薬物療法　221／Ⅴ　多彩な苦痛への対処法　222／Ⅵ　苦痛緩和のための鎮静とその問題点　223／Ⅶ　エンドオブライフケア　224／Ⅷ　二人称の死とグリーフケア　225

　学習をより深めるための推薦図書　228

　索　　引　231

　付　　録　236

第 1 部
医学総論

第1章

医学と医療

> **Keywords** 医学と医療，医行為，インフォームド・コンセント，生物医学モデル，生物－心理－社会モデル，物語的行為

1 はじめに

　哲夫さん（仮名）は大学院に在籍中の20代半ばの男性だった。問診を始めると，落ち着いた態度で医師の質問に対して丁寧に答えてくれた。2週間ほど前から赤黒い便が出ることに自分で気づいた。腹痛はなかったが，大学院の研究で忙しい生活が続いており，高校生の時に十二指腸潰瘍の既往があることから，ストレスで潰瘍が再発したのではないかと心配になった。身体も少しふらふらするので，近くの病院を受診した。そこでは貧血を指摘され，上部消化管の内視鏡検査を受け，医師からは十二指腸潰瘍があると言われた。しかし潰瘍からの出血は止まっているのに血便はまだ続いており，詳しい検査と治療が必要と勧められ，大学病院を受診した。
　哲夫さんの身体診察では，少し貧血があること以外には大きな問題はなかった。入院時の検査データも，中等度の鉄欠乏性貧血が認められる以外は全て正常だった。前医から送られてきた診療情報提供書によれば，哲夫さんの内視鏡検査では，最近治ったばかりと思われる十二指腸潰瘍の瘢痕が認められた。高校生の時に似たようなエピソードがあり，受験のストレスのための十二指腸潰瘍から出血したのだろうと言われたとのことだった。しかし今回，下血はまだ続いており，潰瘍からの出血としては矛盾していた。
　そのようなことを哲夫さんと話しあっているうちに，哲夫さんが「実は……」と話し出した。
　「親から聞いた話では，小さい頃に似たようなことが何回かあったようなのです。自分の記憶でははっきりしないのですが，血便が出たことがあって，医者でもよく分からないと言われたとのことですが，自然に治ったようです……」。

　一般に，医学の実践（診療）とは，科学知識や法則に則った合理的な作業であ

ると信じられている。しかし，実際に現場で起こっていることはそうではない。それは具体的な現場で起こる「一回限り」の出来事であり，次に何が起こるかは決して確実には予想できない。またそれは単純な「原因－結果」では説明できない「複雑な」出来事である。このような「個別性」「不確実性」「複雑性」は，医学の実践において避けることのできない特性である。しかし一方で医学とは，決して避けることのできない「不確実性」への飽くなき挑戦でもある。

冒頭に掲げたような哲夫さんの事例においても，医師は哲夫さんが陥っている苦境を医学知識のリストと照らし合わせることによって診断し，病名を決定し，診断された病名に応じて治療を適用し，その結果を評価することによって予後を確定しようとする。標準的な医学実践の主体は「診断と治療」である。そのために，医師や医療者は健康と病気についての膨大な知識を蓄えておかなければならない。

しかし，医学の実践における困難は，単に知識を蓄えることによって解決されるわけではない。個別の患者に対する診断／治療の実践は，根本的な難問を抱えている。それは，一般性をもつ普遍的な知識や理論の体系と，目の前の不確実で複雑な個別の現象を，どのようにして適合させるかという難問である。

現代の医学的実践は，20世紀型の病院中心の医療から，21世紀型の地域包括医療へと着実に移行しつつある。さらに医療と福祉の境界も着実に取り払われ，多職種連携モデルが医学における標準となりつつあり，公認心理師もその重要な一員となることが期待されている。しかし，一方で医療の基本は，医療者と患者の一対一の関係にあることも揺るぎない事実である。その基盤を支えるのは「継続する良好な支援関係」「機能する良質な対話」である。医学は科学的な問題解決のみから成り立っているわけではなく，そこには心理臨床とも通底する，医療者と患者との個別の関係の形成が重要な役割を占めるのである。

II 医学と医療

医学と医療はともに英語ではMedicine（医）であり，元来両者に区別はない。Medicineには同時に「薬」という意味があり，さらには「魔術」という意味もある。Medicineは，現代の医師が行っているような「病気を（科学的に）診断し治療する」という狭い意味の他に，薬物そのものや，魔術的な行為などを包含する広範な意味をもつものであった。医学がその出発点に，病む人（病人，患者）を置くということに異を唱える者はいない。医学と医学的行為（医療）は，全て病

第1章 医学と医療

む人をケアすることを究極の目標とする。しかし，医学が病気を治癒せしめ，それを通じて病人を救うことができるようになったのは，歴史的に見ればごく最近のことであり，こういった医学の歴史については第2章で概観する。

現代の臨床医学の父と呼ばれているウイリアム・オスラーは，医学を「科学に基づいたアート」と表現した。しかし彼は同時に「人間の病いのケアにおいては，必ず所与の分類パターンに従うとはかぎらない個々の症例に，何らかの方法で多数の一般的原則を適用しなければならない。医学は厳密科学ではなく，個別性の科学（Science of individuals）と呼ばれるべきである」と主張した（Hunter, 1991／邦訳, 2016）。ここでいうアートとは，高度な技術や専門能力という意味であり，医学が常に病む人（病人，患者）に焦点をあてた個別実践であること，そしてその教育は個別の患者へのケアについて，ベッドサイドでなされる必要があるという考えは，現代の臨床医学と医学教育の中に脈々と受け継がれている。

繰り返しになるが，医学とは理論や知識の側面（狭義の医学≒基礎医学）と病む人をケアするという実践の側面（医療≒臨床医学）の2つの側面を有しており，両者は分かちがたく結びついている。概念的には，臨床医学とは医学の知識・理論・実証的研究結果についての一般性をもつ情報を個別の実践において利用する医学的実践（医療）であると考えることができる。このような考え方を方法論的に明確化しようとする試みの一つが，根拠に基づく医療（Evidence-Based Medicine; EBM）であるが，これについては第3章において解説する。

III 医行為とは何か

一般に，医行為（medical act）は，医師だけに許されている特権であり，医師でなければできない独占的な行為であると考えられている。その根拠は本邦では，医師法第4章17条における「医師でなければ，医業をなしてはならない」という法律規定に求められる。医業とは，医行為を職業として行うものと考えられるが，医行為そのものは法律では直接明確に規定されていない。法律上医師は業務独占資格であり，これは国民の職業選択の自由を制限するという意味合いをもつ。しかし元来，苦しむ者のために何らかの支援行為を行うことは決して医師の専売特許ではない。それゆえに，医行為の範囲を無制限に拡張することは許されない。

一般に合意されている医行為の概念としては，「人の疾病の診察，又は治療，予防の目的をもって人体になす行為の中で，医師が行うものでなければ人体に対して危害を生ずるおそれがある行為」というあたりに落ち着くだろう。さらにそれ

を一般的な通念にしたがって言い換えれば,「医学上の専門知識を基盤とする経験と技術を用いて診断（病名）を特定し，これを患者に伝え，処方，投薬，又は注射，外科的手術，放射線照射等による治療を行うこと。採血，採尿，生体組織の顕微鏡検査，電子機器による検査等の検査を行う行為」といった表現が，大方の意見の集約として許容されると思われる。

近年，医学が扱う領域が非常に広範囲となっているため，医師だけでそれを実践することはとてもできない。そのために複数の医療専門職，あるいはヘルスケア専門職が，その業務を分担することが現実的であり，医療専門職に関する法律の多くは医師の特権の一部を解除することによって，複数の専門職が医行為を分担することを可能にしている。公認心理師は医療に限定された資格ではなく汎用資格であるため，公認心理師が行うクライエントへの支援行為の大部分は，狭義の医行為には限定されないより広い対人支援行為であると考えられる。

IV　インフォームド・コンセント

現代の医学・医療の在り方を象徴するタームとしてインフォームド・コンセント（IC）という言葉がよく使われる。日本語では通常「説明と同意」という訳が用いられる。ICを支えているのは，医における患者や一般の人たちの基本的な権利を保障しようとする生命倫理（Bioethics）の考え方である。生命倫理の歴史は，もともと第二次世界大戦のナチスによる非人道的な人体実験への反省から端を発している。さらに西欧や本邦におけるいくつかの市民や患者に対する非人道的な行為が曝露された事件への批判と反省も，「患者の権利を守る」運動と，法律・規則の制定を促進した。これらの流れは，大きくは，臨床研究や治験における被験者の人権保障という側面と，診療現場における患者の権利と尊厳の保証という2つの流れに整理できる。

前者の医学的研究における被験者の意思と自由を保護するガイドラインの策定という流れは，ニュルンベルク倫理綱領（1947）に始まり，ヘルシンキ宣言（1964 世界医師会），ベルモント・レポート（1979 生物医学および行動学研究の対象者保護のための国家委員会）を経て，具体的で詳細な臨床研究の倫理指針へと発展している。

後者の診療における患者の人格尊重,意思決定における自律性の尊重の流れは，患者の権利章典（1973 米国病院協会）を経て，本邦では医の倫理綱領（2000 日本医師会），医師の職業倫理指針（2016 第3版：日本医師会）などに取り入れら

れた。これらの議論を経て，患者の人格の尊重，自己決定権の保証，知る権利の保障という観点から，IC の徹底と患者の QOL（Quality of life）を尊重する全人的な医療が目指されている。

　IC という概念と実践が何を指しているかについては，必ずしも統一された見解があるわけではない。ホールら（Hall et al, 2012）によれば，医療における IC には，「法律的側面」「倫理的側面」「管理・コンプライアンス的側面」の３つの側面がある。法律的側面とは，患者や被験者を暴力や搾取から守ることである。倫理的側面は，患者あるいは被験者の自主的な選択や統制を保障すること，その選択に基づいた目標の遂行を支えることである。管理・コンプライアンス的な側面とは，上記の法的，倫理的についての合意を公的な文書として作成し保管すること，それらの目標が達成される過程の安全保障を提供することである。

　多くの場合 IC は，以下の要素を含む一連の手続きの過程をとる。①これから行われること（検査，治療，支援の方法，その他）についての詳細な情報（その行為の内容，手順，予後の見通し，危険性，代替となる選択肢などについて）と説明の提供。②上記について十分に理解し，納得した上での，同意（あるいは不同意），意思の決定。③上記のプロセスについての明瞭な記述の作成。④これらのプロセスは，対象者と支援者間での目標の一致，良好な継続的関係を前提とする。

　IC は，医学的実践のその時代の基本的な在り方を示す概念であると同時に，医療者と患者の関係の在り方でもある。近年の医療における医師－患者関係の在り方については，1970 年代以降から急速な議論と変化が欧米を中心に起こってきた。その代表的な表現が，「パターナリズム（父権主義）」から「パートナーシップ（共同関係）へ」というスローガンである。元来，医師と患者の間には圧倒的な知識と情報の格差があり，医師は患者を治療し，癒すことに全力を尽くすという倫理的義務のもとに，患者を慈しみ，患者に対して善行を行うことによって医療を実践することを理想とするとされていた。一方で患者を治療する責任と権限は専門家である医師にのみ属しており，患者はその治療や指導に従順に従うことが求められていた。このような父権主義的な医師－患者の関係は，近年激しい批判にさらされてきた。

　その意味で「説明と同意」という IC の本邦での訳語は IC の本来の目指すところから言えば誤解を招きやすい表現である。例えば脳死後の臓器移植というような深刻な文脈において，「説明と同意」という言葉は，「臓器提供等の手順等について十分な説明を行い，臓器提供に同意する旨の書類を作成しサインしてもらう」といった定型的な作業をイメージさせ，それ以外の選択肢を排除してしまう

可能性がある。ICとは，その本来の意味からは，医療者からの十分な情報提供を前提にして，医療者と患者・家族が共同して方針を選択・意思決定していくための一連のプロセスである。このような観点から，欧米では近年，むしろinformed choice（情報を提供されたうえでの選択）あるいはshared decision making（共同意思決定）という用語が用いられるようになりつつある。

V　生物医学モデルへの挑戦

　明治以降，日本に西洋の近代医学が導入されて以来，本邦における医療実践は，そのほとんどが西洋近代医学の考え方に基づいて実行されるようになった。近代医学の特徴を単純に要約するならば，それはまず，「患者という人間（病人）」と「患者のもつ疾患（病気）」を分離し，病気を取り除くことによって，患者を治療しようとする方法論であると言える。さらに，疾患とは生物学的な基礎をもつ一つの実在であることを前提とすることから，近代医学モデルは生物医学モデル（Biomedicine）と同一視されている。

　このような医療を効率良く行うためには，疾患はできる限り分類され，その病態生理（しくみ）が生物科学的方法論によって明らかにされ，個々の疾患に応じた診断－治療体系が確立される必要があった。そのため，まず精神疾患（こころの病気）と身体疾患（からだの病気）が明確に分離され，各疾患はできる限り臓器別（心臓の病気とか，胃の病気とか，脳の病気とか）に分類され，医学はそれに伴って主として臓器別に専門分化し，医療者もそれぞれの分野の専門家として細分化され，現代の医療体系が確立してきた。

　しかし，このような医学・医療の体系の中で，必ずしも常に質の高い医療が患者に提供されることが保証されてきたわけではない。患者が抱える問題を解決するために，医療者はなんらかの医学的根拠に基づいて判断を行い，方針を決定するが，この判断の根拠は多くの場合，その医療者のそれまでの経験や，未だ実証されていない理論，必ずしも妥当性が証明されていない権威者の見解などに基づいていたことが指摘され，それを改善しなければ，適切な医療が安定して患者に提供されることはないということが問題にされるようになってきた。

　さらにもう一つ，近・現代の医療・医学の問題点がある。それは，近・現代の医学は，本来分割できない一人の病む人間である患者を，「臓器や組織の集合体」とみなす傾向を助長し，その結果さまざまな問題が医療実践の現場において生じるようになった。その最大のものは，患者が医療現場において，人間的に疎外さ

れるという問題であり，当然のことながらこの傾向は，患者の医療に対する満足度を著しく低下させている。また，同時に，医師・医療従事者も，医学と医療，専門的知識と現場で実際に生じる現象の乖離に悩まされることになり，これは医療者の専門職としての職業的充実感を著しく低下させる一因ともなっている。

　このような近代医学の問題点を補うために，20世紀半ば以降いくつかのムーブメントが提唱され実践されてきた。線形因果論的な生物医学モデルの専一に対抗し，システム論の視点を医学に導入する生物－心理－社会（BPS）モデル，医療の不確実性に統計学的蓋然性を駆使して挑戦するエビデンスに基づく医療（EBM），そして医療における関係性に焦点をあて，物語の相互構成による意味の生成によって医療の非人間化に挑戦する物語に基づく医療（NBM）などである。EBMとNBMについては，第3章において詳述するので，ここではBPSモデルについて概説する。

VI　生物－心理－社会モデル（Bio-Psycho-Social（BPS）Model）

　1977年，米国の心身医学者であるエンゲル（Engel, 1977）は，世界的な科学雑誌であるScience誌に「新しい医学モデルの必要性─生物医学への挑戦」と題する論文を発表した。

> 　心理生物学的統一体としての人間は，患者が呈示する問題がいかなるものであっても，それを評価し一連の行為選択を推奨することへの責任を受け入れることを医師に要求する。その行為には他の援助職への紹介も含まれる。それゆえ，医師の専門職としての基本的知識と技術は，社会的，心理学的，および生物学的側面を網羅していなければならない。なぜなら，患者のための医師の決断と行為は，これら3つの全ての領域に及ぶからである。(Engel, 1977)

　エンゲルは，この論文の中で，これまでの医学が生物医学的な側面に偏っていたことを批判し，心理・社会的な側面を含めて全人的に患者を理解する必要性を論じた。このBPSモデルは，医学領域全般，特に心身医学，精神医学の領域に大きな影響を与えた。

　BPSモデルの理論的基盤は，ベルタランフィが提唱した一般システム論（general system theory）にある。システム論は，近代科学に代表される線形因果論，要素還元主義，人間機械主義に対抗する，広範な全体論的な世界観を示す壮大な理論である。

一般システム理論によれば，各種システムには"同型性（Isomorphism）"が存在するため，種類の異なるシステムの諸現象を，同一の原理を使って理論化することが可能である。一般システム理論では，「開放システム」「ホメオスターシス」「フィードバック」などの概念で，生物学（＝生物システム），心理学と精神医学（＝心理システム），社会科学（＝社会システム）における諸現象を説明する。

医学の文脈において，特定の問題を有する個人としての患者への支援を考える時，その個人は複数のレベルのサブシステムから構成される一つの全体と考えることができる。例えばその患者は，一個の生物として，臓器レベル，細胞レベル，分子レベルなどの複数のサブシステムからなる有機体であると考えることができる。このような生物としての個人を基盤として，人間は固有の心理レベルの活動を行うサブシステムとして活動する。この心理－生物学的な存在としての人間は，さらに個々人を超えて，家族，社会，文化，人類といったより包括的なシステムのサブシステムとして機能していると考えられる。

各々のサブシステムは，特に隣接するシステムと相互作用を行っており，一つのサブシステムにおける変化は隣接する（上位または下位の）サブシステムに影響を与え，最終的にはシステム全体に影響を与える。このようにして，BPSモデルにおいては，患者は少なくとも3つ以上（生物レベル，心理レベル，社会レベル）の複数のレイヤーをもつシステムとして理解されることになる（図1）。

エンゲルのBPSモデルは，「全人的医療」というスローガンと相まって，広範囲の医学領域に浸透した。本邦において最もそれを強調したのは，心身医学領域であり，米国では精神分析と生物学的精神医学の妥協点を探る理論として精神科領域において普及した。現在，日本の臨床心理学においても，特に認知行動主義の立場から，臨床心理学的実践はBPSモデルに則って行われるべきであるという主張がなされている。

しかしBPSモデルが，従来の医学や心理学，社会学などを根本的に変革する力になったかといえば，そうは言えない。ハンターはこのあたりの事情を「革命をもたらす可能性のあるエンゲルの立場に対しての医学における反応は明らかに奇妙であった。誰も反対しないのだが，ほとんど何も変わらなかったのである。これは一部には『生物医学モデル』の概念は，実践においてほとんど存在しないものを指し示しているという事実による」と描写している（Hunter, 1991／邦訳, 2016）。

BPSモデルは，近年広い意味での多職種連携モデルの基盤となる考え方として再び注目を浴びている。ここでは，一人の患者を生物システム，心理システム，

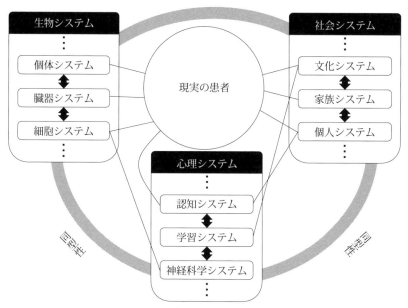

図1　BPSモデルにおける患者理解の一例

社会システムという複数のシステムの視点から全人的に理解し，支援するという本来のBPSの考え方に加えて，患者への支援システムを構成する多職種の専門性を，生物，心理，社会の側面から整理し，複数の専門性を束ねることで患者を包括的に支援しようとする考え方も取り入れられている．しかし，このようなBPS理解は，ともすると，医師は生物学の，心理師は心理学の，ソーシャルワーカーは社会学のそれぞれのばらばらの視点からの見解を寄せ集めだけになる危険性をも包含している．システム論的な世界感を欠いた多職種連携は，単なる折衷主義に堕してしまう危険性があることに注意が必要である．

VII　哲夫さん，その後

　哲夫さんの状態が急変したのはそれから数日後だった．哲夫さんは強い腹痛を訴え，それは数時間前から急に始まったとのことだった．腹部を診察してみると，右下腹部に強い圧痛と限局した腹膜刺激徴候を認めた．発熱も認められた．急遽行われた血液検査では，入院時には認められなかった急性炎症所見が認められた．哲夫さんの病状は急性腹膜炎に合致していると思われた．鎮痛薬と抗生物質を投与しつつ，外科医の診察を依頼した．診察した外科医は，手際よく患者診察を終え，一通りの検査所見を確認し，こう言った．「急性虫垂炎の穿孔で間違

いないと思う。全身状態は保たれているので，明朝まで抗生物質と輸液でつないで，朝一番に手術をしよう」。そのまま一晩慎重に経過を観察しつつ，翌日の手術を待つことになった。

病棟の仕事を終えて，私は医局の研究室に戻った。何かが納得いかなかった。哲夫さんが今回入院した理由は原因不明の消化管出血である。それがどのような病気によるものであるのかは，未だに分かっていない。その哲夫さんが，突然入院中に急性腹膜炎を発症した。病状と一般的な発生頻度を考慮すれば，急性虫垂炎の診断は妥当である。しかし，どうしてたまたま入院中に急性虫垂炎にならなければいけないのか？

突然私の中で何かがつながった。「子どもの頃からある腸の異常で急性虫垂炎と間違えられやすいもの」を探索していた私に「メッケル憩室」というキーワードが浮かび上がった。教科書にはこう記載されている。「メッケル憩室には異所性胃粘膜が高頻度に存在しており，胃酸が分泌されるために周辺の腸管に潰瘍を形成し，出血や穿孔を来すことがまれならず認められる」。まさに哲夫さんの血便はその特徴にぴったりだった。全てのピースがぴったりとはまったと感じた。私はこの発見に少なからず興奮していた。私は，明日の手術の執刀予定の外科の医師の研究室へ行き，同じように私の考えを話した。

翌日の手術の結果はまさにどんぴしゃりだった。最初小切開で開始された手術で，執刀医は虫垂が正常であることを確認した。盲腸から回腸へと手で探っていくと，通常はないはずの何かがそこにあった。急遽切開が追加されて手術野は拡大され，回腸の一部とともにその憩室は摘出された。憩室の開口部の近傍の回腸には深い潰瘍形成があり，それが腹腔内に穿孔し，限局性の腹膜炎を起こしていたことが確認された。

術後の経過は順調で，それ以降血便は全く認められなかった。病状説明に対して哲夫さんも十分納得され，元気に退院していかれた。その後，医局の何人かの医師にことの顛末を説明したが，そのうちの何人かは，「おれも実はそうではないかと思っていたんだよ」と言った。これは聞き流すことにした。

VIII　物語的行為としての診断と治療

ハンター（1991）によれば，診断こそは，医師と患者の出会いにその出発点を置く，医学の物語の最も主要な発展過程である。多くの医学の物語においては，（ちょうどシャーロック・ホームズの推理小説がそうであるように）その終結は医師（または探偵）による，それまでに起こった数々の謎を全て説明する医学的（あるいは犯罪学的）プロットの提示と告知である。本章の冒頭および前節で示した哲夫さんの物語において，医師としての筆者が，哲夫さん自身の「病いの物語」に同行しながら，刻々と解釈的な作業を継続して構築してきたのがまさに「医学

的な診断と治療という物語」の一つの典型例である。

　しかし，医学の物語は疾患を説明するプロットの提示とそれを例証するその後の経過（治療，予後など）で終結するが，哲夫さん自身の物語はそれで終結するわけではない。確かに哲夫さん自身が刻々と経験した「病いの物語」は，医師である私が描いた「医学の物語」の基礎となるものであり，医師の物語は患者の物語なしにはそもそも存在しえない。しかし，その逆は真ではない。哲夫さんの病いの物語は，哲夫さん自身の人生の物語の重要な一部であり，決して「医学の物語」に回収されてしまうようなものではない。今回の哲夫さんの事例において，発症から入院そして退院するまでという限定された期間に進行した物語においては，哲夫さんの病いの物語と，筆者の医学の物語はおそらく同じ目標と方向性を共有しており，それはハッピーエンドとして終結したように見える。しかし，医師は医学の物語の終結を確認することはできるが，患者の病いの物語の全てを把握することはできない。ましてや患者の人生の物語は，はるか彼方にあり，医師は人生のある時期に，患者の物語に自分の「医師の物語」を融合させ，しばらくの間併走しつつ，最終的にはそこから離れて行く。しかしだからといって，この限定された「2つの物語の同時進行」に価値がないわけではない。

　問題は，医療現場において数限りなく進行しているこの「2つの物語のユニークな併走」は，自然科学や生物学の観点のみから説明されるような行為ではなく，基礎医学の臨床への適用として説明できるようなものでもなく，複雑ではあるが明瞭な「物語的行為」であるという認識が，現代の医学には欠如しているということにある。つまり，医師が生涯を通じて研鑽し，日々実践している臨床行為が，実は物語的行為であるにもかかわらず，医師がそのことに無自覚であることが，現代の医療において医師が自身の役割を見い出せなくなっている主要な原因なのである。

　もちろん，哲夫さんの事例は，"正しい診断"が確定したことが，その後の順調な経過に帰結した「幸運な事例」の一つに過ぎない。20世紀の医療において頻繁に語られてきた一つの範例的な物語（急性疾患における正しい診断と速やかな治療）の，古くさい時代遅れの例示をまた一つ重ねただけであるのかもしれない。21世紀もすでに20年近くが過ぎた今日，日常の医療が扱う患者はその大半が慢性疾患であり，完全に治癒する見込みのない人たちである。そこでは，英雄的な医師による冒険譚としての医学の物語はすでに終焉を迎えているのかもしれない。しかし，そのような状況にある現在であるからこそ，医療者は，患者とともに本当は何をしているのかということを真剣に考える必要があるだろう。

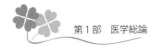

◆学習チェック表
- ☐ 医学と医療の関係について説明できる。
- ☐ 医行為とは何かについて説明できる。
- ☐ インフォームド・コンセントとは何かについて説明できる。
- ☐ 生物医学モデルと生物—心理—社会モデルについて説明できる。
- ☐ 物語的行為としての医療について説明できる。

文　献

Engel, G. L. (1977) The Need for a New Medical Model: A Challenge for Biomedicine. *Science*, 196; 129-136.

Hall, D. E., Prochazka, A. V., & Fink, A. S. (2012) Informed Consent for Clinical Treatment. *Canadian Medical Association Journal*, 184(5); 533-540.

Hunter, K. M. (1991) *Doctors' Stories: The Narrative Structure of Medical Knowledge.* Princeton University Press.（斎藤清二・岸本寛史監訳（2016）ドクターズ・ストーリーズ—医学の知の物語的構造．新曜社, p.53-54.）

第2章 医学の歴史

> **Keywords** 西洋医学, ヒポクラテス, ガレノス, 東洋医学, 生気論, 細胞病理学, 微生物学, ワクチン, 消毒法, 化学療法, X線診断法, 分子生物学, 日本の医学

I　医学の歴史について

　前章で述べたように，医学は知識体系であると同時に医療実践と切り離せないものではあるが，歴史的に見れば必ずしも知識と実践が並行して変化してきたわけではない。例えば，解剖学の進歩が外科手術法の発展の基礎になったのは言うまでもないが，大規模な内臓手術が行われるには麻酔法や消毒法の発明を待たなければならなかったし，逆に種痘のように，当時は学問的な裏付けはなかったが経験的事実から手法が導き出され広まった例もある。このようなことについて本章で詳細に述べることはできないが，ここでは，医学の変化と医療の変化が必ずしも年代的に一致するわけではないと述べるにとどめておく。

　本章では，現在日本で行われている西洋医学の歴史を概説したあと，西洋医学の本格的導入以前の日本の医学の歴史について簡略に述べる。さらに詳しいことを知りたい場合は章末に挙げた参考文献を参照するとよいだろう。

II　古代の医学

1. 古代メソポタミアとエジプト

　古代から世界各地に医師やそれに類する職業が存在していたことは確かである。メソポタミアでは紀元前3000年前のシュメール王国時代には医師がいたことが発掘物から明らかになっており，ハムラビ法典（紀元前1700年頃成立）には医師の治療への報酬と治療に失敗した場合の罰則が明記されている。これより時代の下るバビロニアの医師たちは自然現象で説明がつかない病気を悪霊や神々

といった超自然的存在の影響と考える魔術的な傾向が強く，主な治療法は悪霊を払う儀式だったが，一方で，患者の症状に応じて多種多様な薬剤を処方していたことが分かっている。

古代エジプトの医学については，医学について記載された多数のパピルス文書（最古のものはおそらく紀元前2000年前後）から多くのことが明らかになっている。エーベルス・パピルス（紀元前1500年頃）にはエジプト医学の全体系が記されており，さまざまな病気（エジプトの風土に特有の寄生虫病が多く見られる）に関する記述と900近い多様な処方箋が含まれている。また，ほぼ同時期と思われるエドウィン・スミス・パピルスでは，頭部や頸部の創傷，骨折，脱臼，関節の損傷などの症例と外科的な治療法が体系的に整理されて述べられている。エジプト医学では経験に基づく診断と治療が行われる一方で，病気を神々の怒りによるものと考え，それを避けるための呪文や癒しの神々への祭祀が重要視されていた。エジプト医学は後の古代ギリシャ医学にも大きな影響を与えた。

2．古代ギリシャ

古代ギリシャでは紀元前6世紀後半から医学の神アスクレピオスの神殿が各地に建てられ，患者が神殿内で過ごしているうちに睡眠中に夢を見て治癒する，という秘儀的な治療が行われていた。

その後，経緯は定かではないが，前5世紀の古代ギリシャ世界にはクニドス派，シチリア派，ピュタゴラス派など，さまざまな医学の学派が成立していた。その中に，コス島出身の医師ヒポクラテス（前460-375年頃）に代表されるコス派があった。コス派の医学の内容は約六十篇の（有名な「ヒポクラテスの誓い」がそうであるように，必ずしもヒポクラテスその人の作品ではない）文書からなる『ヒポクラテス集典』にまとめられている。コス派の医学では医師の経験と臨床的観察を最も重視し，病気に超自然的な原因を認めなかった。患者の状態の正確な把握と予後の判断が重視され，治療法としては薬剤多用を控え食餌療法が特に重視されたが，外傷に対する外科的治療も行っていた。その反面，病気の分類や診断名には関心が薄く，人体の解剖学的知識は重視されない傾向があった。気象条件や体質などの環境的要因と，人体の内部を流れる複数の体液（具体的なものではなく，多分に観念的なもの）の混合のバランスが崩れることなどが病気の主な原因と考えられていた。

3．ヘレニズムから古代ローマへ

ヘレニズム時代に入ると，エジプトのアレキサンドリアにさまざまな学派の医学者が集まり，百家争鳴の観を呈した。その中でも，ヘロフィロス（前 300 年頃）とエラシストラトス（前 250 年頃）は人体の解剖学と生理学の分野を切り開いたことで知られる。この二人は体液説を否定し，原子論と精気（プネウマ）論を唱えたことでも知られている。

ローマが地中海の覇者になると，アレキサンドリアで発達した医学がローマに流入し，方法学派，精気学派などのさまざまな学派の医師たちが活躍した。古代ローマの医師は専門分化も進んでおり，内科医，外科医，眼科医，婦人科医，産科医，結石専門医など多様な専門医がいた。この時代に書かれたケルスス（1 世紀頃）の『医学論』やディオスコリデス（1 世紀頃）の『薬物論』は医学の古典的著作として後世に大きな影響を与えている。また，古代ローマでは水道や公衆浴場の建設が一般的に行われ，当時としては非常に衛生的な環境が整えられていた。

ローマ時代の医学者ガレノス（130-200 年頃）は，アリストテレスをはじめとする哲学の学説を踏まえて，ヒポクラテス（コス派）の学説にアレキサンドリアで発達した諸学派の成果，特に解剖学と生理学を加え，古代ギリシャ医学の総決算とも言うべき医学体系を創り上げた。彼の膨大な著作と体系は後世に多大な影響を与え，中世を通じて医学の最高権威とされたが，近代に入ると一転して激しい批判の対象となった。

ガレノスの有名な四体液説は，体液には血液，黄胆汁，黒胆汁，粘液の四種があり，それらの混合が適性であれば健康になり，不調であれば病気になる。それぞれの体液は冷・熱と乾・湿というアリストテレスの四性質の組み合わせと対応しており，治療に当たっては対抗療法（反対のものは反対のものによって）の原則が用いられる，というものである。その結果として，ガレノスの理論に基づく治療法では体液の不調を是正するために瀉血や吐剤が推奨され，対抗療法の原則にしたがって薬剤が多用されることになった。

4．東洋（中国とインド）の医学

西洋医学と直接の関連はないが，ここでは古代の中国とインドの医学について簡略に述べる。中国医学がいつ成立したかは明らかではないが，最古の医学書『黄帝内経』は後漢の初め頃（1 世紀）に成立したと考えられている。この書は，

陰陽五行説に基づく生理と病理を論じた「素問」と，経絡の説に基づく鍼灸の理論と実践を論じた「霊枢」の二篇で構成されており，思弁的な傾向が強い。3世紀頃に成立した張仲景の『傷寒論』と『金匱要略』はそれぞれ熱病と慢性疾患に対する治療法（日本で言う漢方）を述べた医学書であり，臨床観察を重視する実証的な面が色濃く出ている。これらの医学書に代表される中国医学は日本にも伝わり，江戸時代まで日本医学の本流をなしていた（後述）。

古代インド医学の萌芽はヴェーダ時代にさかのぼり，リグ・ヴェーダとアタルヴァ・ヴェーダの中の神々への賛歌や呪文には，病気と悪魔が同一視され，薬草や護符が最高の治療法とされる当時の医療のあり方が反映されている一方で，人体各部の詳細な記述も見られる。その後に成立したインド医学はアーユルヴェーダ（「生命の科学」を意味する）と呼ばれ，その主な医学書にはチャラカ・サンヒター，スシュルタ・サンヒター，アシュターンガ・サングラハなどがある。アーユルヴェーダでは，人体には体風素（ヴァータ），胆汁素（ピッタ），粘液素（カパ）という三種の体液（ドーシャ）と七種の身体の構成要素（ダートゥ）が存在するとされ，何らかの原因で体液の平衡が崩れることで病気が起こると考える。悪化した体液は食餌療法や薬物や養生法などで正常に復するとされる。比較的古いチャラカ・サンヒターには外科領域が含まれていなかったが，スシュルタ・サンヒターでは外科が取り扱われている。

III　中世の医学

1．ビザンチン医学

ローマ帝国の東西分割（395年）によって生まれたビザンチン帝国（東ローマ帝国）では，西ローマ帝国滅亡（476年）後も古典ギリシャ医学の継承と研鑽が続けられた。ビザンチンの医学者たちは古代医学の知識（主にガレノスの）を編纂し，そこに自身の臨床経験や新たな外科技術，処方をつけ加えた。アラビア人のアレキサンドリア征服（642年）以降はアラビアやペルシャ，インド由来の薬剤学も取り入れられた。1453年のコンスタンティノープル陥落をもってビザンチン帝国は滅びたが，その医学は西欧に伝えられ，西洋医学に大きな影響を与えた。

2．アラビア医学

7世紀にアラビアで生まれたイスラム教は，ムハンマドの死後，イスラム教徒

第 2 章　医学の歴史

の軍事行動によって，続く百年の間にシリア，ペルシャ，北アフリカ，イベリア半島南部に広まり，イスラム文化圏を形成した。アッバース朝が成立した 7 世紀後半から，東方に伝わっていたギリシャ医学が翻訳を通じて吸収され，ラージー（865 頃 -925/932 年）の『医学の庫』，アリ・アッバース（10 世紀後半）の『王者の書』，イブン・シーナー（アヴィセンナ，980-1037 年）の『医学典範』といったアラビア医学の名著を産んだ。これらの著作はガレノスの体系に依拠しつつ，それぞれの著者の独自の拡張を加えたものだった。

　イスラム圏の中でも，西ヨーロッパに属するイベリア半島南部では，10 世紀に入ると独自の学問文化が花開いた。医学の分野でも，外科学について優れた著作を残したアブル・カシム（1013 年没），キリスト教世界にも多大な影響を与えた医学者・哲学者であるイブン・ルシュド（アヴェロエス，1126-1198 年）などが活躍した。

　アラビア医学の著作は翻訳を通じて西欧に伝わり，失われていたガレノスの医学を正しく伝えるものとして（実際にはガレノスの医学そのものではなかったが）高く評価された。

3．中世ヨーロッパの医学

　西欧では，西ローマ帝国滅亡後の混乱の中でローマ時代の医学に関する知識や文献の多くが失われた。学問的水準は著しく低下し，カトリック教会はキリスト教の教義に合わない異教の学問に厳しく目を光らせていた。学問としての医学が西欧で復興の兆しを見せる 11 世紀までの間，各地のキリスト教の修道院で古典医学書のラテン語訳や医学教育が行われ，医学の伝統を細々と保っていた。修道院医学は，1130 年の公会議における修道院での医療の禁止と 1163 年の公会議での医療学習の禁止によって終焉を迎えた。

　「ヒポクラテスの都市」と呼ばれたサレルノでは，中世においても世俗の医師たちの活動が盛んであった。有名なサレルノの医学校は 11 世紀には存在し，12 世紀に最盛期を迎えた。ここでは動物の解剖や外科学も教えられ（中世以降，外科学は正規の医学として認められないことが多かった），またアラビア医学の医学書のラテン語への翻訳が盛んに行われていた。皇帝フリードリヒ 2 世（1194-1250 年）は，サレルノでの医学教育を条件とする公式な医師免許規定を定めた。12 世紀にはトレドとモンペリエにも医学校が設立され，医学書の翻訳と医師の養成を行うようになった。

　13 世紀に入ると，ヨーロッパ各地で教師と学生の組合から発生した初期の大学

が形成されていった。大学で医学部が占める地位は場所によって異なり，パリ大学では法学部と並んで独立した医学部が置かれたが，ボローニャ，パドヴァ，ピサなどのイタリアの大学では独立していなかった。大学で教えられる医学は中世のスコラ哲学の影響下で論理と形式を重視するようになり，ともすればガレノスを最高の権威とする教条的なガレノス主義に陥って，ガレノスの解剖学や生理学（ガレノスの時代には人体解剖が行えなかったので，動物解剖からの推定による不完全な知見も含まれていた）は無条件に正しいものとされた。

中世ヨーロッパで猛威を振るった主な流行病に，らい病（ハンセン病）とペスト（黒死病）がある。らい病は古代から存在したが，キリスト教会によって罪や神罰と結びつけられたために，患者は差別され，社会から隔離された。1347年から1352年にかけてペストがヨーロッパ全土で流行し，人々をパニックに陥れた。この時の大流行による死者は2,500万人と推定され，その後も局地的に流行した。病原体の存在は知られていなかったが，人と人の接触によって伝染することは経験的に知られていたので，患者の隔離や港の検疫期間の制定といった対策がとられていた。

中世ヨーロッパの病院（療養施設）は主に各地の教会に付属する形で設けられていた。中世の病院は救貧院や旅人のための簡易宿泊所を兼ねていて，医師は常駐しておらず，定期的または不定期に訪れる医師が診療を行うところが多かった。このような形の病院は近代に入っても各地に存在した。

IV　ルネッサンス期の医学

14世紀半ばから15世紀末にかけて始まったヨーロッパのルネッサンス（文芸復興）は医学にも影響を与え，アラビア語からの翻訳を通じてではなく，ギリシャ語の写本を通じてガレノスらの古代医学を直接研究する人々が現れた。ケルススの『医学論』はこの時代（1478年）に発見され，古典医学の再検討に大きな役割を果たした。

その流れの中で，中世を通じて絶対とされていたガレノスの解剖学の誤りを指摘したのが，16世紀の解剖学者ヴェサリウス（1514-1564年）である。彼の図版付きの著書『人体の構造について』は，ガレノスが行えなかった人体解剖に基づいて人体の精密な構造を再現し，ガレノスの解剖学上の誤りを数多く指摘していた。ヴェサリウスはこの書物の中で，ガレノスが存在を推定していた心臓隔壁の孔（ガレノスの学説では，血液が心臓隔壁の小さな孔を通って右心室から左心

室へ入ることになっていた）を確認できなかったと述べているが，このことが後にハーヴェイ（1578-1657年）の血液循環論の基礎となった。

15世紀末から16世紀にかけて，戦争における銃器の使用が増大するにつれ，従来の創傷治療に加えて銃創に対する治療法が求められるようになった。軍医であったパレ（1510-1590年）は，焼きごてによる傷の焼灼や煮え立つ油による傷の洗浄という初期の銃創治療よりも，卵黄とバラ精油とテレビン油で作った膏薬の方が有効であることを示した。また，パレは四肢切断術を改良したほか，止血に焼灼法ではなく血管結紮法（アレキサンドリア時代には知られていたが当時は忘れられていた）を用いるなど，さまざまな面で外科学を一新した。

15世紀末から16世紀にかけて，ヨーロッパ全土で梅毒（当初はフランス病と呼ばれていた）の流行が大きな問題となった。イタリアの医師フラカストロ（1478-1553年）はこの病気を研究し，「シフィリス（梅毒）」と命名した。彼はさらに研究を進め，伝染病が目に見えない「種」の伝播によって感染すると考え，伝染病という概念を初めて確立した。

フランスの医師フェルネル（1497-1558年）は病気の系統的分類を試みて，病理学という言葉を初めて現代的な意味で用いたことで知られる。

ルネッサンス期の医学者は旧来の医学を完全に否定することはほとんどなかったが，その例外として，医師パラケルスス（1493-1541年）は教条的なガレノス主義に牛耳られた当時の大学や医者の無能を痛烈に批判し，各地を放浪しながら独自の医学観に基づいた著作を残した。彼の医学は神秘思想的な色合いの濃いものだったが，化学的技法と鉱物性の薬剤を医学に導入し，後の医化学派の先駆者とされる。彼はまた，鉱山で働く人々の特有の病気に着目し，職業病の古典的著作となった『鉱山病』を著したことでも知られる。

V　近代の医学

1．17世紀の医学

17世紀に天文学，化学，物理学などの幅広い分野で起こった科学革命は，ガリレオ・ガリレイ（1564-1642年）やイギリスの哲学者ベーコン（1561-1626年）の著作に見られるように，従来のスコラ哲学の演繹的思考法を排除し，観察・実験・帰納的認識によって自然を直接とらえようとするところにその特色があった。医学もその影響を受けずにはいられなかったが，その変化は比較的緩やかなものだった。

イギリスの医学者ハーヴェイは1628年に血液循環論を発表し，血液が体内を循環していること，心臓が筋肉の収縮によって血液を送り出していることを論証した。この学説は近代生理学の始まりを告げる画期的なものだったが，ガレノスの血液論に反していたため，同時代の解剖学者からは受け入れられなかった。ハーヴェイの理論は1660年頃，イタリアの医学者マルピーギ（1628-1694年）が顕微鏡の助けを借りて肺の毛細血管を発見し，血液の動脈から静脈への経路を確認したことで完全なものとなった。マルピーギはまた，肝臓が小葉で構成されていることを観察し，肝臓が分泌腺であることを確認するなど，解剖学と生理学で多くの業績を残した。イギリスの化学者フック（1635-1703年），ボイル（1627-1691年）らは呼吸の研究に取り組み，特にボイルは血液の化学的分析を初めて行った。17世紀後半にはハーヴェイの血液循環論に刺激されて静脈注射や輸血の試みが行われたが，死亡事故が相次いだために禁止され，その状況は19世紀の終わりまで続いた。

17世紀には，近代自然科学，特に化学と物理学によって生命と病気の謎を解き明かそうとする医学の流れが存在した。パラケルススの流れを汲み，ファン・ヘルモント（1577-1644年）を創始者とする一派を医化学派，フランスの哲学者デカルト（1596-1650年）の学説に影響を受けて生命活動を機械的なものと考える一派を医物理学派と呼ぶ。医化学派の中では，シルヴィウス（1614-1672年）がライデン大学にハーヴェイの血液循環論と臨床医学教育（当時の西欧の多くの大学では，講義と討論だけの患者抜きの教育が行われていた）を根付かせたことで知られているほか，脳解剖学の研究で知られるイギリスのウィリス（1621-1675年）がいる。

「イギリスのヒポクラテス」と呼ばれたイギリスのシデナム（1624-1689年）は17世紀の最も有名な臨床医である。シデナムは，古典医学理論を優先して病人を見ない当時の権威的な医学を批判し，医学を臨床経験，特に個々の患者の病歴と疾病記述から始めることを主張し，病気の種類の分類を試みた。

2．18世紀の医学

18世紀は，人間の理性の尊厳を取り戻し科学と教育によって人類の未来を切り開こうとする啓蒙主義の時代であり，政治的には，君主が絶対的権力を保有して国家を統治する絶対主義の時代でもあった。このような背景の中で展開した18世紀の医学には，機械論とそれに対抗する生気論の隆盛，公衆衛生の勃興などの新たな動きが見られた。

第 2 章　医学の歴史

　ハレ大学の教授として活躍したホフマン（1660-1742 年）がデカルト主義的な人体機械論を背景にした医学体系を唱える一方で，ホフマンの同僚でもあったシュタール（1659-1734 年）は有機体を活性化させるアニマ（精神）の働きを想定する医学体系を提唱し，機械論で説明しきれない生命現象を説明しようとした。シュタールの説はフランスでモンペリエ医学校を中心に大きな反響を呼び，バルテス（1734-1806 年）に代表される生気論学派が登場するきっかけとなった。

　18 世紀前半のライデン大学の教授ブールハーフェ（1668-1738 年）はシルヴィウス以来のライデン大学の臨床医学教育をさらに改革し，病床での授業を推進した。ヨーロッパの医学教育の中心地となったライデンの影響を受けて，ウィーン大学やエディンバラ大学をはじめとする各地の大学で臨床医学教育が行われるようになった。江戸時代に日本に伝わり蘭学と呼ばれたのは，ライデン学派の系統に属する医学であった。

　ブールハーフェの弟子ハラー（1708-1777 年）は主に生理学の分野で活躍し，被刺激性（筋肉の収縮性）と感覚性（刺激を導く神経の働き）という概念を確立した。解剖学の分野では，イタリアのモルガーニ（1682-1771 年）が，厳密な解剖所見に基づいて病気を個別の器官に位置付けてその原因を探る，病理解剖学という新分野を切り開いた。

　中世以来，外科学は医学（内科学）と分離されてその下位に置かれることが多かったが，18 世紀に入るとヨーロッパ各地で外科医の地位向上を目指す動きが盛んになった。外科医を養成するための学校が設立され，教育の独立性が確保された。この時代に活躍した外科医には，イギリスのウィリアム・ハンター（1718-1783 年）とジョン・ハンター（1728-1793 年）兄弟などがいた。また，眼科学では白内障の手術，産科学では分娩鉗子による人工分娩が普及し，眼科や産科を専門にする外科医が現れた。

　すでに 17 世紀の終わりには，イタリアの医師ラマッツィーニ（1633-1714 年）がその主著『職業病論考』の中で職業病への予防的措置の必要性を訴えていた。18 世紀には，病気を個人のものではなく社会的なものとして考える公衆衛生的な考え方が本格的に広まり，政策化された。ヨハン・ペーター・フランク（1745-1821 年）は，大衆の健康は国家行政によって保護されなければならない，とする医療行政の思想を理論化し，ドイツ，イタリア，オーストリアの各地で医療制度の改革に当たって，現在の公衆衛生の基礎を築き上げた。また，都市人口の増加による病人の増加に対処するために，ヨーロッパ各国で中世以来の古い病院に代わる近代的な病院（しかし，衛生状態は必ずしも良好ではなかった）が生まれ

18世紀には天然痘がたびたび流行し，その対策が求められていた。原理は不明ながら天然痘の予防のために東洋や西アフリカで古くから行われていた人痘接種法（天然痘患者の膿や皮膚を用いる）は1710年代に西洋に伝えられ，急速に広まった。しかし，この方法がもつ危険性は明らかであり，その賛否をめぐって医学者の間でも激しい議論があった。イギリスの開業医ジェンナー（1749-1823年）は，本来ウシの病気である牛痘に罹った人間には天然痘が発病しないことにヒントを得て種痘法を開発し，1798年にその実験成果を公表した。種痘法は人痘接種法より安全であり，批判や抵抗を受けながらも19世紀初頭にヨーロッパとアメリカで急速に普及した。

3．19世紀の医学

　19世紀のヨーロッパでは，18世紀末のフランス革命とそれに続くナポレオン戦争，各国における市民運動の高まり，産業革命などによって急激な社会の変化が起こった。医学の分野でも，臨床教育の充実，病院の近代化，病院や実験室での医学研究の開始などの変革が起こった。自然科学的な医学が台頭し，パリ，ウィーン，ダブリン，ロンドンを中心に，さまざまな分野での医学の発展が見られた。医師が病院で教育を受けて診療と研究を行う，いわゆる病院医学と研究室医学はこの時代に成立したといえる。

　フランス革命初期の全面的な医学制度の解体という混乱を乗り越えて成立したパリ学派は，科学的な実証主義や近代的な病院の整備，病院における臨床教育を徹底し，19世紀前半の医学をリードした。初期パリ学派のピネル（1745-1826年）は臨床医学とその教育の分野で活躍したほか，当時の精神病者への劣悪な処置（不潔な場所に鎖でつながれて監禁されていた）を改善して治療を施すようにした，近代精神医学の祖としても知られる。その弟子のビシャ（1771-1802年）は人体の諸器官がさまざまな組織から成っていることを発見し，病理解剖学に大きな足跡を残した。コルヴィザール（1755-1821年）は，前世紀にアウエンブルッカー（1722-1809年）が開発した打診法を医療に導入した。その弟子であるラエンネック（1781-1826年）は間接聴診法を開発し，聴診器を発明した。ピエール・ルイ（1787-1872年）は，不完全なものではあったが臨床統計を医学に導入し，結核症や腸チフスを独立した病気として確立した。彼はまた，瀉血に治療効果がないことを実証した人物としても知られる。パリ学派の多くは旧来の瀉血や薬物を多用する治療に懐疑的だったが，一方で同時期のヨーロッパではモルヒネ

第 2 章 医学の歴史

やキニーネ、カフェインなどの新しい化学薬物が発見されていった。

イギリスとアイルランドでは、ダブリンで活躍しチェーン＝ストークス呼吸を発見したチェーン（1777-1836 年）とストークス（1804-1878 年）や、アディソン病の発見者として知られ、ロンドンで活躍したアディソン（1793-1860 年）などの優れた医学者たちが輩出した。

19 世紀中葉にウィーンで勃興した新ウィーン学派は、臨床を離れた専門職としての解剖病理学者が登場した点でパリ学派と一線を画し、病理学の発展と体系化に大きな役割を果たした。この学派の主な医学者には、病理解剖に基づく診断学を確立しようとしたロキタンスキー（1804-1878 年）、打診法・聴診法を物理学の観点から発展させた臨床医学者スコーダ（1805-1881 年）などがいる。

19 世紀初頭のドイツでは、シェリング（1775-1854 年）の自然哲学の影響を色濃く受けたロマン主義的な医学が広く行われた。19 世紀中葉には、生理学全般に渡る業績を残したヨハネス・ミュラー（1801-1858 年）が現れて観察と実験に基づく生理学的医学への転換が始まり、世紀の後半には大学の研究室での実験がドイツ医学の特色となっていった。ミュラーの主な弟子には、生理学的現象の記録・解析方法を考案したカール・ルートヴィヒ（1816-1895 年）、筋肉の活動の研究からエネルギー保存則を導き出したヘルムホルツ（1821-1894 年）、電気生理学に先鞭をつけたデュ・ボア＝レイモン（1818-1896 年）、細胞の研究で著名なシュヴァン（1810-1882 年）やウィルヒョウ（1821-1902 年）などがいる。「パブロフの犬」の実験で知られる生理学者パブロフ（1849-1936 年）はルートヴィヒの弟子であった。

19 世紀中葉には、顕微鏡による観察や生理学的な実験によって、現代の病理学や生理学への道が開かれていった。シュヴァンは、植物が細胞から構成されていることを明確に示したシュライデン（1804-1881 年）からヒントを得て、動物の生体を構成する基本要素としての「細胞」概念を確立した（それ以前には、細胞は単なる組織間の空隙だと考えられていた）。ウィルヒョウはシュヴァンの細胞自然発生説を批判して細胞分裂説を主張し、あらゆる病態を細胞の変性に帰す細胞病理学を提唱した。また、フランスの生理学者クロード・ベルナール（1813-1878 年）は、肝臓中のグリコーゲンの発見・分離などのさまざまな生理学的研究を行い、『実験医学序説』を著して、実験に基づく科学的医学の必要性を訴えた。

外科領域では、さまざまな試行錯誤を経て無菌法や防腐法、麻酔法が開発されていった。ウィーンの産科医ゼンメルヴァイス（1818-1865 年）は、大学病院に入院中の産婦の命を奪っていた産褥熱を調査し、診療の合間に死体解剖を行う医

師と患者の接触が原因だと結論付けた。彼は病棟の医師たちに診察前の手の消毒を徹底させ，産褥熱の発生率が劇的に低下したことを確認し，1847年にこの発見を発表した。ゼンメルヴァイスの主張は激しい議論を巻き起こし，彼の開発した無菌法が一般的に行われるようになったのは彼の死後のことであった。イギリスの外科医リスター（1827-1912年）は石炭酸の殺菌作用に着目し，1860年代から70年代にかけて外科学に防腐法を導入した。麻酔法はアメリカのウェルズ（1815-1848年）らによって発明され，笑気ガスやエーテル，後にはクロロホルムを使用した全身麻酔法が開発された。これらの新技術によって長時間の手術が可能になり，術後の安全性も高まった。オーストリアの外科医ビルロート（1829-1894年）は1881年に初めて胃切除手術に成功し，さまざまな手術法を開発して，近代的外科手術の発展を基礎付けた。

　大都市や工業地域における病気の大流行は早くから問題になっていたが，1830年代のコレラの大流行をきっかけにして，ヨーロッパ各地で公衆衛生の考え方が行政に導入されていった。イギリスでは法学者チャドウィック（1800-1890年）らの提言によって1848年に公衆衛生条例が制定され，それに基づいて設立された中央保健委員会が正確な保健統計の導入や上下水道の整備などを行い，労働者の生活と労働条件の改善を推進した。ドイツでは前述のウィルヒョウが19世紀中葉に衛生行政で成果をあげたほか，ペッテンコーファー（1818-1901年）が衛生学を科学的に基礎付けた。これらの公衆衛生的な取り組みは，当時主流となっていたミアスマ説（流行病の原因を悪い空気成分や水，土壌などに求める説）に基づいていた。

　微生物の存在は17世紀から知られていたが，19世紀には微生物のさまざまな働きが明らかになり，病気の原因（病原体）となる細菌が続々と発見されていった。フランスの化学者パストゥール（1822-1895年）は，1850年代からの乳酸発酵とアルコール発酵の研究を通じて発酵と腐敗が微生物の働きによって起こることを解明し，微生物の自然発生説を否定して，微生物学（細菌学）の基礎を築いた。ドイツでは，植物学者コーン（1828-1898年）が1850年代から細菌の分類を試み，多形態説（細菌が環境に適応して形態を変えるという説）を批判していた。1876年，ドイツの医師コッホ（1843-1910年）は炭疽病の原因が炭疽菌であることを証明する論文を発表し，本格的な病原体研究の道を開いた。コッホは細菌の純粋培養の方法を開発し，結核菌（1882年）に続いてコレラ菌（1883年）の発見をなしとげ，流行病が細菌の伝染によって起こることを証明した。コッホとその弟子たちはその後も多数の病原菌を発見し，その中には北里柴三郎（1851-

1931年）が発見した破傷風菌も含まれている。1880年, パストゥールは前世紀にジェンナーが開発した種痘法に着目し, 鶏コレラのワクチン（現在で言う生ワクチン）を開発した。その後パストゥールは炭疽病と狂犬病のワクチンの開発にも成功した。一方, コッホの弟子の一人ベーリング（1854-1917年）と北里は, ジフテリアと破傷風の病原体を注入された動物の血液が対応する菌の毒素を破壊する（細菌自体を破壊するのではない）ことを1890年に明らかにして, 血清療法を開発した。このワクチンと血清の開発が, 現代まで続く免疫学の始まりと言える。

生物学においても重要な発見や学説の提唱が相次いだ。その中でも, メンデル（1822-1884年）の「メンデルの法則」の再発見に代表される遺伝学の発達と, 生物の進化における生存闘争と自然選択を唱えたチャールズ・ダーウィン（1809-1882年）の進化論はその後の医学に大きな影響を及ぼした。

精神医学の分野では, ドイツのグリージンガー（1817-1868年）が精神病を脳の病として理解する自然科学的精神医学を主張し, 19世紀の後半にはクレペリン（1856-1926年）らによって精神病の疾病記述と分類が盛んに行われた。フランスではパリのシャルコー（1825-1893年）が精神治療に催眠術を導入して神経症と催眠状態の共通性を主張したが, ナンシーのベルネム（1840-1919年）らは正常人にも被催眠性が存在するという立場をとり, シャルコーを批判した。フロイト（1856-1939年）は, ウィーンで医学を学んだ後, シャルコーとベルネムの両学派に学び, 神経症患者の研究を経て精神分析を創始した。

19世紀にはさまざまな代替医療が現れた。これらの治療法は, 大学病院を中心とする学問的医学の治療の危険性を訴え, 生気論的観念に基づく生命力の強化や自然への回帰を志向した。代表的なものに, ハーネマン（1755-1843年）が提唱したホメオパシー（同種療法）や, ハーン（1824-1883年）らが提唱した水治療法・自然療法がある。

VI 現代の医学

19世紀に始まった医学の研究と臨床における専門分科は, 20世紀を通じてその度合いを深め, 現在に至っている。それらの全てを述べるのは難しいので, 20世紀以降の医学については主な発見と技術の進歩を挙げるにとどめる。

19世紀末に開発された血清療法は, その実施に伴って患者が急激な反応を示すことがしばしばあった。フランスの生理学者リシェ（1850-1935年）は1902

年にアナフィラキシー反応を発見し，ウィーンの小児科医ピルケー（1874-1929年）はその種のさまざまな反応をアレルギーと名付けた。ドイツの化学者エールリッヒ（1854-1915年）は化学療法の研究に取り組み，病原菌そのものを無力化する新薬の開発を目指した。その成果は，梅毒の画期的な治療薬サルバルサン（1910年）と，その副作用を軽減したネオサルバルサン（1912年）として現れた。1930年代に入ると静菌作用をもつスルフォンアミド誘導体が開発され，特定の感染症に有効な化学薬品（サルファ剤）が次々と現れた。1929年，イギリスの細菌学者フレミング（1881-1955年）はペニシリウム属の青カビの殺菌作用を実験中に偶然発見し，その物質をペニシリンとして報告した。ペニシリンは1930年代の終わりに再び注目され，40年代初めには大量生産が可能になった。1944年にはストレプトマイシンが発見され，旧来の抗菌薬と比較して強力な殺菌作用をもつこれらの抗生物質は，結核に代表される感染症の脅威を過去のものにした。しかし，抗生物質の濫用は耐性菌の発生や菌交代現象などの新たな問題をもたらした。

　壊血病や脚気といった病気は以前から知られていたが，20世紀前半のビタミンの発見によってこれらの病気がビタミンの欠乏症であることが判明し，原因と治療法（ビタミンの補充）が確立された。また，血液やホルモン，神経の働きに関する研究の進展によって人体の調節機構の複雑性と全体性が明らかになり，アメリカの生理学者キャノン（1871-1945年）はこれをホメオスターシスという概念で説明した。

　ドイツの物理学者レントゲン（1845-1923年）が1895年に発見したX線はすぐに外科学に応用され，レントゲン撮影法が診断に用いられるようになった。放射線は当初はその危険性が十分に認識されないまま皮膚病などの治療に用いられていたが，後には改良が加えられて主にがんの治療に用いられるようになった。放射線を用いる検査法としては，1970年代以降，断層撮影法，シンチグラフィー，コンピューター断層撮影法（CT）などが現れた。20世紀に開発された放射線を用いない検査法としては，核磁気共鳴画像法（MRI），心電図検査，超音波エコー検査法，内視鏡検査などがある。

　19世紀後半に面目を一新した外科学では，20世紀に入ってすぐの血液型の発見（1901年）に始まる安全な輸血法の開発や，全身麻酔の発達，20世紀後半の抗生物質の登場などによって，長時間にわたる複雑な手術を行うことが可能になり，胸部外科や心臓外科，脳外科などの新分野が分化していった。20世紀後半に盛んになった人工臓器の開発と臓器移植手術はある程度の成果を上げたものの，

第2章 医学の歴史

さまざまな問題を抱えたまま現在に至っている（本書第10章参照）。

19世紀末の細菌学者たちは，光学顕微鏡で見ることができず，細菌ろ過器にもかからず，培養も不可能な流行病の病原体に出会っていた。それらの病原体はウイルスと呼ばれるようになり，1930年ごろから実験動物を用いた研究が盛んに行われるようになった。また，同時期に開発された電子顕微鏡はそれまで姿をとらえられなかったウイルスの観察を可能にした。ウイルス性疾患に対する各種ワクチンの開発は1950年代ごろから盛んになり，その中には1954年に開発された小児麻痺（ポリオ）ワクチンなどがある。各種予防接種が世界各地で行われるようになり，1980年には世界保健機関（WHO）が天然痘の根絶を宣言するに至った。その後に問題となった，エイズ（後天性免疫不全症候群）を引き起こすHIVウイルスは1983年に初めて分離され，現在に至るまでさまざまな対策がなされている（本書第10章参照）。

ウイルスの自己増殖の研究を背景として始まった遺伝子研究は，ワトソン（1928年-）とクリック（1916-2004年）によるDNAの二重螺旋モデルの提唱（1953年）を転機として，分子生物学という新分野に発展した。ヒトゲノムの解析は2000年代初頭に一応の終結を迎え，現在では医療における遺伝情報の有効活用が図られている（本書第8章参照）。

VII 日本医学概史

『日本書紀』と『古事記』には，大国主神(おおくにぬしのかみ)と海の彼方から来た少彦名命(すくなびこなのみこと)が日本に医術をもたらしたと記されているが，もちろん歴史的事実ではない。中国医学は古くは朝鮮半島から渡来した医師や仏教僧によって伝えられていたが，推古天皇（在位593-628年）の頃からは遣隋使（後に遣唐使）として中国に渡った留学生らが直接医学を学んで伝えるようになった。7世紀から8世紀にかけて成立した律令国家は唐の制度と仏教を熱心に採り入れ，奈良時代には僧侶が病の治療（読経・祈祷などを含む）に携わる例も多く見られた。天平2年（730年）に光明皇后（701-760年）の発意で設立された施薬院は，日本最初期の医療施設とされている。

平安時代に入ると，中国の医学書を輸入するだけでなく，日本独自の医学書が編纂され始めた。日本最初の医学書は平城天皇（在位806-809年）の勅命で撰述された『大同類聚方』（808年）であるが散逸して伝わらず，丹波康頼（912-995年）が撰述した『医心方』（982年）が現存する最古のものである。『医心方』は，

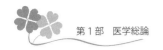
第1部 医学総論

隋・唐までの医学書を幅広く参照し，内科学・外科学・薬草学・解剖学・鍼灸・産科学・養生法などを網羅した，当時の医学全書であった。

鎌倉時代には宋王朝で新たに起こった観念的傾向の強い医学が伝えられたが，実際の治療は鍼灸と湯治が盛んに行われていたようである。この時代に武家の間で流行した禅宗の僧侶たちは，中国から新しい仏教知識とともに医学知識も伝えた。その一例として，日本臨済宗の開祖である栄西（1141-1215年）の著作で，当時伝来した茶の効用を説いた『喫茶養生記』がある。

室町時代には相次ぐ戦乱の中で仏教寺院以外での学問は衰退し，医学も寺院で学ばれることが多かった。この時代に中国（明）に渡った僧侶や医師たちは，宋医学の弊害を改めた金・元時代の李杲（りこう）（1180-1251年）・朱震亨（しゅしんこう）（1281-1358年）らの医学（李・朱の医学）を伝え，その中でも関東地方で活躍した田代三喜（1465-1537/44年）がよく知られている。応仁の乱以降は戦場での負傷治療を専門とする金創医が現れ，その多くが産科医も兼ねた。

戦国時代と安土桃山時代には，中国由来の医学が発展を遂げるとともに，西洋医学が初めて伝えられた。田代三喜に学んだ曲直瀬道三（1507-1594年）は李・朱の医学を唱えて京都を中心に活躍し，啓廸院（けいてきいん）を開いて本道（内科学）を教え，朝廷から法印の位を授かり，その流派は一世を風靡した。一方，甲斐の永田徳本（1513?-1630年）は張仲景の『傷寒論』に依拠して独自の治療論を唱え，諸国を放浪して人々に安価で治療を施したと言われる。鍼灸の分野では御薗意斎（みそのいさい）（1557-1616年）と御薗夢分斎（1559-1616年）が現れ，打鍼（うちはり）（小槌で鍼の頭を打って体内に入れる方法）を確立した。戦国時代にはヨーロッパとの通商と宣教師によるキリスト教の布教が始まった。宣教師らはキリスト教を保護した大名から与えられた土地で西洋医学による治療を行い，その医学は豊臣政権によるキリスト教の禁止後も南蛮流医術として一部の地方に伝わった。曲直瀬道三に師事した丹波全宗（1526-1600年，施薬院全宗とも）は，長らく形骸化していた施薬院を豊臣政権下の京都に復興した。

江戸時代初期には曲直瀬道三の流れを汲む李・朱医学が盛んに行われたが，名古屋玄医（1628-1696年）はその観念的な説に飽き足らず，漢代の『傷寒論』を理想とする実証的な独自の医学（古医方）を唱えて，従来の李・朱医学（後世方）を批判した。その後，一気留滞説（気が滞ることで病気が生じるとする説）を唱えた後藤艮山（こんざん）（1659-1733年），伊藤仁斎（1627-1705年）に儒学を学んで医学と儒学の合一を唱えた香川修徳（1683-1755年），万病一毒説（病気は全て唯一の毒から生じるとする説）を唱えた吉益東洞（よします）（1702-1773年）が出るに及んで，

第 2 章　医学の歴史

江戸中期には古医方が盛んになっていった。鍼灸では杉山和一（1610-1694 年）が管鍼（鍼を入れた管を当てて指で鍼を押し出す方法）を創始し，1682 年には五代将軍徳川綱吉（1646-1709 年）の命令で各地に鍼治講習所を設けて杉山流鍼術を広く教えた。本草学（中国由来の薬物学・博物学）の研究は江戸期に入って再び盛んになり，貝原益軒（1630-1714 年）の『大和本草』（1709 年）に至って日本独自の本草学が行われるようになった。八代将軍徳川吉宗（1681-1751 年）は 1722 年，江戸小石川薬園の中に養生所を造らせ，官費で医師を常駐させて庶民の診療に当たらせた。また，吉宗の時代には中国から伝わった人痘接種法が行われるようになった。

　徳川幕府による鎖国後，西洋との交流は長崎に来ることを許されたオランダ人を通じて行われた。江戸時代初期には長崎の通詞（通訳）の中から和蘭（オランダ）流外科を名乗る人々が現れ，その中にはパレの外科学書のオランダ語版を抄訳した楢林鎮山（1649-1711 年）がいる。徳川吉宗は西洋の実学を採り入れるために洋書の禁制を緩め，青木昆陽（1698-1769 年）らに蘭書（オランダ語の書物）の研究を命じた。解剖学については，すでに古医方の山脇東洋（1706-1762 年）が人体解剖の結果を記した『蔵志』（1759 年）を著して中国由来の解剖学（五臓六腑説）の誤りを指摘していたが，前野良沢（1723-1803 年）と杉田玄白（1733-1817 年）らはオランダ語の解剖書『ターヘル・アナトミア』を訳し，『解体新書』（1774 年）と題して出版した。玄白らは訳出にあたって，中国医学にはなかった神経や腺などの訳語を新しく考案しなければならなかった。『解体新書』の出版は，日本における蘭学（オランダ医学）の本格的な受容の始まりとなった。当初の蘭学は医学書の翻訳と文献研究が中心だったが，蘭学者たちは 1823 年に長崎のオランダ商館に着任したドイツ人医師シーボルト（1796-1866 年）から実地に西洋医学を学び，西洋流の外科や眼科，産科などの手術を行うようになった。蘭学は漢方医の反発を受けながらも勢いを増し，幕末には江戸の西洋医学所や長崎の養生所（後に精得館）で西洋医学が教授された。明治維新によって成立した明治政府は国策として西洋医学（ドイツ医学）を採用し，1883 年には西洋医学を学んだ者だけが医師となれることが正式に定められた。

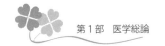

◆学習チェック表
- □ 西洋医学の歴史の概要を説明できる。
- □ 東洋医学,日本の医学の歴史の概要を説明できる。
- □ 医学の歴史を概観することから示唆される現代医学の問題点と将来展望について説明できる。

文　献

川喜田愛郎（1977）近代医学の史的基盤［上・下］．岩波書店．
川喜田愛郎（2012）医学概論．ちくま学芸文庫．
ヴォルフガング・エッカルト著, 今井道夫・石渡隆司監訳（2014）医学の歴史．東信堂．
P・クトムビア著, 幡井勉・坂本守正訳（1980）古代インド医学．出版科学総合研究所．
富士川游（1974）日本医学史綱要［全二巻］．東洋文庫．
坂井建雄（2018）図説 医学の歴史．医学書院．

EBM と NBM

> *Keywords* エビデンス,ナラティブ,エビデンスに基づく医療(EBM),診療ガイドライン,物語に基づく医療(NBM),心理学におけるエビデンスに基づく実践(EBPP),ナラティブ・メディスン(NM)

I はじめに

　医療とは,苦しむ存在である患者への支援行為である。これまでの章でも述べたように,患者の苦しみの本態を生物学的な基盤をもつ「疾患」という実在として理解し,それを的確に診断し治療することによって解決するという生物医学モデル(biomedical model)は,近代医学の中核的な考え方であった。しかし,近年,そのようなモデルだけでは,患者と患者をとりまく家族／社会システムが提示する多彩な問題に十分対応することができないことがますます明らかになりつつある。生物医学モデルの限界の中核にくる要因は,医療のもつ避けえない特質である個別性(singularity),不確実性(uncertainty),複雑性(complexity)である。この特質への応答として20世紀末から21世紀初頭にかけて出現してきたのが,医療における意思決定に統計学的蓋然性を駆使する「エビデンスに基づく医療(Evidence-based Medicine; EBM)」と,患者－家族－医療者間のコミュニケーション,関係性,意味の生成と共有などに焦点をあてる「物語に基づく医療(Narrative-based Medicine; NBM)」である。本章では,EBM と NBM という,医学にとっては比較的新しい2つのムーブメントについて概説するとともに,医療における「エビデンス」と「ナラティブ」という2つの概念の関係の明確化と統合の試みについても論じる。

II 医学とその関連領域における「エビデンス」概念

　科学の観点から医療や心理臨床を論じる時,頻繁に口の端に上る言葉がエビデ

ンス（evidence）である。しかし、「エビデンス」や「エビデンスに基づく実践」をめぐる言説は往々にして混乱している。「エビデンス」という言葉は、日本語では「証拠」とか「根拠」などと訳される一般的な用語である。しかし、医学・医療において1990年代以降、EBMという概念が普及して以来、これらの言葉は特別な意味をもつようになった。EBMの文脈における「エビデンス」とは、①科学的な研究によって得られる情報であって、②通常は研究論文の形態をとり、③個別の実践やガイドラインの作成や政策の決定において用いられ、④質的なヒエラルキーの中に位置付けられ、⑤その質は定式化された方法によって批判的に吟味される、という性質をもっている。本章では、まずEBMについての基本的事項を再確認した上で、心理臨床を含む医療関連領域におけるエビデンス概念の浸透を、2006年に米国心理学会（APA）が提唱した「心理学におけるエビデンスに基づく実践（Evidence-based Practice in Psychology; EBPP）」を例に挙げて解説し、医療と関連領域における「エビデンス」概念の位置付けについても述べていきたい。

III エビデンスに基づく医療（EBM）

　EBMという概念が正式に医学の世界に登場したのは、ガイアットによる1991年の論文においてである（Guyatt, 1991）。それまでの伝統的な診療では、若い医師や学生は指導医や先輩といった権威者の経験や（未だ実証されていない）理論に基づく指導や推奨にしたがって臨床判断を行っていたのに対して、新しいパラダイムにおける医師は、患者の問題を定式化し、その問題を解決するために適切な情報を与えてくれる研究論文（これが狭い意味での「エビデンス」と呼ばれる）を収集し、定められた手法によって情報を批判的に吟味し、その情報が目の前の患者に適用できるかどうかの判断を行う。この手順に沿って行われた臨床判断とその実行は、批判的・反省的に評価されて、次の新たな実践に活かされる。この新しい臨床医学のパラダイムは「Evidence-based Medicine（EBM）」と名付けられた。EBMにおけるこのような手順は次の5つのステップとして定式化される（表1）。

　また、患者の問題（臨床疑問）は表2のように定式化される。

　EBMはサケットら（Sackett et al., 1996）によって以下のように定義されている。「EBMとは、個々の患者のケアにおける意思決定のために、最新かつ最良のエビデンスを、一貫性をもって、明示的に、思慮深く用いることである」。EBM

第3章　EBMとNBM

表1　EBMの5つのステップ

ステップ1：患者の問題の定式化
ステップ2：問題についての情報収集
ステップ3：得られた情報の批判的吟味
ステップ4：得られた情報の患者への適用
ステップ5：これまでの実践の評価

表2　EBMにおける臨床疑問の定式化

1．どんな患者に（Patient: P）
2．何をすると（Exposure: EまたはIntervention: I）
3．何と比較して（Comparison: C）
4．どうなるか（Outcome: O）

とは，研究論文から得られる情報を，実際の臨床現場における個別の診療に役立てるための方法論であり，普遍的な，常に正しい方法論を医療に提供するものではなく，あくまでも，目の前の実際の患者に焦点をあて，個々の診療の中で，エビデンスを患者のために適切に利用するための方法論である。またサケットらによって2000年に発行されたEBMの教科書では，「EBMは，臨床実践において，『最新最良のエビデンス』と『患者の意向』と『医療者の臨床能力』を統合することである」と表現されている（Sackett et al., 2000）。このようにEBMとは，決して研究論文を検索したり批判的に評価したりすることだけにとどまるものではなく，患者の主観や，医療者の臨床能力をも重視するものである。

　EBMの最初のステップは，目の前の患者の臨床的な問題が何であるのかを把握し，それを，エビデンスを利用できるような疑問の形で定式化することである（表2）。EBMで扱われる臨床疑問は治療だけではなく，診断，予後，副作用，医療経済効果など複数の問題を扱うことができる。臨床疑問の種類によって，ステップ2，3におけるエビデンスの評価も異なってくるところに注意が必要である。

　ステップ2の「情報の収集」と，ステップ3の「得られた情報の批判的吟味」は，EBMの特徴がもっとも発揮されるプロセスである。特に，エビデンスの批判的吟味という概念と手順が明確に規定されているというところが，EBMの大きな特徴と言える。最近では，すでに専門家によって批判的吟味がなされているエビデンス情報集（二次情報）が容易に入手できる。実際の臨床では，こういった二次情報を利用することにより，時間と労力が節約でき，またこのような二次情報は，専門家だけではなく，患者や，一般市民が手軽に利用することもできる。

元来，EBMの大きな目的の一つは，医療や健康に関する情報を専門家が独占するのではなく，医療者と患者が，開かれた情報を利用することによって，同じ地平に立とうとすることである。エビデンスの二次情報が充実することによって，このような医療者と患者・一般市民の対等性の獲得が推進される。

EBMにおける一つの大きな問題は，このステップ2，3のみがEBMであるかのようにしばしば誤解されていることである。EBMの実践のためには，患者から十分に話を聞き，いったい何が問題であるのかを判断するステップ1と，得られたエビデンス情報について，患者と対話しながら，方針についての合意を得るステップ4が非常に大切である。

IV　エビデンスに基づく診療ガイドライン

EBMをめぐる混乱の一つの要因は，「エビデンスに基づく診療ガイドライン」についての誤解にあると思われる。ガイドラインは医療の標準化のために利用しうる役に立つ二次情報ではあるが，それ以上のものではなく，もちろん常に最善の医療を約束するものでもない。ガイドラインが医療における絶対であるかのように誤解することは，むしろEBMに対する反発を招き，患者中心の医療を阻害するものとなりかねない。米国医学研究所は診療ガイドラインの定義を，「特定の医療状況で医療供給者と患者・介護者の適切な医療のための意思決定を支援するために系統的に作成された文書」と定め，さらに「診療ガイドラインは，患者のケアを最適化することを目的とした推奨を含む文書である。推奨は，エビデンスのシステマティックレビューと，複数の選びうるケアの選択肢についての益と害に関する評価に基づいて作成される」としている。現在国際的に最も普及している診療ガイドラインの作成システムはGRADE（Grading of Recommendations Assessment, Development and Evaluation）と呼ばれている。ガイドライン作成に

表3　エビデンスの質の階層表の一例

Ia	複数のランダム化比較試験（RCT）のメタ分析
Ib	少なくとも一つのRCT
IIa	少なくとも一つのよくデザインされた非ランダム化比較試験
IIb	少なくとも一つの他のタイプのよくデザインされた準実験的研究
III	比較研究や相関研究，症例対象研究など，よくデザインされた非実験的研究
IV	専門家委員会の報告や意見，あるいは権威者の臨床経験

用いられるエビデンスの階層表の一例を表3に示す。

V 二層構造をもつ実践科学としてのEBM

　ガイアットらはEBMの実践マニュアルにおいて，EBMの基本的な2つの原則を以下のようにまとめている（Guyatt et al., 2008）。①EBMは臨床判断を導くためにエビデンスの階層を認める。②エビデンス単独では十分な臨床判断を行うことは決してできない。

　この第1原則は「エビデンスそのものの評価」に関わり，第2原則は，「エビデンスをいかに患者ケアに利用するか」に関わる。このEBMの二層構造は，サケットらによる1996年のEBMの定義においても明確に示されているものである（Sackett et al., 1996）。エビデンスとはEBMにおいて利用される情報であり，EBMは「個々の患者のケアのための意思決定」のプロセスである。EBMとエビデンスは異なる論理階型に属している。

　エビデンスは，実証主義的な科学観に従い，できる限り厳密な統計学的な方法論を用いた実験的あるいは準実験的なデザインによって作成され，研究論文として具体化される。報告された論文の質は，同じ原則に従う批判的吟味の方法によって評価され価値付けられる。エビデンスにおいて働いている合理性は，「合法則的合理性」である。エビデンスは，一般化可能性をもつことが要求される。しかし，EBMそれ自体はエビデンスとは異なる科学的原理に従っている。EBMは個別の事象（臨床）に関わる実践のプロセスであり，その本体は連続する臨床的意思決定のプロセスである。その意思決定においては，『最新最良のエビデンス』と『患者の意向』と『医療者の臨床能力』が統合される。EBMは個別の患者への最良のケアをその揺ぎない目的に据え，複数のレベルの異なる要素（エビデンス，患者の価値観，医療者の臨床能力）を個別の臨床文脈において統合し，臨床意思決定に結びつける営みである。以上のことを考え合わせると，EBMのプロセスにおいて働いている合理性は「合法則的合理性」ではなく，「合目的的合理性」をもった「複雑な批判的思考」こそがEBMを支えていると言える。したがってEBMそのものは，エビデンスとEBM（の実践プロセス）を包含する動的な構造であり，「科学（エビデンス）を利用する科学的な営み」としての実践科学の一つであると言える（図1）。

　EBMを，二層構造をもつ実践科学として理解すると，EBMにおいてしばしば大きな論点となる「最新最良のエビデンスとは何か？」という問いは，この2つ

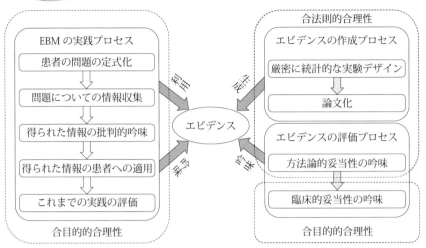

図1　二層構造をもつ実践科学としてのEBMの構造

表4　EBMの実践（予防と治療）におけるエビデンスの階層の一例（上ほど質が高い）

- N-of-1　無作為化試験
- 無作為化試験の系統的レビュー
- 単一の無作為化試験
- 患者にとって重要な結果についての観察的研究の系統的レビュー
- 患者にとって重要な結果についての単一の観察研究
- 生理学的研究（血圧，心拍出量，運動能力，骨密度など）
- 非系統的な臨床観察

の科学的合理性の接点上にあることが理解できる。「EBMは臨床判断を導くためにエビデンスの階層（hierarchy）を認める」という第一原則は，「個々の患者の問題を適切に解決する」という目的から独立したものではない。エビデンスの階層は，「何がその患者の問題解決のためにもっとも役に立つ情報であるのか」という合目的的合理性を無視して決めることはできない。しかし一方で，エビデンスの作成手順やエビデンスの評価自体は合法側的合理性に従っている。ガイアットは前掲著において，予防と治療におけるエビデンスの階層として表4を紹介しているが，これがあくまでも一例であることも同時に強調している。

VI 心理学におけるエビデンスに基づく実践（EBPP）

　1990年代初頭にEBMの概念が提唱されて以来，幅広い学問的，実践的領域においてEBMのモデルは伝搬，浸透，拡大していくことになった。それらは，「エビデンスに基づく実践 Evidence-based Practice（EBP）」と総称される。しかし，心理学領域においては，エビデンスとEBPが混同される時期がしばらく続いた。その最たる例として，米国心理学会（APA）の臨床心理学部門（第12分科会）が提唱した，一連のエビデンスに関連した概念がある（Chambless et al., 1996）。APA第12分科会は，実証的研究によって有効と認められた治療法を選別し，そのリストを作ることを提唱し，これはEmpirically Supported Treatments：ESTs（実証的に支持された治療法）と名付けられ，近年ではResearch-Supported Psychological Treatments：RSPT（研究によって支持された心理学的治療法）と改名されている。

　現在（2019年）インターネット上に公開されているRSPT（EST）のWebサイト（http://www.div12.org/psychological-treatments/）には以下の説明文が附されている。「このウェブサイトは心理学的な治療法に関する研究のエビデンスを記載するもので，治療者の専門知識と患者の価値観や特徴を組み合わせて，治療への最適なアプローチを決定するためのものである。このウェブサイトは情報と教育目的のためのものであり，APAの公式方針を示すものではなく，個人に対しての専門的アドバイスや特定の治療法の推奨を行うためのものではない」。すなわちRSPTはあくまでも心理学的治療法についてのエビデンス情報を示すものであり，実践において"利用されるべきもの"であるということが明記されている。

　APAは2006年に「心理学領域におけるエビデンスに基づく実践（EBPP）」についてのガイドラインを公表し，EBPPを以下のように操作的に定義した。「心理学におけるエビデンスに基づく実践とは，患者の特徴，文化，意向などの文脈において，手に入る最良の研究成果を臨床技能に統合することである」。この定義は，サケットらが公表したEBMの定義とほぼ同一であり，米国の医学研究所が公表した見解とも合致する。さらにEBPPガイドラインは以下のような幾つかのポイントを強調している。

　①EBPPの目的は「実証的に支持された，心理学的評価の基準や，事例の定式化，治療的関係性，介入法を提供することによって，有効な心理学的実践を促進すること」である。②EBPPとESTsの概念は異なるものである。ESTsは治療法から出発し「その治療法がある集団に対して有効であるかどうか？」を問うもの

である。EBPPは患者から出発し「その患者において，特定の効果を得ることに役立つ最良のエビデンスとは何か？」と問うものである。ESTs（RSPT）とは特定の心理治療法のことであり，EBPPは臨床判断のための方法である。

このように「エビデンスに基づく実践」の概念については，医学においても心理学においても基本的な合意が成立している。しかし，上記の学術的な定義とは異なる「エビデンスに基づく実践とは，科学的に効果が実証された治療のみを患者に行うことである」といった誤解が一般に流布しており，時に専門家でさえもこのようなエビデンス至上主義的な言説を公言することがある。このような現実が，「エビデンスに基づく実践」の普及や適切な理解を妨げている。

Ⅶ 物語に基づく医療（NBM）

Narrative-based Medicine（NBM）は，1998年に英国のグリーンハル，ハーウィッツらによって提唱された医学／医療の概念である（Greenhalgh & Hurwitz, 1998）。NBMは，EBMを補完する概念として一定の関心を集めてきたが，本邦ではEBMとNBMは「患者中心の医療を実現するための車の両輪」と理解されている（斎藤，2016）。近年医療構造の急激な変化に伴い，あらためてNBMの重要性が注目されている。本節では，NBMの本邦における歴史，変遷を概観するとともに，現代の医療，特に地域包括医療，多職種連携，医療人教育等の分野における最新の動向を加えて概説したい。

1．医療におけるナラティブ・アプローチとNBMのこれまでの流れ

元来NBMは，医療のみならず多彩な学術および実践領域におけるナラティブ（narrative：物語，語り）の重視という大きな流れから派生してきたものである。同時にこれらを総称する概念が必ずしも整備されてこなかったために若干の混乱をも招いてきた。本書では，種々の学術・実践領域において，ナラティブを重視するアプローチを総称してナラティブ・アプローチと呼ぶ。

ナラティブは代替の効かない個人に焦点をあて，経験を言葉によって意味付ける働きをもち，語り手と聴き手，書き手と読み手を結びつけ，そして物語を共有する全ての人に連携と協働をもたらす。文学研究者で医学教育者でもあるハンターは，医学は一般に信じられているような純粋な科学的営みではなく，その中核は物語的・解釈的な実践であることを明らかにした（Hunter, 1991）。一方で医学／医療とは，一回限りの個別の診療場面において，理論や研究から得られたエ

第 3 章　EBM と NBM

ビデンスなどの一般性をもつ情報を適切に利用することが要請される実践でもある。このような複雑な作業においてこそ物語が重要な役割を果たすのである。

　また医療人類学者で精神科医でもあるクラインマン（Kleinman, 1988）が明らかにしたように，病気（sickness）は患者個人の経験の側面（病い：illness）と，医療者によって構築された医学の物語（疾患：disease）の 2 つの側面をもっており，この 2 つはしばしば相いれない物語となる。これらの複数の物語を実践においてすり合わせ，共有可能な新しい物語を構成することが医療実践には要求される。これらの，NBM の提唱に先立つナラティブ・アプローチの流れに加えて，家族心理療法に起源をもち，「現実は言語を通じて社会的に構成される」とする社会構成主義を理論的基盤とするナラティブ・セラピー（Narrative Therapy）の流れ（McNamee & Gergen, 1992）などを加えて，NBM は形成されてきたものである。さらに本書では，後述するシャロン（Charon, 2006）によって近年推進されている Narrative Medicine（NM）を加えて，医療におけるナラティブ・アプローチと呼ぶことにしたい。

2．近年の医療構造の変化と NBM

　一般に医療とは，患者のもつ疾患を診断し，その原因を同定し，治療を行うことで問題を解決するような一連の行為と考えられてきた。しかし現代の医療は，このような単純なモデルでは解決できないたくさんのことを扱わざるを得なくなっている。

　例を挙げれば，慢性疾患や難病などの，治癒が望めない病気の人をどう世話すればよいのか。老化という生理的現象と切り離せない，フレイル[注1]やロコモ[注2]といった問題をどう扱うのか。さらには心理・社会的な因子が深く関わる多様なメンタルヘルスの問題や，根治不能な病気によって死に逝く人への支援の問題など，たくさんの複雑な問題がある。言葉を換えれば「いつでもどこでも誰にでもこの治療が有効」というような，一般的な方法論を求めるだけでは，患者のかけがえのない個人としての人生に，本当の意味での満足を提供することは難しいということがますますはっきりとしてきている。

　注 1）Frailty の日本語訳。加齢に伴う種々の機能低下により，様々な健康障害に対する脆弱性が増加している状態。介入によりある程度の可逆性をもつとされる。体重減少，疲労感，活動量の減少，歩行速度の減弱，筋力（握力も）の低下などが主徴である。加齢に伴う筋力の減少または筋肉量の減少をサルコペニア（sarcopenia）という。

　注 2）ロコモティブシンドローム（locomotive syndrome）の略称。運動器の障害のために移動機能の低下を来した状態。

そういった中で、個々の患者が何を経験しているのかに深い関心をもち、患者の語る物語に注目し、その語りを尊重するところから医療を組み立てていこうとするようなアプローチがますます必要とされるようになってきた。NBMはこのような近年の医療構造・医療観の変化に伴って、その重要性が再評価されつつある。

前項でも述べたように、NBMは本邦では、あまり明確に定義されないままでその言葉だけが独り歩きする傾向があった。これは、ナラティブという世界観そのものが、言葉の多義性を尊重する傾向があることと無関係ではない。つまり、NBMの唯一の定義を定めてしまうことは、医療におけるナラティブの多様な働きを限定してしまう可能性があるからである。しかし一方で、このNBMの定義がはっきりしないという問題は、医療におけるナラティブ・アプローチを理解し、推進したいと願う医療者にとっては、一つのフラストレーションにもなってきた。

3．NBMの定義

米国の家庭医であるテイラー（Tayler, 2010）は、NBMを「患者が自身の人生の物語を語ることを助け、『壊れてしまった物語』をその人が修復することを支援する臨床行為」と定義した。この定義では、NBMとは単なる概念でもテクニックでもなく、具体的な「臨床行為」すなわち、医療者が遂行する具体的な行動であることが強調されている。

これまでの医療でも、患者の話をよく聴くということは常に大切なことだとされてきた。しかし多くの場合、医療現場で患者が語ることを許されるのは、自分の病気のことについてだけであって、患者が自分の人生について語る場が与えられることはまれであった。患者に病気のことだけ、治療のことだけについて語ってもらうのではなく、あなたはどういう生活をしているのか、どういう人生を生きているのか、について語ることのできる場を作り、それを真摯に受け止め、促進していくことをNBMは目指している。

次に大切なことは、「病気になる」ということは、何らかの形で患者の人生の物語の一部が壊れてしまうということであるという認識である。例えば、それまで自分は健康だと思って生活していた人が、突然「あなたはかなり重い糖尿病です。これからは好きなものをおなか一杯食べるということはできません。決まった食事をして、治療を受けないと命に関わる合併症が起きます」と医師から告げられるような場面がその典型例である。患者は、「昨日まで私はこういうふうに生きてきた。明日からもこういうふうに生きていくだろう」という、自分自身についての物語を全面的に書き換えなければならない状況に追い込まれる。「それで

も，決まった食事をしてインスリン治療を続ければ，普通の人とほぼ変わらない人生を送ることができる」というように物語を書き換えることがどれほど困難なことであるかは容易に想像できる。これからの人生を生きていくための新しい物語を創り出すという，どの患者にとっても困難な作業に付き添い続けて行くことが，NBMという臨床行為なのである。

4．医療におけるNBMの特徴

テイラー（2010）は，NBMの特徴を4つにまとめている。NBMの第1の特徴は，「病いは，患者の人生と『生活世界』という，より大きな物語において展開する一つの『章（chapter）』とみなされる」ということである。「疾患（disease）」が医療者の視点から見た概念であるのに対して，「病い（illness）」は，その病気で苦しんでいる患者の主観的な経験である。NBMは，患者の経験とそれについての患者自身の意味付けを最大限に尊重する。重要なポイントは，患者の人生は「病い」だけからできているわけではないということである。患者の人生全体を一冊の本に例えるならば，病いの物語はその重要な一章ではあるが，患者の人生には，それ以外にも重要な章がたくさんある。

第2の特徴は，「患者は物語の語り手であるとともに主体として尊重される」ということである。これまでの医療では，患者はあくまでも治療の対象であり，患者の話を聴くといってもそれは診断するためであり，治療方針の説明をして納得してもらうためのものであった。しかしNBMは，患者こそが自身の病いの物語の語り手であり，患者自身の人生の物語の登場人物であると同時に主人公であるということをはっきりと認める。

3番目の特徴は，「医学的な仮説，理論，病態生理は，社会的に構成された物語であるとみなされ，常に複数の物語が共存することが許容される」ということである。患者の物語を丁寧に聴き，それを尊重するべきであるという考え方は，それほど目新しいことではない。しかし，現実の医療はそれだけではうまくいかないことが多い。それはなぜかといえば，私たち，医師や医療者の側にも自分自身の物語があるからである。

医療者の物語も，一つだけということはない。ありふれたメンタルヘルスの問題である「うつ」あるいは「うつ病」と呼ばれる病態を例に挙げて考えてみたい。単純化していうと，現代の西洋医学の考え方では，うつは，脳内の神経伝達物質の量が増えたり減ったりすることによって起こるとされている。最も重要と考えられてきたのはセロトニンである。そこで，選択的セロトニン再取り込み阻害薬

（SSRI）が開発され，世界中で使用されてきた。確かにSSRIは「うつ」に対して一定の効果がある。しかし，薬が効かない人も一定数存在し，さらに病態によっては副作用が生じることもある。

東洋医学の治療者であれば，「うつ」とは「気」という一種の生命エネルギーが鬱滞しているために起きる，と考える。そして，東洋医学的な診断法や治療法を駆使して，患者の「気の流れ」を良い状態にしようとする。もちろんこのような治療が全ての患者に効くわけではないが，一定の患者に効果をもたらすことを私たちは経験的に知っている。

さらに，最近の臨床心理学においては，「うつ」は私たちの「考え方のくせ」（「非機能的な認知」あるいは「不適切な自動思考」）によって生じると考えられている。認知療法を行うと，抗うつ薬に劣らない治療効果のエビデンスがあるということが実証されている。「脳の中のセロトニンの物語」と，「気の鬱滞の物語」と，「考え方のくせの物語」というのは，一見全く異なった相容れない物語である。しかし私たちは，それらの物語をその時その時の状況や，患者の希望などに応じて，柔軟に使い分けたり，組み合わせたりして用いており，実際にそれらは一定の効果を挙げている。

このように，私たちがこれまで信じてきた「病気についての理論や治療法は，唯一の正しいものがある」という考え方は，現実に合わないとさえ言うことができる。NBMは，医学や医療の世界にはもともと正しい一つの物語が存在しているわけではなく，むしろ複数の物語が併存したり，共存したりすることを認めるという立場を取る。

NBMの4つめの特徴は「患者と臨床家の対話から浮かび上がる新しい物語は治療的な影響（impact）をもたらすことが期待される」というものである。NBMは，患者の物語を第一に尊重するが，医療現場にはいろいろな視点からの複数の物語が共存することを認める。NBMはそのような医療における意思決定において，医療者と患者の対話を最も重要なものとみなす。患者と医療者の物語が一致するとは限らず，むしろ食い違うほうが普通であることを認める。複数の人が関われば当然複数の物語が生じる。NBMは，複数の物語をすり合わせる中から，新しい物語が浮かび上がってくるプロセスを最も重要なものと考える。ここでいう「新しい物語」とは，決して大げさなものではなく「これまでどうしてよいか分からなかったが，とりあえずこれで行ってみようと思う」といったささやかな物語が生まれ，共有されることが大切なのである。このような新しい物語の共同構成は，時にその患者が苦しむ「病い」に対して，治療的インパクトと言ってよいほ

どの大きな影響を与えることが期待できる。

VIII　EBM と NBM の統合

　EBM と NBM を実際の臨床現場でどのように統合するかについての，筆者の考え方はおおむね以下のように説明できる。臨床実践における基本的な姿勢（スタンス）として，ナラティブを尊重する態度を採用する。具体的には，患者や家族を，自分自身の体験についての専門家として尊重し，医療者は中立的な好奇心（無知の姿勢）をもって，患者や家族が語る物語を傾聴し，展開させるように援助する。そして医療者の物語を，唯一の真実と考えるのではなく，さまざまな物語の多様性を認める。

　しかし，これらの多様な物語の中でも，エビデンスはとりわけ重要な意味をもつ。医療者には，そのエビデンスが何を意味しているのかについての適切な理解と，現時点で手に入る最良のエビデンスをできる限り収集することが求められる。そして，収集されたエビデンスの批判的吟味を通じて，目の前の患者に適用できる最良のエビデンスを，医療者の物語の一つのオプションとしてストックに携えておくことを心がける。最終的には，患者や家族との対話において，エビデンスをも含めた複数の話題を丁寧にすり合わせることによって，とりあえずの方針を共有する。エビデンスは，臨床判断を単独で決定するものとしてではなく，あくまでも対話の中で利用できる道具（ツール）の一つとして用いられる。

　このような臨床実践においては，その患者の診療についての有効なエビデンスが手に入らない状況においても，エビデンスがないということを前提としたまま会話を継続することで，実践そのものは破綻しない。逆に，エビデンスが存在しないということを確認することは，対話の中でユニークな方法を探るという方法論の正当性を容認するということでもある。

　具体例を一つ示してみたい。神経性無食欲症の娘さんと両親が来院した。誰が見てもやせ細っているのに頑として体重を増やすことを拒否する娘に，ほとほと困りはてた両親と本人を交えた外来での面接（合成事例）を以下に再現する。

　患者の家族「うちの娘は，どんどんやせてくるし，このままだと死んでしまうのではないかととても心配なのです。入院させなくて本当によろしいのでしょうか？」
　患者「私は入院するのは絶対にいやです」
　医療者「ご両親の心配はごもっともですが，エビデンスを調べますと，お嬢さんの病気

（神経性無食欲症）の場合，生命に別状さえなければ，入院治療でも外来治療でも，病気の予後は変わらないということが分かっています。私の考えでは，お嬢さんは今すぐに入院しなければ命に関わるという状態ではありません。よろしければ，しばらく外来に通っていただいて，もし万一命に関わる状態だと私が判断した時は，入院のことをあらためて相談させていただくということではどうでしょうか？」
患者「私はそれでいいです」
患者の家族「先生がそうおっしゃるのなら，私共もそれで結構です」
医療者「お嬢さんの病気には，特別のお薬が有効だというエビデンスは，今のところ残念ながら分かっていません。しかし，あせらずにじっくりとやっていけば，70から80％の人は，良くなるか少なくとも改善するということが分かっています。私としては，気長におつきあいしたいと思いますので，外来にしっかり通っていただけるとうれしいです。それと，ご両親にもおいでいただいて今回のような家族セッションを何回か行うと，良い影響があるというエビデンスも分かっています。よろしければそのような方針でご協力いただけますか？」
患者・家族「はい。よろしくお願いします」

しかしもちろん，このようなやりかたが唯一の正解であるというわけではない。エビデンスのもつ特性，ナラティブのもつ特性を十分に理解した上で，各々が自分のおかれた臨床的文脈に応じて，自由に個性的な診療モデルを構築することが推奨されるのである。

IX 医療人教育としてのナラティブ・メディスン（NM）

ここまで述べたように，医療におけるナラティブ・アプローチの中核は臨床現場における実践的行為である。NBMの実践は近年の複雑化した医療において，これまでの診断－治療モデルを超える有用性をもたらすものと思われる。しかし，このような物語的実践を医療者が行うことはそれほど簡単なことではない。さらには，現在ほとんど当たり前のことになっているチーム医療，多職種連携，地域包括医療の実践において，それぞれの視点の違いによる軋轢や齟齬が生じることも決して珍しいことではない。それでは，医療におけるナラティブ・アプローチを有効に実践できるような医療者とは，どのような医療者なのだろうか。さらにそのような医療者を育てるためにはどのような教育が必要なのだろうか。この問題に正面から取り組んでいるのが，ナラティブ・メディスン（Narrative Medicine; NM）である。

NMは，シャロンによって2000年から米国コロンビア大学において開始された

教育プログラムである。NMは物語的アプローチの重要性をNBMと共有しつつ，その焦点を医療者の教育にあてている。NMは，端的に「narrative competence（物語能力）を身に着けた医療者によって実践される医療」と定義されており，物語能力とは「病いの物語を認識し，吸収し，解釈し，物語に動かされて行動するための能力」と定義されている（Charon, 2006）。

ある医療者が「物語能力」を身に着けているということは，その医療者が，必要な状況で，ある特定の人に対して適切な物語的行為を実行できるということである。このような適切な行為を実行するためにその個人にとって必要な一連の行動様式は，一般には技能あるいは技法（skill）と呼ばれる。具体的な技能は，知識，技術，態度の3つの側面をもっている。したがって，物語能力を涵養する教育とは，具体的には物語技能を教育・訓練することであり，そのためには知識・技術への教育法を超える統合的な戦略が必要になる。特に態度への教育は，教育の場全体の文脈を通じて伝達される。

NMは，豊富な理論的，方法論的基盤をもつ実践であるが，シャロンは，物語的行為としてのNMを，attention（注目／配慮），representation（表現），affiliation（連携／参入）という3つの非常にシンプルなムーブメントとして描写した。これはNMの実践の3つ組と呼ばれている。この3つ組を身に着けるために，NMには多彩な教育技法が開発されている。これらの教育は多くの場合グループで行われる。教育法の共通点としては，何らかの適切な教材（文学作品，絵画，ビデオクリップ，音楽など）を丁寧に鑑賞したり精読することで注目／配慮の能力を涵養すること，その経験を踏まえて課題に基づく創造的執筆を行うことを通じて自身の表現と創造の能力を再認識するとともに成長させること，そして作品を共有することを通じて癒しの共同体としての協働的関係に参入するという3段階のステップをとる。本章ではその全てを描写することはできないが，シャロンらは実際にコロンビア大学で行われている教育法についての詳しい情報を公開しており，本邦においても複数の医学教育の現場において，NMの教育法が取り入れられつつある（Charon et al., 2017）。

◆学習チェック表
☐ EBMの定義を説明できる。
☐ 医学におけるナラティブ・アプローチについて説明できる。
☐ 心理学におけるエビデンスに基づく医療（EBPP）について説明できる。

文　献

American Psychological Association (2006) Evidence-based Practice in Psychology: APA Presidential Task Force on Evidence-based Practice. *American Psychologist*, 6; 271-285.

Chambless, D. L., Sanderson, W. C., Shoham, et al. (1996) An Update on Empirically Validated Therapies. *Clinical Psychologist*, 49; 5-18.

Charon, R. (2006) *Narrative Medicine-Honoring the Stories of Illness*. Oxford University Press. (斎藤清二・岸本寛史・宮田靖志・山本和利訳 (2011) ナラティブ・メディスン―物語能力が医療を変える．医学書院．)

Charon, R., Dasgupta, S., Hermann, N., et al. (2017) *The Principles and Practice of Narrative Medicine*. Oxford University Press. (斎藤清二・栗原幸江・齋藤章太郎訳 (2019) ナラティブ・メディスンの原理と実践．北大路書房．)

Greenhalgh, T. & Hurwitz, B. (Eds.) (1998) *Narrative Based Medicine-Dialogue and Discourse in Clinical Practice*. BMJ Books. (斎藤清二・山本和利・岸本寛史監訳 (2001) ナラティブ・ベイスト・メディスン―臨床における物語りと対話．金剛出版．)

Guyatt, G. H. (1991) Evidence-based Medicine. *ACP Journal Club*, 114; A-16.

Guyatt, G. H., Rennie, D., Meade, M. O., & Cook, D. J. (2008) *Users' Guides to the Medical Literatue-a Manual for Evidence-Based Clinical Practice*. 2nd Edition. McGraw Hill. pp.9-16.

Hunter, K. M. (1991) *Doctors' Stories: The Narrative Structure of Medical Knowledge*. Princeton University Press. (斎藤清二・岸本寛史監訳 (2016) ドクターズ・ストーリーズ―医学の知の物語的構造．新曜社)

Kleinman, A. (1988) *The Illness Narratives; Suffering, Healing and the Human Condition*. Basic Books Inc. (江口重幸・五木田紳・上野豪志訳 (1996) 病いの語り―慢性の病いをめぐる臨床人類学．誠信書房．)

McNamee, S. & Gergen, K. J. (eds.) (1992) *Therapy as Social Construction*. (野口裕二・野村直樹訳 (2014) ナラティヴ・セラピー―社会構成主義の実践．遠見書房．)

Sackett, D. L., Rosenberg, W. M. C., Gray, J. A. M., Haynes, R. B., & Richardson, W. S. (1996) Evidence Based Medicine: What it is and what it is'nt. *BMJ* 312; 71-72.

Sackett, D. L., Straus, S. E., Richardson, W. S., Rosenberg, W., & Haynes, R. B. (2000) *Evidence-Based Medicine: How to Practice and Teach EBM*. 2nd Edition. Churchill Livingstone Pub. (エルゼビア・サイエンス編 (2002) Evidence-Based Medicine―EBMの実践と教育．エルゼビア・サイエンス．)

斎藤清二 (2016) [改訂版] 医療におけるナラティブとエビデンス―対立から調和へ．遠見書房, p.139-150.

Taylor, R. B. (2010) *Medical Wisdom and Doctoring-the Art of 21st Century Practice*. Springer, 53-54.

第 2 部
人体の構造と機能

第4章 人体の正常構造と機能

解剖学と生理学

Keywords 細胞,組織,器官と器官系,運動器,循環器,消化器,呼吸器,血液と血球,リンパ系器官と生体防御,泌尿器,神経,内分泌,生殖器,感覚器

I はじめに

人間の身体は,そのしくみを学べば学ぶほど,神秘という言葉以外では表現できないほどの精緻な構造と機能をもっていることに気づく。人体は私たちが知り,理解する対象であると同時に,私たち自身が人体そのものであるという再帰的な構造をもっている。人体を知る作業そのものが,不可思議の感覚を喚起し,私たちに敬虔さを要求する。公認心理師が医学と連携しつつその実践を行なうためには,人体のしくみを知ることが不可欠であるが,現在までに蓄えられている知識の一部を理解することさえ困難なほど,それは膨大なものである。さらに未だ知られていない知識,解かれていない謎はそれ以上に多いだろう。

本章は,日々の私たちの生活を支えている人体の構造と機能を理解するための入り口となる,ささやかなアウトラインを提示することを目標としたい。

II 人体の区分──体表から見える人体の名称

私たちが最初に人体を"知ろうとする"時,目に見える人体の各部分はどのような名称で呼ばれているか,から入っていくことになる。もちろん私たちは,特に専門知識がなくても人体の各部分を指し示す言葉をもっている。例えば,"うで"とか"手のひら"とか"あご"といったように。それらを専門家にしか分からないような言葉で定義することが良いことなのかどうかは分からない。しかし一方で,専門家(特に医療者)は身体の部位を区別し,特定の専門用語で呼ぶように訓練されている。医療者同士,あるいは医療に関連した多職種のあいだでも,

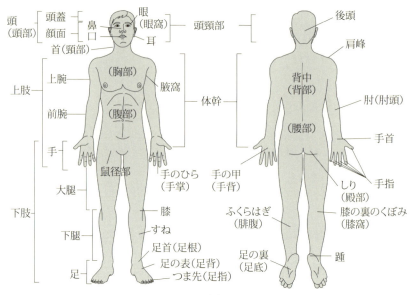

図1 人体の各部位の名称

そのような用語とその定義（例えば，"うで"は"上肢"と呼ばれ，それは"上腕"と"前腕"と"手"に分かれるといったように）を共有することは，この領域の専門性と一貫性を確保するために必須のこととなる。専門用語としての人体の区分を知らずには，医療の現場で通じ合うことさえ難しい。

一方で患者やクライエントの使う「日常用語」は尊重されるべきであり，彼らと会話する時，医療者はできる限り専門用語を使わないよう教育されている。そして医療者でない一般の人と医療者の用いる異なった言語（例えば"手のひら"と"手掌（しゅしょう）"，"しり"と"臀部（でんぶ）"など）を通訳できることは，心理支援職にとって必須の能力であると思われる。

人体は（そして多くの生物の身体は）おおよそ左右対称にできており，非常に大きな区分としては，頭頸部（とうけいぶ），体幹，四肢（右左の上肢および下肢）に分かれる。これらのそれぞれの部位にはさらに細かいそれぞれ名称がある。人体の名称の概略を図1に示す。

III 細　胞

ヒトをはじめとする全ての哺乳動物の身体を構成する最小単位は細胞である

第4章 人体の正常構造と機能

（図2）。細胞は同時に生命現象を営む最小の機能単位でもある。全ての細胞は細胞膜によって包まれており，内部と外部（環境）を隔てている。細胞の内部は細胞質で充たされており，ここには細胞核とさまざまな細胞小器官が含まれている。

細胞核は，遺伝子としての核酸（DNA）を収納しており，細胞分裂の際のDNAの複製とDNAを鋳型としたRNA合成（転写）を行っている。細胞小器官の一つである**リボソーム**は核から移送されるRNAを鋳型とした蛋白の合成（翻訳）の場であり，合成された蛋白は細胞内，あるいは細胞外においてさまざまな生命機能に関わることになる。

細胞小器官の主なものとしては，エネルギー産生に関わる**ミトコンドリア**，蛋白の移送と貯蔵に関わる**粗面小胞体**，**滑面小胞体**，**ゴルジ装置**，**分泌顆粒**，細胞そのものの構造を支える**細胞骨格**などがある。細胞膜には生体のさまざまな働きを調節する受容体があり，細胞質内は各種のイオンや可溶性蛋白質で充たされている。

人体の全ての細胞は，両親から提供された遺伝子（DNA）を含む卵子と精子（生殖細胞）の結合体である受精卵から発生し，分化してさまざまな機能を発揮する。**受精卵**は全ての細胞に分化しうる**万能細胞**であるが，そこから分裂，増殖した細胞は最終分化するともはや分裂することはできなくなり，死滅していく。一方で，組織や器官を構成する複数の種類の細胞に分化する能力を保つ細胞は，**幹細胞**と呼ばれる。

細胞の死には2種類あり，一つは細胞が何らかの障害を受けた時に起きる**ネクローシス**（壊死）であり，もう一つは何らかの理由でその細胞が必要でなくなった時に起きる**アポトーシス**（細胞自滅）である。後者はより普遍的に生物に起きる一種の計画された細胞死ともいえる現象であり，個別の細胞が自滅することによって全体としての個体が適応的に発達したり生存したりすることが可能になる。

ヒトの全身を構成する細胞は約60兆個と言われているが，これらの細胞はそ

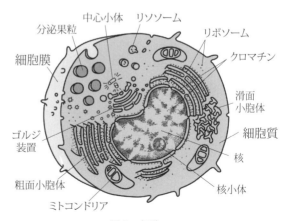

図2　細胞

れぞれが独立していると同時に、さまざまなレベルでの**細胞間情報伝達**（コミュニケーション）によって緊密に結ばれている。このコミュニケーションは、接している細胞同士の直接の情報伝達のレベルから、神経細胞に見られるシナプス・ネットワークを介した電気的な情報伝達、分泌される液性因子（神経伝達物質やホルモンなど）による近傍にある細胞群や遠隔組織への情報伝達など、極めて多様で複雑なレベルにおいて行われている。人体は一つの壮大な情報伝達のネットワークであるとする考え方は、現代科学の常識となりつつある。

IV 組　　織

類似した形態や機能をもつ細胞が一定の秩序をもった配置のもとに集合した特定の構造体を**組織**とよぶ。骨や肝臓などの**器官**は複数の組織が組み合わさって構成されている。一般に組織の種類は、①上皮組織，②支持組織（結合組織，骨・軟骨組織，血液・リンパ組織，）③筋組織，④神経組織，の４種に分けられる（図３）。

上皮組織は多数の細胞が密着して作るシート状をなす組織で、からだの外表面，内表面を覆っている。上皮組織には体表や臓器を被覆して保護する**表面上皮**，物質の吸収や分泌を行う**腺上皮**，視覚，聴覚，平衡感覚において，知覚刺激を受容する特殊な機能をもつ細胞に分化した**感覚上皮**などがある。

支持組織は、組織と組織、あるいは組織と器官を結びつける**結合組織**と、結合

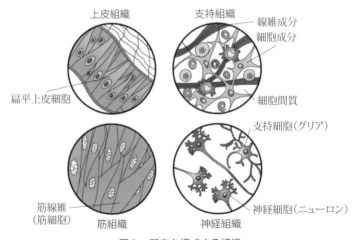

図３　器官を構成する組織

組織が特殊に分化した，**骨・軟骨組織**，**血液・リンパ組織**などの総称である。結合組織は細胞間質が非常に大量にある反面，細胞成分が比較的少ないことが特徴である。骨・軟骨組織は間質（基質）が非常に豊富で，そこに各種の線維成分が密集している。骨組織の場合，リン酸カルシウムの結晶が沈着することで非常に硬い組織となっている。軟骨組織は線維成分に加えてプロテオグリカンと呼ばれる高分子の糖蛋白が大量に含まれており，硬さとともに弾力性がある。血液・リンパ組織は，人体の生存，活動，免疫などの重要な機能を支えるシステムであり，これについては別項で詳述する。

筋組織は，筋線維と呼ばれる非常に長い筋細胞からなる組織で，**平滑筋**と**横紋筋**に分類され，横紋筋には**骨格筋**と**心筋**がある。筋細胞は収縮・弛緩する能力があり，人体の運動や内臓機能の維持に重要な役割を果たしている。

神経組織は神経機能を担当する**神経細胞（ニューロン）**とそれを栄養・支持する働きをもつ**神経膠細胞（グリア）**から構成されている。神経組織と器官については別項で詳述する。

Ⅴ　器官と器官系

組織が組み合わさって，胃，心臓，肝臓，消化管などの**器官**が形成され，いくつかの器官が連携して運動器系，循環器系，消化器系，呼吸器系，泌尿器系，生殖器系，内分泌系，神経系，感覚器系，外皮系などと呼ばれる**器官系**を構成する。器官系の名称や数については必ずしも一つの定まった分類法があるわけではない。ここでは通説にしたがって，主要な器官系について概説していく。

1．運動器系

運動器系は骨，軟骨，関節，靱帯と筋肉などからできている。人体には約200個の骨があり，これらが関節を挟んで相互に連結して一組の**骨格**を形成している（図4）。個々の骨には一個または複数の関節をはさんで**骨格筋**が付着しており，筋肉の収縮が関節を介した骨の運動を生み出す。ものを持つ，投げる，歩くといったあらゆる運動は骨と骨格筋の共同作業によって行われている。

骨は人体の中で最も硬い組織であり，人体を支持する働き，運動を可能にする働き，内臓を保護する働きをもっている。また**骨髄**において赤血球，白血球，血小板などの造血を行う働き，カルシウムやリンなどの貯蔵庫となる働きなどをもっている。

第2部 人体の構造と機能

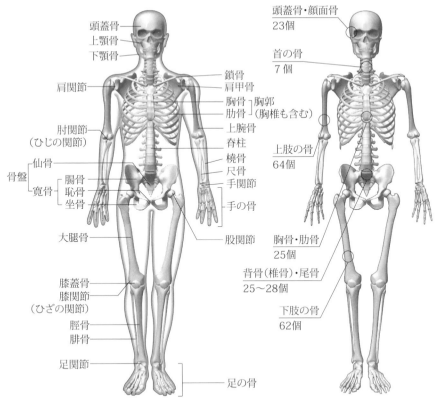

図4 骨格の構造と各部位を構成する骨の数

　骨組織に含まれる細胞は，膠原繊維を分泌して骨の基質を形成する**骨細胞**，古い骨を破壊する**破骨細胞**，新しい骨を新生する**骨芽細胞**があり，常に新鮮な骨が維持されている。骨質の分解と合成を調節しているのは上皮小体から分泌される**パラソルモン**と，甲状腺から分泌される**カルシトニン**である。

　筋肉は収縮と弛緩によって運動を可能にする。骨格筋は意識的に骨を動かすために，筋の端が腱となって骨に付着している。顔面の表情筋や肛門の括約筋のように骨に付いていない筋もある（図5）。

　骨格筋を構成するのは**筋線維**と呼ばれる多核の細胞（筋細胞）である。全ての筋線維には運動神経線維が到達しており，その末端は神経筋接合部と呼ばれるシナプスにより筋膜に接合している。運動神経の興奮が接合部のシナプス末端に伝わると，神経伝達物質であるアセチルコリンが放出され，イオンチャンネルの変化を通じて，筋肉細胞内のアクチンフィラメントとミオシンフィラメントの位置

第4章 人体の正常構造と機能

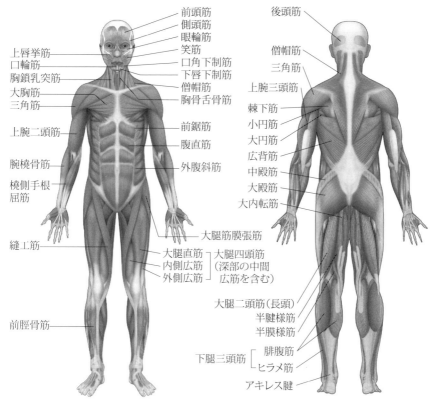

図5　全身の主な骨格筋

関係を変化させることで筋肉の収縮を誘発する。手術の際などにも使用される**筋弛緩薬**は自然界では猛毒物質（クラーレ）として知られるが，アセチルコリンの分解酵素を阻害することにより筋接合部の働きをブロックして，全身の筋肉麻痺特に呼吸筋麻痺を起こす作用がある。

2．循環器系

循環器系は血液を全身の細胞へ送り届ける経路である。その目的の第一は，肺で取り込まれた酸素を赤血球に含まれるヘモグロビンを担体として末梢の臓器へ送り届け，末梢の組織によって産生された二酸化炭素や老廃物を代謝，排泄，ガス交換などの機能をもつ肺や腎臓や肝臓へと送り届けることである（図6）。

循環器系は，**心臓，動脈系，毛細血管，静脈系**の4つから成り立っている。心臓は血液を全身に送り出すポンプの働きをする。心臓から出た血液を末梢の各器

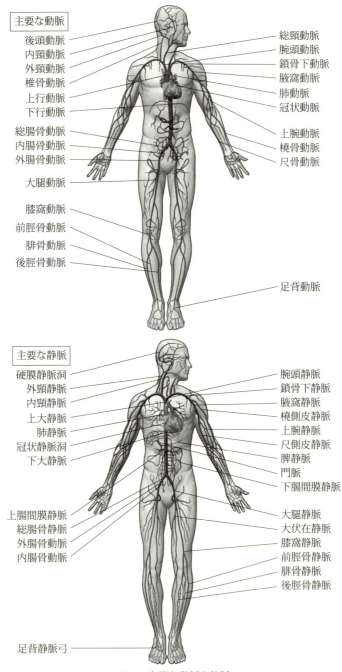

図6 主要な動脈と静脈

第4章 人体の正常構造と機能

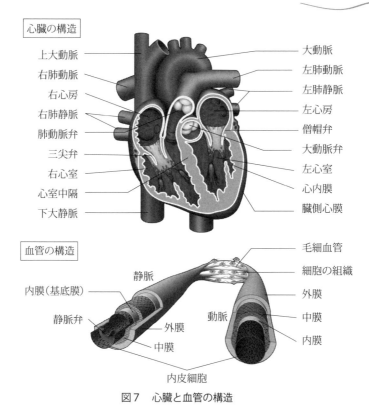

図7 心臓と血管の構造

官に届けるのが動脈系，末梢の各器官において，血液の成分を組織や細胞との間で交換するのが毛細血管，毛細血管の血液を心臓へ向けて送り返すのが静脈系である。

　心臓は胸部のほぼ中央に位置する器官で，生涯にわたり血液を全身臓器に送り出し続けるポンプの働きをするため厚い心筋の層からなっている（図7）。心臓は左右2つずつの心室と心房からなり，この4つの部屋は，それぞれ**左心房・左心室・右心房・右心室**と呼ばれる。全身の循環システムは，体循環と肺循環の2つのシステムに分けられる。**体循環**は，左心室から送り出された動脈血が大動脈に始まる動脈系の血管を通じて全身に送られ，毛細血管系を経て最終的には大静脈を経て右心室に終わる。**肺循環**では，右心室から送り出された血液は肺動脈を通じて肺に送られるのであるが，肺動脈を流れる血液は酸素濃度が低く二酸化炭素濃度の高い静脈血である。肺に達した血液は肺胞におけるガス交換の結果，酸素を高濃度に含んだ動脈血となって肺静脈から左心房へと戻り，そこから僧帽弁を

経て左心室に入り，体循環へとつながる。このように，心臓を中心とする循環系は八の字の構造をとっている（図8）。

心臓の筋肉細胞自体は，**冠状動静脈**と呼ばれる血管系によって酸素や栄養を供給されている。ここが動脈硬化で狭窄したり，血栓でつまったりすると**狭心症や心筋梗塞**を起こす。心臓の拍動は，心臓の特殊な筋肉である刺激電動系が発する電気刺激によって調節されている。この電気刺激は，心電図によって体外から把握できる。

左心室が収縮すると圧力の波が動脈壁を伝わって**脈拍**となる。安静時の成人の脈拍は60〜80程度であるが，個人差も

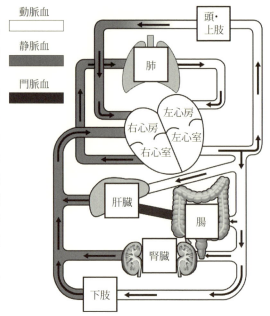

図8　心臓と循環系

肺循環（小循環）
　　右心室→肺動脈→肺→肺静脈→左心房
体循環（大循環）
　　左心室→動脈→全身→静脈→右心房

大きい。脈拍は自律神経系により調節されており，さまざまな環境や内部からの刺激，情動の変化などによって変動する。**血圧**とは，血液が血管内を通る際に血管壁にかかる圧力を意味する。血圧の変動も自律神経の影響を強く受けるが，通常は収縮期血圧（最高血圧）140以下，拡張期血圧（最低血圧）90以下が正常とされる。

3．消化器系

消化器は，口腔，食道，胃，小腸（十二指腸を含む），大腸，肛門までの9mにも及ぶ**消化管**と呼ばれる長い中空の管状の器官と，消化管に消化液を分泌する肝臓，胆嚢・胆管，膵臓（**肝胆膵**）の2つのグループに分けられる（図9，10）。

人体は毎日エネルギーを消費しながら生きている。通常成人の一日平均の消費カロリーは2,000〜3,000Kcalであり，その大半は経口的に摂取された食物を分解し，吸収した炭水化物，脂肪，蛋白質を代謝する結果得られる。消化器の機能はこのような食物エネルギーの摂取をその中心としている。消化器の他の生理的

第4章 人体の正常構造と機能

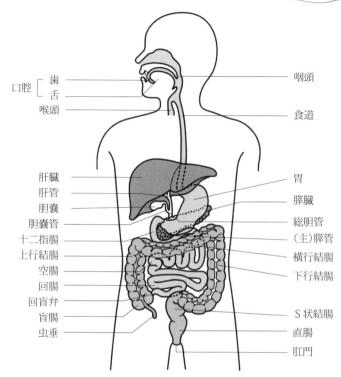

図9 消化器系の構造

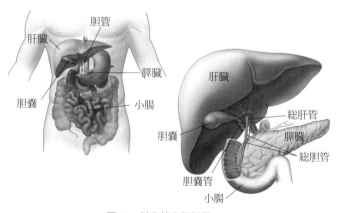

図10 消化管と肝胆膵

な機能としては，水分代謝への関与や免疫機能への関与がある。

口腔は，通常は口（くち）と呼ばれている部分である。上下の口唇（くちびる）に囲まれた口裂（こうれつ）を入り口として，出口は咽頭につながり，歯，舌，

唾液腺を含んでいる。食物を咀嚼することから始まる消化の出発点となる部位である。**唾液**は炭水化物の分解酵素であるアミラーゼを含んだ消化液であり，その分泌量は一日に1リットル以上にも達する。唾液と混じった食物は嚥下されて食道へと運ばれる。

食道は咽頭と胃をつなぐ平滑筋からなる管で，食道の入り口に食べ物が差し掛かると，蠕動運動によって食物を胃に送り込む。食道を通った食物は噴門を通って胃に入る。**胃**は食物を貯留させるとともに，さらなる消化を進める。胃の粘膜は，**塩酸**とペプシンと呼ばれる蛋白分解酵素を含んだ胃液を分泌する**胃底腺領域**と呼ばれる部分と，胃液の分泌能をもたない**前庭（幽門腺）領域**とに分かれる。胃の内部環境はPH1.0前後の強い酸性であり，口から飲み込まれた多くの細菌などの病原体はここで死滅するが，その環境で生き延びるばかりか，胃粘膜に感染して病変を引き起こす細菌（**ヘリコバクター・ピロリ菌**）の存在が証明されている。

胃で粥状になった食物は，幽門を通過して小腸へと送られる。**小腸**は**十二指腸**，**空腸**，**回腸**からなる。**膵臓**と**肝臓**から分泌される消化液（膵液・胆汁）は膵管と胆管を通じて**十二指腸乳頭**で合流し，十二指腸腸内へ流入する。膵液にはアミラーゼ，リパーゼ，キモトリプシン，トリプシンなどの強力な食物分解酵素が含まれる。膵液はまた大量の重炭酸塩を含んでおり，胃酸を中和し，腸内を弱アルカリ性に保つ。胆汁は強力な界面活性作用をもつ胆汁酸とリン脂質を含んでおり，脂肪を乳化して消化酵素が働きやすい状態にする。

空腸と回腸では，消化酵素によって低分子物質にまで分解された栄養素の大半が吸収される。一部は門脈系を通じて肝臓に運ばれ，一部はリンパ管系を通じて体循環系に入る。

大腸は盲腸，結腸（上行，横行，下降，S状），直腸に分かれる。大腸には消化作用はほとんどなく，水分を吸収して糞便を形成し排泄する。小腸内は原則として無菌であるが，大腸内には多数の腸内細菌が生息しており，これは**腸内細菌叢**と呼ばれる。

肝臓は人体のうちで最も重い臓器である。肝臓の機能は多岐にわたる。糖をグリコーゲンとして蓄えたり分解したり，また蛋白質や脂質の合成や分解を行う。蛋白質の分解産物であるアンモニアを無害な尿素に換えるなど，複数の物質を代謝し解毒させる機能を担っている。さらに胆汁酸の生成によるコレステロール代謝を行ったり，赤血球成分であるヘムの代謝産物をビリルビン色素に換え，胆汁中に分泌する。糞便や尿が黄色いのは，肝臓における色素代謝の結果である。胆

汁の十二指腸への排出は胆管，胆嚢を通じて行われる。

　膵臓は胃の後ろに位置する，ピストルのような形の臓器である。十二指腸にはまり込むような形で存在するピストルの柄の部分を膵頭部と呼び，銃身にあたる部分を膵体尾部と呼ぶ。膵臓には，外分泌と内分泌という2つの異なった機能をもった組織が混在している。外分泌組織は強力な消化酵素を産生し，重炭酸イオンを豊富に含む膵液を，膵管を通じて腸へ分泌する。内分泌機能を担う組織は，膵臓の外分泌組織の中に島状に散在するランゲルハンス島と呼ばれる細胞群である。これらの内分泌細胞は，血糖を低下させるインスリン，血糖を上昇させるグルカゴンなどの複数のホルモンを産生して血液中に分泌し，血糖値の調節を通じて人体のエネルギー代謝の調節に重要な役割を担っている。

4．呼吸器系

　呼吸器の機能は単純に言えば，空気中の酸素を取り込んで，二酸化炭素を吐き出すことである。人が生きていくためエネルギーは細胞自らが産生するATP（アデノシン3リン酸）の分解を通じて供給され，この過程に酸素が必要となる。また栄養素を分解するエネルギー代謝の産物として二酸化炭素が体内に蓄積するので，これを体外に放出する必要がある。この役割を担うのが呼吸器系である。呼吸器系の器官は空気を運ぶ気道（鼻腔，咽頭，喉頭，気管，気管支，細気管支）と，酸素と二酸化炭素のガス交換を行う肺胞とに分けられる（図11，12）。鼻腔から喉頭までを上気道，気管から肺胞までを下気道と呼ぶ。鼻腔の入り口は外鼻孔（いわゆる鼻の穴）と呼ばれており，鼻腔は冷たくて乾燥した空気を吸い込み，温かく湿った空気に換える。鼻腔の出口は後鼻孔と呼ばれ，ここから空気は咽頭を通り，喉頭に至る。喉頭はいくつかの軟骨と筋肉で構成され，嚥下（と発声に関わっている。気管の入り口には喉頭蓋という，フタのような軟骨があり，飲食物が嚥下される時には反射的に閉じて，気管にものが入ること（誤嚥）を防いでいる。

　肺は胸郭に収納されている臓器で，左右2つからなり，右肺は上，中，下の3つの葉に，左は上，下の2つの葉に分かれている。肺の下面には横隔膜があり，胸腔と呼ばれる密閉空間を作っている。胸腔は常に陰圧の空間である。吸気の際には，横隔膜が下がり，胸郭が広がることによって陰圧が強くなり，肺が膨らむ。この陰圧の作用によって，空気が気道を通って肺胞に吸い込まれる。胸腔が元に戻ると，肺の空気が外に向かって排出され呼気が生じる。これらの呼吸運動の調節は，延髄を中心とする中枢神経系の呼吸中枢によって行われている。

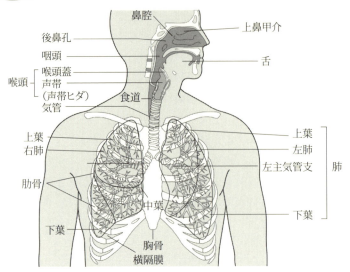

図11 呼吸器系の構造

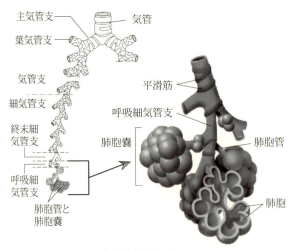

図12 気管支と肺胞の構造

　気管は左右の**葉気管支**に分かれ，肺に入ってさらに分枝を繰り返して，最終的に肺胞に至る。**肺胞**では取り込まれた空気と毛細管の血液が肺上皮と呼ばれる薄い細胞層を介して接している。ここで血液と空気の間で**酸素の取り込みと二酸化炭素の排出**が行われ，これは**血液ガス交換**と呼ばれる。またこのシステムは**外呼吸**と呼ばれている。血液に取り込まれた酸素の大部分は赤血球のヘモグロビンに結合し，全身臓器に運ばれる。二酸化炭素は血漿に溶け込み炭酸となり重炭酸イ

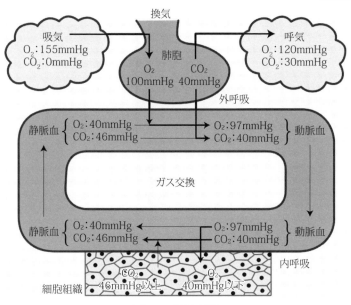

図13 呼吸と循環

オンと水素イオンに分かれる。この重炭酸／水素のイオンバランスが，血液の酸性度（PH）を調整している。肺循環，体循環系を通じて全身に送られた血液は，全身の細胞において再び酸素と二酸化炭素の交換を行っている。これは**内呼吸**と呼ばれ，生命の維持に欠かせないシステムである（図13）。

5．血液と血球

血液は血管の中を循環する液体で，**細胞外液**に分類される。比重は約1.06，水素イオン濃度（pH）約7.4の弱アルカリ性に保たれている。全体重の約8％を占めるので，体重60kgの人では約5Lの血液をもつことになる。

血液は大きく，**血球**（固形成分）と**血漿**（液体成分）に分けられる。血球は赤血球，白血球，血小板の三種類がある（図14, 15）。

血漿は90％が水で，蛋白質，糖質，脂質，種々のイオンや微量物質を含んでいる。主な血漿蛋白としては，アルブミン，グロブリン，フィブリノゲンがある。アルブミンは細胞外液の浸透圧を保ち，血管内に細胞外液を保つ働きをする。グロブリンは電気泳動によってアルファ，ベータ，ガンマに分けられるが，このうちガンマグロブリンは**免疫グロブリン**とも呼ばれ，抗原抗体反応による生体の免疫防御機能に重要な役割をはたしている。

第2部　人体の構造と機能

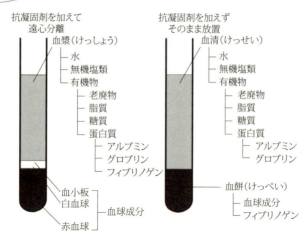

図14　血液の成分

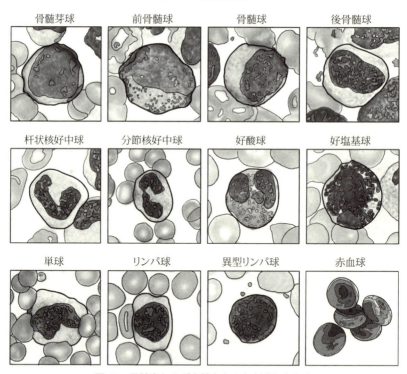

図15　骨髄中および末梢血中の赤血球と白血球

　赤血球は直径約 7.5 μm で中央部がややへこんだ円盤状の細胞であり，血管内にある成熟した赤血球は細胞核をもたない。赤血球は血液 1mm³ 中に 450～500 万

個含まれており，主要な働きは酸素の運搬である．その機能を担うのは赤血球内に大量に含まれているヘモグロビン（血色素）である．ヘモグロビンは鉄を含む物質であるヘムと蛋白質であるグロビンから成っており，酸素分圧の高いところで酸素と結合し，酸素分圧の低いところでは酸素を解離し，その結果肺から全身の細胞へ酸素を運搬することが可能になる．

　白血球は，末梢血1mm³中に5,000〜9,000個含まれている．白血球は細胞質に顆粒を含む顆粒球と顆粒をもたない無顆粒球に分かれる．前者はさらに**好中球**，**好酸球**，**好塩基球**に分かれ，後者は**リンパ球**と**単球**に分かれる．

　好中球はもっとも頻度の高い顆粒球で末梢血の全白血球の60〜70％を占める．体内に侵入した細菌や異物を貪食し破壊する働きがある．局所で起きる炎症によって動員され，死滅すると膿（うみ）となる．好酸球は3％程度を占め，免疫複合体を取り込んだり，寄生虫への反応に関与する．好塩基球は0.5％程度を占め，アレルギー反応に関与し，顆粒内にロイコトリエンやヒスタミンなどの生理活性物質を含んでいる．好塩基球は組織中の**肥満細胞**と同一の細胞であると考えられている．

　無顆粒球はリンパ球と単球に分けられる．リンパ球は末梢血全白血球の25％前後を占める．組織免疫を含む生体の複雑な免疫反応において主要な役割を果たす．また複数の**サイトカイン**と呼ばれる生理活性物質（インターロイキン，腫瘍壊死因子など）を産生し，放出する．リンパ球は，**胸腺由来（T）リンパ球**と**骨髄由来（B）リンパ球**の2種類に大きく分かれる．単球は全白血球の5％ほどで，白血球の中で最も大型である．単球は組織に移行して**大食細胞（マクロファージ）**と呼ばれる異物を貪食することに特化した細胞に変化する．

　血小板は，骨髄で分化した巨核球がちぎれて断片になったもので，直径は2〜4μmである．血小板は細胞質のみからなり，止血に関わるさまざまな生理活性物質を含んでいる．血管が損傷されると，その損傷部位に密着し，さらに血液凝固（フィブリノゲンがフィブリンになる）のプロセスの引き金となり，止血の働きを担う．

　成人においては血球のほとんどは骨髄において産生される．赤血球の寿命は120日程度であり，好中球の寿命は1週間程度である．人体は常に新しい血球を必要としており，それらが産生される過程は造血と呼ばれる．これらのおおもとになる細胞は**造血幹細胞**と呼ばれ，これがリンパ系幹細胞と骨髄系幹細胞に分化し，それぞれの血球へと分化していく．基本的に骨髄から末梢血へ流出できるのは，成熟して分化した細胞だけである．しかし貧血や炎症などで大量の血球が必

要となる状況では，幼弱な血球細胞が末梢血中に流出してくる。

6．リンパ系器官と生体防御

　身体を外敵の侵入から防御するシステムの働きは，一般に**免疫機能**（疾病から免れるための働き）と呼ばれる。免疫機能を担当する器官は**リンパ器官**としてまとめられるが，これには複数の器官（骨髄，胸腺，リンパ節，扁桃など）が含まれる。また消化管や呼吸器などの器官にもリンパ系の組織が散在しており，局所の免疫を担当している。これらのリンパ組織は，**細網組織**と呼ばれる網の目のような組織を基盤として，そこにリンパ球や大食細胞などの免疫担当細胞が生息する。

　リンパ管系は，組織液の排出機構として全身にくまなく分布しており，その中をリンパという透明な液体が流れている。リンパ管の走行途中にリンパ節があり，細菌やがん細胞などの異物をろ過したり，リンパ球による免疫反応が起きる場となっている（図 16, 17）。

　リンパ節には多数の輸入リンパ管が入り，反対側から少数の輸出リンパ管が出ていく。被膜に包まれた内部は，皮質と髄質に区別され，皮質にはリンパ小節（二次小節）が集まっている。髄質には多数のＴリンパ球や大食細胞がいて，免疫反応が行われている。胚中心は抗体産生に関わるＢ細胞が増殖する場所である。増殖したリンパ球はリンパに交じって体内を移動する。体内には**扁桃**を始めとして，気道，消化管，生殖器粘膜などにリンパ小節と相同の組織が多数散在しており，全身のあらゆる場所で，同様の免疫反応が行われている。

　生体の免疫システムには，**自然免疫**と**獲得免疫**の２種類がある。自然免疫は，からだに細菌などの外来の異物が侵入してくると，その都度顆粒白血球や大食細胞，樹状細胞などが局所に動員されて，炎症反応を起こし，異物を破壊し，排除する。このしくみは人間が生まれながらにもっているもので，**非特異的防御反応**とも呼ばれる。ガン細胞やウイルスの感染を受けた細胞を排除する**ナチュラルキラー（NK）細胞**もこの自然免疫に関わる細胞である。一方で，異物を貪食した大食細胞や樹状細胞は，その情報をＴリンパ球に提示する役割をもっており，獲得免疫との橋渡しをする。

　獲得免疫は生後１年くらいまでに徐々に構築されてくる免疫機構で，一度侵入した異物に対しての記憶を長くとどめて，二度目以降の侵入に対してすばやく対応して排除するしくみである。獲得免疫には樹状細胞や大食細胞からの情報を受けたＴリンパ球がＢリンパ球の増殖と抗体の産生を促し，抗原－抗体反応を通じ

第4章　人体の正常構造と機能

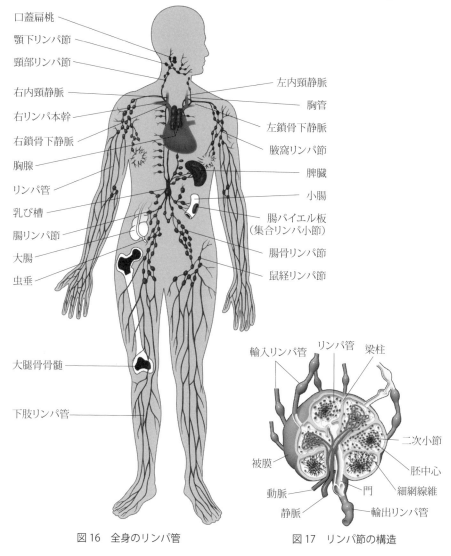

図16　全身のリンパ管　　　　図17　リンパ節の構造

て異物を排除、中和する**液性免疫**と、Tリンパ球が直接異物を攻撃する**細胞免疫**の2種のしくみがある。

　液性免疫のしくみを簡単に述べる。体内に何らかの病原体（異物）が侵入すると、まず大食細胞または樹状細胞がこの異物を貪食し、自己とは異なるものとしての情報をTリンパ球に伝える。これを**抗原提示**という。抗原提示を受けたTリンパ球は**ヘルパーT細胞**に変化し、この抗原に対する抗体を産生できるBリンパ

球を選別してこれを増殖させる指令を出す。指令を受けたＢ細胞はリンパ小節の胚中心において増殖し，この抗原に対する抗体を産生するために分化した**形質細胞**に変化する。形質細胞はこの抗原に対して特異的に反応する抗体（**免疫グロブリン：IgG，IgM，IgA，IgD，IgE**）を合成し，血液中に分泌する。この抗体は高い特異性をもって抗原に結合し，異物を無毒化する。

　細胞性免疫のしくみを主に担っているのはＴリンパ球である。体内に発生したガン細胞やウイルスに感染した細胞を異物と認識してこれらを排除する働きをする。大食細胞や樹状細胞によって提示された抗原の情報を受け取ったヘルパーＴリンパ球は，**キラーＴリンパ球**や大食細胞の活性を亢進させ，これらの細胞が異物を攻撃し排除する。

　人工的に移植された臓器や組織は，生体にとっては異物なので，拒絶反応として細胞性免疫が作動する。時になんらかの理由によって自分自身の生体を構成する細胞や物質が異物として認識されると，自分自身の細胞性免疫によって障害されてしまう。このようにして引き起こされる病態は**自己免疫性疾患**と呼ばれる。

7．泌尿器系

　泌尿器系は体内で発生した不要物を集めて排泄する器官群であり，基本的にはろ過機である。具体的には血液から尿を生成して貯蔵して排泄する一連の器官で，**腎臓，尿管，膀胱，尿道，尿道孔**からなる（図18）。

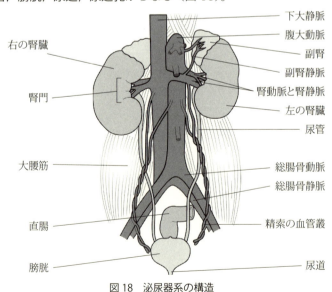

図18　泌尿器系の構造

第4章 人体の正常構造と機能

腎臓は横隔膜直下の後腹膜腔で腰椎を挟んで左右に存在するソラマメ型をした器官である。腎臓の真上にはそれぞれの副腎がついているが,これは内分泌系という別の器官系に属する。

腎臓は腎皮質と髄質からなる(図19)。髄質は腎錐体とも呼ばれる繊維状の構造をしており,これは尿細管や集合管の束である。尿は腎錐体から腎乳頭を通って,腎盤(腎盂)に流出し,腎杯から尿管へと集められて膀胱へと流れていく。

尿は糸球体と尿細管によって作られる。一つの糸球体には一本の尿細管がつながっていて,このセットをネフロンと呼ぶ(図20)。ネフロンは片側の腎臓に約100万個存在し,一つひとつのネフロンの働きの総和が腎臓の機能となる。

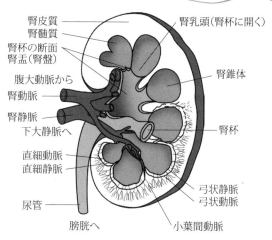

図19 腎臓の構造

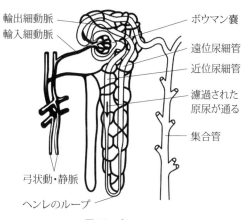

図20 ネフロン

ネフロンにおける尿の産生は,糸球体に流入する大量の血液を糸球体でろ過して原尿を生成する過程と,原尿が尿細管や集合管の中を流れる間にその中に含まれる有用成分のほとんどが再吸収されるプロセスの2段階があり,再吸収されずに残った不要物だけが尿として排泄される。

糸球体からボウマン嚢(腔)に押し出された原尿が尿細管を通過する間に,ほぼ全ての有用成分が再吸収される。近位尿細管では大量の水とナトリウムイオン,塩素イオン,ブドウ糖,アミノ酸等の再吸収が行われる。次いでヘンレのループと呼ばれる部分では,腎臓内の浸透圧勾配により水とナトリウムが再吸収され,ほぼ等張の尿が産生される。遠位尿細管においては,副腎から分泌されるアルド

ステロンの影響により，ナトリウム，塩素イオンの再吸収とカリウム，水素イオンの分泌が起こる。集合管に入ると下垂体後葉ホルモンであるバゾプレッシンの影響を受け，水の再吸収が行われる。

腎臓の働きは，単に老廃物を排泄するというだけではなく，尿細管，集合管上皮細胞への複数のホルモンの働きやイオンチャンネルの働きを介して，尿への水とイオンの排泄と再吸収をダイナミックに調節し，最終的に体内の浸透圧を一定に保つという重要な役割を担っている。

8．神経系

神経系は中枢神経系と末梢神経系からなる。中枢神経系は脳と脊髄からなり，末梢神経には脳神経，脊髄神経および自律神経がある。神経系の諸器官は神経組織を主体として，それに血管や結合組織が組み合わさってできている。神経組織は神経細胞（ニューロン）と神経膠細胞（グリア）の2種類の細胞からなる。ニューロンは，①細胞体，②樹状突起，③軸索，④シナプス，⑤神経伝達物質，の5つの要素から成り立っている。ニューロンは細胞間情報伝達に機能が特化した細胞であり，それを特徴付けるのは，シナプスと，神経伝達物質である。

神経細胞は細胞体と核をもっているという点で，人体の一般的な細胞と変わらない（図21）。神経細胞の最大の特徴は細胞体から出る2種類の突起をもっていることで，これらの突起は一本の長い軸索と，複数の樹状突起からなる。ニューロンの基本的な働きは電気的な興奮を伝達し，次の細胞に伝えることである。この電気的な信号の実態は細胞膜内外の電位差の一過性変化であり，これを活動電位と呼ぶ。神経細胞は通常－60〜90mVの静止膜電位をもっているが，この電位は変動しており，一定の閾値に達するとNa＋チャンネルが開き，膜電位は急速にプラスの方向に変化（脱分極）し，ついでチャンネルが閉じると最初の電位に戻る(再分極)。この電位変化が活動電位である。一般に活動電位の大きさは一定であり，全か無かの法則にしたがう。軸索は時には1mにも及ぶ長い線維状の突起であり，軸索の多くは神経膠細胞（シュワン細胞）が形成する髄鞘（ミエリン鞘）と呼ばれる被覆材によって覆われている。これらの神経線維は有髄線維と呼ばれており，髄鞘のない無髄線維よりも早い速度で神経興奮を伝えることができる。

軸索の先端はシナプスと呼ばれ，他の神経細胞の樹状突起あるいは神経細胞体，時には筋肉細胞に接触して興奮を伝達する。シナプスでは軸索の終末端が膨らんでその細胞膜（シナプス前膜）が20〜35nmほどのシナプス間隙を挟んで次の

第4章　人体の正常構造と機能

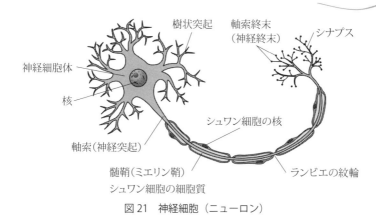

図21　神経細胞（ニューロン）

細胞（シナプス後膜）と接している。軸索終末部分にはシナプス小胞と呼ばれる神経伝達物質を貯蔵する小袋がたくさんある。軸索の興奮がシナプス末端まで到達するとシナプス小胞から神経伝達物質がシナプス間隙に放出される。シナプス後ニューロンの膜には伝達物質の受容体が存在する。放出された伝達物質が受容体に結合すると，シナプス後ニューロンの局所の膜電位はプラス（脱分極）あるいはマイナス（過分極）にわずかに変化する。これをシナプス後電位と呼ぶ。ひとつのニューロンには複数（時には何千，何万）のシナプスが結合しているため，細胞体の膜電位は常に変動していることになる。シナプスには興奮性（脱分極を引き起こす）シナプスと抑制性（過分極を引き起こす）シナプスがあり，神経回路内ではこの興奮と抑制が組み合わされて情報処理が制御されている。

　神経伝達物質には非常にたくさんの種類があるが，主なものとしては，アセチルコリン，ノルアドレナリン，ガンマアミノ酪酸（GABA），セロトニン，ドパミン，グルタミン酸などがある。神経伝達物質は個々のニューロンによって決まっており，多数の種類がある。シナプス伝達は興奮性のものと抑制性のものがあり，例えばグルタミン酸は代表的な興奮性の神経伝達物質であり，GABAは代表的な抑制性の伝達物質である。一個の神経細胞は数千個ものシナプスをもっているので，神経細胞は伝達された複数の情報を総合して興奮を起こすか否かの判断を行っている。

　近年の研究では，シナプスは伝達の経験によって機能を変化させるだけではなく，シナプスの数も柔軟に変化することが分かっており，これが神経系の発達や変化に重要な役割を果たしている。この性質は神経（シナプス）可塑性と呼ばれている。

　中枢神経は大きく脳と脊髄に区分される。脳は頭蓋骨の中に収納されている部

分で，脊髄は体幹を貫く脊柱管の中にある。脳からは末梢神経である脳神経が，脊髄からは脊髄神経が出て，その軸索終末は全身の標的細胞に達している。中枢神経の各器官や部位はそれぞれ独特の機能をもつとともに，全てのニューロンは膨大なシナプス結合によって直接・間接に連結しており，人体は神経系を通じて巨大な情報伝達のネットワークを作っているのである。

　脳は神経系の中でも最も大きく複雑な臓器である。脳の組織化の基本計画はあらかじめ遺伝子によって定められている。一方で脳の全体計画は神経可塑性によって，生活における環境からの影響を受け，劇的に変更修正されることが分かってきた。脳の区分については必ずしも名称が統一されていないが，通常その機能に応じて**大脳半球**，**間脳**，**脳幹**，**小脳**に区別されている（図22, 23）。

　大脳半球は左右に分かれ脳梁によって結合している。大脳の表面の構造は大脳皮質と呼ばれており，組織学的には神経細胞の集団である灰白質と神経線維の集合する場所である白質（大脳髄質）とからなり，大脳の深部には皮質からは独立した神経細胞の集団である**大脳基底核群**がある。

　大脳の機能としては，末梢神経から流入する感覚情報を受け取り処理する機能と末梢の運動器に向かって情報を発信する運動系の機能の局在は比較的明瞭で，これらは大脳皮質にある程度マッピングすることができる。これらは大脳皮質の**機能局在**と呼ばれる。

　大脳皮質は機能的には，感覚と運動の情報がマップされる**投射皮質**と，複数の情報の統合に関与する**連合皮質**に区別できる。投射皮質ではさまざまな感覚運動器官に由来する神経路が，受容器・効果器の情報を皮質に投射し，小さな身体の機能マップを脳表面に形作る。連合皮質は，投射された感覚情報のさらなる処理や貯蔵に関わるさまざまな認知機能を専門的に行い，情報の統合を行い，関連情報を結びつける神経的なディレクトリを構築する。連合皮質は記憶の貯蔵に深く関わっていると考えられる。**前頭連合野**は，ヒトで最もよく発達した部分で，受け取った感覚情報を統合して高次の判断を行っている領域であり，作業記憶や実行機能に深く関わる領域である。

　大脳皮質のうちで，大脳縦裂に面した帯状回と呼ばれる領域，側頭葉で覆われた島，側頭葉内側の海馬と呼ばれる部分は，系統発生的には古い皮質で，大脳辺縁葉と呼ばれている。これに**視床下部**，**偏桃体**を含めて**大脳辺縁系**と呼ばれることがある。**海馬**は特に短期記憶を長期記憶に変換する部位として記憶と学習に重要な役割を担っている。

　大脳基底核は，尾状核，被殻，淡蒼球，偏桃体，前障を含むが，さまざまな呼

第4章　人体の正常構造と機能

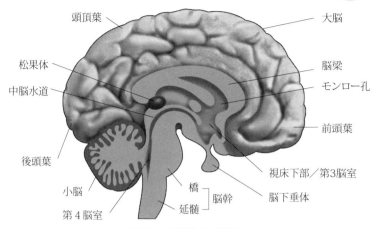

図22　大脳半球の脳側面

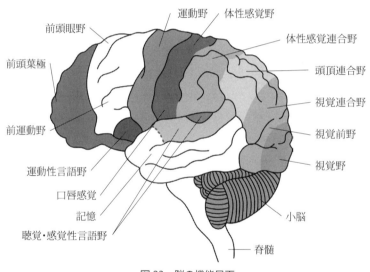

図23　脳の機能局面

び方がある。これらの核は姿勢や不随意運動などに重要な関連をもつと同時に，大脳皮質や間脳とも緊密で複雑なシナプス・ネットワークを作っている。扁桃体は特に恐怖に関連した学習の中枢であることが注目されている。

　間脳は第三脳室を囲むように存在し，下方は脳幹に連続している。その主体は視床と視床下部である。**視床**は多数の神経核の集団で，嗅覚を除く全ての感覚情報の中継点となっている。**視床下部**は間脳の腹側に位置する部分で，底部からは重要な内分泌器官である**下垂体**が出ている。視床下部は自律神経や内分泌機能の

中枢であり，血糖値をモニターするとともに食欲の中枢でもある。さらに飲水，覚醒や睡眠のリズムにも重要な役割を果たしている。

脳幹は中脳，橋，延髄によって構成されており，脊髄と大脳，間脳を結ぶ，あるいは大脳と小脳と脊髄を結ぶ神経線維が走行しており，視神経と嗅神経以外の全ての脳神経が出入している。

脳幹には，生命維持に直接関連する自律神経系およびその他の内部環境情報の終末となる神経細胞核が多数存在している。これらの神経細胞は意識水準を調整する上行性賦活系（拡張網様視床賦活系）のすぐ近傍にあり，両者は密に関連している。最近の研究によれば，意識の「状態」は身体の内部環境をモニターする脳幹から間脳へとつながる上行性賦活系の産物であると考えられている。上行性賦活系には，いくつかの視床核群，視床下部の一部，腹側被蓋野，傍腕核，中脳水道周囲灰白質，青斑核，縫線核，狭義の網様体が含まれる。これらの細胞によって放出される主な神経伝達物質は，ドパミン，セロトニン，ノルエピネフリン，ヒスタミン，アセチルコリンである。意識の「内容」は認知された外部情報の統合と分析，それに対する応答などの大脳皮質の働きによって生み出され，脳幹―間脳によって生成される意識の「状態」によって支えられて機能すると考えられている。

脳幹は基本的情動（快／不快，怒り，恐れ，不安など）の中枢でもある。基本的情動を生み出す中核構造は，意識の背景を生み出す構造とほぼ同じである。基本的情動を生み出すシステムは中枢神経におけるほとんどのニューロンと直接，間接的にシナプスを形成しており，各々の基本的情動のシステムには特有の神経伝達物質が関与している。

脊髄は延髄に直接続く器官で，脊柱管の中に納まっている（図24）。頭方から尾方に向けて頸髄，胸髄，腰髄，仙髄，尾髄（馬尾）に区分される。脊髄を断面で見ると，脳室の一部である中心管の周囲にH字型をした灰白質，その周囲を取り巻く白質があり，灰白質と白質の位置関係は脳とは逆になっている。灰白質の腹側である前角には運動神経細胞が存在し，ここからの軸索は脊髄神経の前根として脊髄を離れていく。背側の灰白質である後角には脊髄神経節の感覚性神経細胞から出た神経線維が脊髄神経の後根として入ってくる。後角にある神経細胞は後根を経由して到来した感覚情報を脳に向けて中継する役割を担っている。脊髄の白質は前索，側索，後索に区分され，いずれも脳から骨格筋の運動を指令する下行性（遠心性）あるいは末梢で知覚する感覚情報を脳に伝える上行性（求心性）の神経線維が束になって走行しており，これらの束は伝導路あるいは神経路と呼

第4章　人体の正常構造と機能

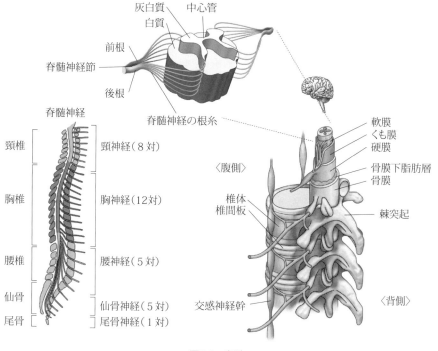

図24　脊髄

ばれる。

　末梢神経系は，脳から出る12対の脳神経と，脊髄から出る31対の脊髄神経，さらに内臓や血管に分布して，腺や平滑筋の自律的な制御に関わる自律神経系の3者に区分される。

　脳神経はⅠ.嗅神経，Ⅱ.視神経，Ⅲ.動眼神経，Ⅳ.滑車神経，Ⅴ.三叉神経，Ⅵ.外転神経，Ⅶ.顔面神経，Ⅷ.内耳（聴）神経，Ⅸ.舌咽神経，Ⅹ.迷走神経，Ⅺ.副神経，Ⅻ.舌下神経の12対である。このうち，動眼神経，滑車神経，外転神経，副神経，舌下神経は純粋な運動神経，嗅神経，視神経，内耳神経は純粋な感覚神経であり，三叉神経，顔面神経，舌咽神経，迷走神経は混合神経である。嗅神経は大脳から，視神経は間脳から，他の10個の神経は脳幹からそれぞれ出ている。

　脊髄神経は脊髄の腹側から出る前根（運動神経）と脊髄の背中側から出る後根（感覚神経）が合一したもので，31対が全て混合神経である。

　自律神経は交感神経と副交感神経に分類される。自律神経の高位中枢は間脳の

85

視床下部にある。交感神経の下位中枢は胸髄と腰髄の側核にある神経細胞で，その軸索は脊髄神経前根に交じって末梢の効果器官に向かう。副交感神経の下位中枢は脳幹と仙髄にあり，軸索は脳神経や仙骨神経に含まれて効果器官に向かう。交感神経も副交感神経も中枢から効果器に至るまでにそれぞれの神経節でニューロンを変える。この神経節に至る神経を**節前線維**，神経節から効果器に至る神経線維を**節後線維**と呼ぶ。節前線維と二次ニューロンのシナプスにおける神経伝達物質はアセチルコリンである。節後線維から効果器官へのシナプスにおける神経伝達物質は，交感神経ではノルアドレナリンであり，副交感神経ではアセチルコリンである。

　各々の効果器における交感神経と副交感神経の作用は多くの場合対立している。一般に交感神経が興奮するのは，生体が敵と戦ったり敵から逃げる時（闘争と逃走）であり，瞳孔は散大し，心臓の拍動や拍出量は増加し，消化管の動きや分泌は低下し，末梢血管系は収縮する。排尿は抑制され，気管支は弛緩し，皮膚は少量の濃い汗を分泌する。副交感神経が興奮するのは生体が休息をとっている時であり，瞳孔は収縮し，心臓の心拍数と拍出量は低下し，消化管の運動や分泌は亢進する。膀胱からの排尿は促進され，気管は収縮し，汗腺からは大量の薄い汗が分泌される。

9．内分泌系

　内分泌系とは，血管内に分泌される活性物質であるホルモンを産生する細胞とそれを支える組織によって構成される器官のネットワークである（図25）。ホルモンは血流にのって遠隔にある臓器に運ばれ，そのホルモンに対する受容体をもつ細胞（効果器）に働きかけることによって，生体のさまざまな調節作用を惹起する。

　主なホルモンはその科学的特性によっていくつかのグループに分けられる。**蛋白質ホルモン**としては成長ホルモン（下垂体前葉）など，**ペプチドホルモン**としては，インスリン，グルカゴン（膵臓），ガストリン（胃）など，**アミン型ホルモン**としてはカテコールアミン（副腎髄質），甲状腺ホルモン（甲状腺）など，**ステロイドホルモン**としては副腎皮質ホルモン（副腎皮質）などがある。

　下垂体は間脳の視床下部から前下部に伸びだした小指の先ほどの器官で，前葉（腺性下垂体）と後葉（神経性下垂体）に分かれる。**下垂体前葉**は6種類のホルモン（成長ホルモン［GH］，乳腺刺激ホルモン［プロラクチン PRL］，副腎皮質刺激ホルモン［ACTH］，甲状腺刺激ホルモン［TSH］，性腺刺激ホルモン［FSH, LH］）

第 4 章　人体の正常構造と機能

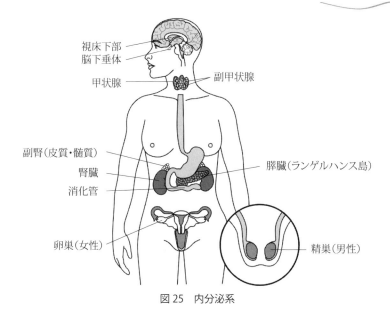

図 25　内分泌系

を分泌している。これらのホルモンの分泌は間脳/視床下部から分泌され，下垂体門脈を通って下垂体に至るそれぞれの刺激ホルモン（例として GH に対しての GRH）の調節を受けている。分泌されたホルモンは血流を通じてそれぞれの標的臓器において作用を発揮する。

　下垂体後葉では，視床下部の神経核から伸びた神経線維の末端から血液中にオキシトシン（子宮収縮や射乳作用をもつ）とバソプレッシン（抗利尿ホルモン）が分泌される。

　甲状腺は前頸部の喉頭と気管軟骨の前面に位置している。濾胞上皮細胞がサイログロブリンと呼ばれる甲状腺ホルモンの前駆物質を作り，これにヨード分子が結合して，**サイロキシン（T4）とトリヨードサイロニン（T3）**と呼ばれる蛋白質ができ，これが甲状腺ホルモンとして血中に分泌される。甲状腺ホルモンは全身の細胞の代謝活性の亢進，心機能の亢進，成長の促進など重要な作用をもつ。

　上皮小体は甲状腺の裏側に付着する小さな器官であり，**パラソルモン**というホルモンを分泌している。パラソルモンは骨の溶解を促進して血液中のカルシウムを増加させる働きがある。

　副腎は腎臓の上に被さるようにある器官で，皮質と髄質とから構成されている。**副腎皮質**のホルモン分泌は下垂体前葉から分泌される ACTH によって調節されている。副腎皮質からは，**電解質コルチコイド**（アルドステロンなど），**糖質コルチ**

コイド（コルチゾールなど：ストレス反応に重要な役割を果たす），アンドロゲン（男性ホルモン）が分泌される。

副腎髄質は交感神経と密接な関連をもち，血圧上昇や血管収縮作用のある**カテコールアミン**（アドレナリン，ノルアドレナリン）を分泌する。

性ホルモンは男性では**精巣**から，女性では**卵巣**から分泌される。いずれも下垂体から分泌される性腺刺激ホルモンによって制御されている。精巣からは男子の二次性徴をもたらす**テストステロン**が分泌され，卵巣からは性周期や排卵，妊娠に関する卵胞ホルモン（エストロゲン）と黄体ホルモン（プロゲステロン）の2種類のホルモンが分泌される。

膵臓は消化酵素を十二指腸に分泌する外分泌器官であると同時に，ランゲルハンス島と呼ばれる細胞塊の中の複数の細胞から**インスリン，グルカゴン，ソマトスタチン**等のホルモンが分泌される。インスリンは全身の細胞に作用して血液中の糖を利用して代謝を亢進させ，血糖値を下げる働きをする。グルカゴンは肝臓のグリコーゲンを分解して血液中の糖を増加させる。ソマトスタチンは他のホルモンの作用を抑制する働きをもつ。

消化管の粘膜細胞には，複数の内分泌細胞が混在し，主として消化管の働きや分泌を調節している。主なものとしては，**ガストリン，セクレチン，セロトニン，コレシストキニン／パンクレオザイミン（CCK-PZ）**などがある。

内分泌細胞は上記の臓器以外にも存在している。主なものとして，**心房性ナト**

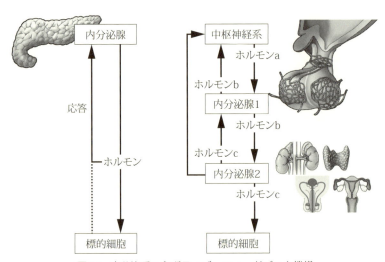

図26　内分泌系のネガティブ・フィードバック機構

リウム利尿ペプチド（ANP）（心房から分泌され，腎臓の利尿を促進する），レプチン（脂肪細胞から分泌され，摂食を抑制する），エンドセリン（血管内皮細胞から分泌され，血管を収縮させる），レニン（腎臓から分泌され，血圧の調節に関与する）などがある。

内分泌系は複数の器官のホルモンを介した**ネガティブ・フィードバック**機能により，その分泌や全身的な生体機能への影響が調節されており，神経系，免疫系と並ぶ重要な生体調節機能（ホメオスターシス）の一翼を担っている（図26）。

10. 生殖器系

世代を超えて種の保存と繁栄を可能にする機能が生殖であり，生殖に関わる器官の総称を生殖器系と呼ぶ。生殖器系は男性と女性では大きく異なっている。

女性生殖器は外生殖器と内生殖器に分かれる（図27）。**外生殖器**は外陰と膣に分かれる。外陰は外側に大陰唇，内側に小陰唇がある。中央で尿道孔の上に陰核（クリトリス）がある。膣は7〜8cmの環状構造で，奥は子宮頸部に続いている。

内生殖器は子宮，卵管，卵巣から構成されている。**子宮**は胎児を育んで成長させる袋状の器官で，西洋梨を逆さにしたような形状をしている。子宮は上方の大きく膨大した**子宮体部**と細長い**子宮頸部**とに二分される。子宮は子宮外膜，筋層，子宮内膜の三層からなっており，子宮内膜は性周期に伴って発達と脱落（月経）を繰り返している。体部の両側から左右に**卵管**がつながっており，その先端に卵巣がある。

卵巣は，直径3〜4cmほどの楕円形の器官で，髄質と皮質に分かれ，皮質にはさまざまな段階にある卵胞が存在している（図28）。**卵胞**は卵細胞（卵母細胞）を卵胞上皮細胞が取り巻いたものである。女性の生殖が可能な時期は第二次性徴の開始期から閉経期までの約35年間に限られており，この間約28日を1サイクルとする**性周期**が繰り返される。それに呼応して卵巣と子宮は周期的な変化を繰り返している。この周期を制御しているのは視床下部から出される**性腺刺激ホルモン放出ホルモン（GSH）**とその作用によって下垂体から放出される**卵胞刺激ホルモン（FSH）**と**黄体ホルモン（LH）**の分泌周期である。

性周期に伴って原始卵母細胞のうち毎月10〜20個の卵母細胞が成長し約2週間で1個だけが成熟卵胞となり排卵が起こる。排卵が起こると卵子は卵巣外に放出され，卵管から子宮へと下降していく。この間に精子との受精が起こると受精卵は子宮内膜に着床し，胎児へと成長していくことになる。排卵後の卵胞上皮は**黄体**に変化し黄体ホルモンを産生し，妊娠を維持させる。

第2部　人体の構造と機能

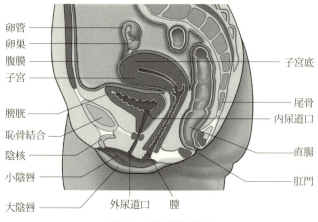

図27　女性骨盤の側面

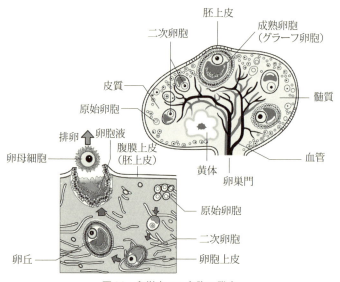

図28　卵巣内での卵胞の発育

男性生殖器は精子を産生する精巣と，生み出された精子を輸送する導管に分かれる（図29）。外生殖器として陰茎（ペニス）と陰嚢があり，内部には精巣，精巣上体，精管，精嚢，前立腺がある。精巣は精子を作るとともに男性ホルモン（テストステロン）を分泌している。

精子は性的刺激によって，精巣上体や精嚢を通過し，陰茎の中を貫通する尿道を通って射精に至る。精嚢腺や前立腺からは精液が分泌される。男性には性周期はなく，女性に比べれば性機能は長期間保たれるが，加齢とともにテストステロ

第4章 人体の正常構造と機能

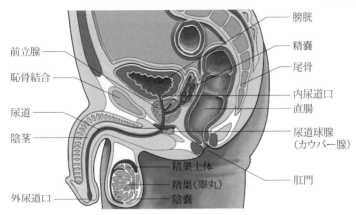

図29 男性骨盤の側面

ンの分泌が減少し，精子の産生も低下していく。

11．感覚器

　人間は自分をとりまく環境である外界との相互交流の中で生きている。外界からの情報とその変化を，光や音波や圧力や化学物質の情報として受け取り，その処理を行いながら中枢神経へと伝達し，統合的な世界像を作り上げ，それに対する適切な応答を行うことが，人間が生きていくために必須のことである。そのような外界の情報を受け取るために特化した受容器官の総称を感覚器と呼ぶ。

　一般に人間が外界から受け取る主な情報は，**視覚，聴覚・平衡感覚，嗅覚，味覚，触覚**の5種の感覚として理解されている。そのために特化した受容器は，目，耳，鼻，舌，皮膚である（図30）。

　視覚機能を担当するのは眼球（目）である。眼球はその働きを助ける付属器とともに眼窩の中に納まっている。眼球の構造はカメラに例えられるが，むしろカメラは眼球の構造を模して造られたものである。眼球は外膜，中膜，内膜（網膜）の3層構造をなす袋の中にレンズに相当する水晶体とゼラチン質よりなるガラス（硝子）体が納まるという構造からなっている。

　網膜は水晶体で屈折された外界の像を結像する部位で，光を感知する**視細胞**（光受容細胞）と神経細胞および神経線維からなる。視細胞には**杆状体細胞**と**錐状体細胞**の2種があり，前者は明暗に反応し，後者は色に反応する。視細胞の興奮は，網膜内の双極細胞（第一次ニューロン），視神経細胞（第二次ニューロン）に順次伝達され，視神経から出た軸索はまとまって視神経となり半交差して間脳（視床）の第三次ニューロンに伝達され，脳内の伝達路を通じて後頭葉の**第一次視覚**

91

第2部　人体の構造と機能

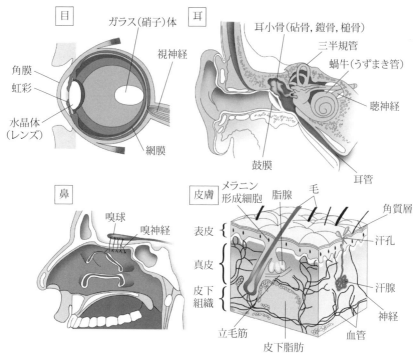

図30　感覚器（目耳鼻皮膚）

野に送られ，そこで視覚画像を形成する。

　聴覚の受容器官である耳は外耳，中耳，内耳の三者から構成される。内耳では，聴覚とともに頭部の空間的な位置や回転などの平衡感覚を感知する。外耳は耳介と外耳道からなり，耳介によって集音された空気振動は中耳にある鼓膜を振動させる。振動は中耳にある耳小骨によって，内耳にある蝸牛（うずまき管）と三半規管に伝えられる。蝸牛の中のリンパ液とらせん器の振動が有毛細胞に音の情報を伝える。有毛細胞の興奮は神経細胞に伝えられ，その軸索は蝸牛神経として情報を中枢神経に伝達する。

　一方で前庭と三半規管には，有毛細胞と炭酸カルシウムからなる平衡砂があり，頭部の傾きの情報を受容している。半規管では身体の回転運動がリンパ液の運動に呼応して有毛細胞が興奮する。蝸牛からの聴覚の情報と平衡感覚の情報は，内耳神経を通じて中枢に送られる。前者は橋と視床でニューロンを変えながら，最終的に側頭葉大脳皮質の一次聴覚野に至る。後者は前庭神経を通じて延髄の前庭神経核に伝えられる。

　嗅覚の受容装置である嗅細胞は鼻腔の最頂部の鼻粘膜の中にある。嗅細胞は神

第4章 人体の正常構造と機能

経細胞の一種であり，樹状突起の先端から伸びる嗅小毛という線毛の表面に臭い分子に対する受容体がある。臭い分子は，空気中に浮遊する化学物質であり，嗅細胞の受容体は原則として一種類の分子に対応しており，約350種類の受容体がある。しかし，その組み合わせによって，最終的には膨大な数の臭いを人間は感じ取ることができると考えられている。第一次ニューロンである嗅細胞の興奮は軸索の集合体である嗅神経を通じて嗅球の第二次ニューロンにシナプスを作り，そこから大脳皮質の嗅覚野に伝えられ，臭いとして認識される。

　味覚の受容装置は，舌の背面や側面にある舌乳頭に分布する味蕾の中にある味細胞である。味細胞は食物や唾液の中に溶け込んでいる味の成分となる化学物質と接触することにより感覚神経を興奮させる。味覚は，酸味，塩味，苦味，甘味，うま味の五種類の原味が組み合わさり，多様な味覚を構成していると考えられる。味覚の神経興奮は，顔面神経と舌咽神経を通り，延髄の孤束核に伝達される。孤束核を出た第二次ニューロンは視床で第三次ニューロンとなり，大脳皮質の味覚野に伝達され，意識に上るようになる。

　皮膚は，表皮，真皮，皮下組織の三層からなり，体表の全体を覆い，身体と外界を隔て，外界の刺激から身体を守る働きをする器官である。皮膚の働きとしては，身体から水分が喪失することを防ぐこと，汗腺からの分泌を通じて体温を調節することなどがある。一方で，皮膚は温冷覚，痛覚，圧覚，触覚などの受容器を備えた感覚器官でもある。それぞれの感覚受容装置は，知覚神経の末端が自由神経終末として表皮内に終わる場合（温痛覚）もあり，特異な形態の受容装置（マイスネル小体，メルケル細胞，ファーター・パチーニ小体など）を形成している場合（触覚，圧覚，振動覚）もある。これらの受容器からの知覚情報は，それぞれ異なった上行路を通じて中枢に伝達される。

◆学習チェック表
- □ 人体の区分とそれぞれの名称について，一般的呼称と対応させながら説明できる。
- □ 細胞・組織・器官の概念と種類について説明できる。
- □ 各器官系を列挙し，それぞれについて概要を説明できる。

　　文　　献
社会福祉士養成講座編集委員会編（2017）人体の構造と機能及び疾病［第3版］．中央法規出版．
山科正平（2017）カラー図説　新しい人体の教科書［上・下］．講談社．
大和谷厚・佐伯由香（2012）［新訂］人体の構造と機能．放送大学教育振興会．

第5章

主要な症候

症候学と診断学

> **Keywords** 症状（symptom），徴候（sign），全身症候，局所症候，倦怠感，発熱，めまい，頭痛，腹痛，胸痛・動悸・息切れ，しびれ・感覚障害，意識障害，ショック，悪心・嘔吐

I　はじめに

　医学的な実践（診療）は，何らかの「いつもとは違う具合の悪さ」を感じて医療機関へ訪れる人（患者）と出会うことから始まる。この患者がもつ「具合の悪さ」は一般に「症候（symptom and sign）」と呼ばれる。症候は，患者が自覚しており問われれば答えることのできる「症状（symptom）」と，医師が患者を診察，あるいは検査することによって初めて発見される「徴候（sign）」に分類される。前者は自覚的・主観的なものであり，後者は他覚的・客観的なものとみなされる。医師が行う一般的な診療過程は，症状を聴取し，徴候を診察によって見出し，さらに必要な検査を行うことによって患者のもつ疾患（disease）を同定するという一連の作業として理解される。したがって医師は主要な症候のリスト，さらに症候と疾患の関係を知識として蓄えておく必要があり，患者への病歴聴取や診察，基本的な検査などによって得られる情報とそのリストを照合し，診断病名を推定していくことができなければならない。

　公認心理師は，支援対象者を直接診断したり治療を行ったりするわけではない。しかし，支援対象者が何らかの症候について悩んだり，そのことについての相談を持ち掛けてくることは決して珍しくない。その場合，「それについては私は分かりませんので医師と相談してください」という対応は，支援対象者を突き放すことになり，良好な関係を破壊してしまうことになりかねない。だからといって，不十分な医学的知識しかないままでは，そもそも支援対象者の話をきちんと聴くことさえ難しい。さらに症候の中には，医学的な治療を行わないと生命の危険に直結するようなものもある。知識のないままに支援対象者を抱え込んでしまうこ

第5章 主要な症候

とは危険である。公認心理師は支援対象者との良好な関係を保ちつつ，必要に応じて医師などの医療専門職と連携を取りながら，有効な支援を継続できなければならない。

症候は，特定の身体器官にその原因を還元できる「局所症候」と，局所に還元できない「一般症候（全身症候）」に分けられる。しかし，この両者は実際の診療においては必ずしも区別できない。経過中に，全身症候だと思っていたものが，ある器官に特有の症候として定義しなおされることもあれば，局所の症候だと思っていたものが，全身的な症候へと広がっていくこともある。特定の症候は（理想的には）その原因としての特定器官の病態（疾患）に原因帰属できるとするのが一般的な医学の考え方であるが，実際にはしばしばこの原因検索は失敗に終わる。原因帰属がうまくいかない時にこそ公認心理師の貢献が期待されることになる。このような事態に適切に対応することには高度の専門性が要求されるが，それゆえに心理専門職にとっては腕の見せ所でもある。本章では，公認心理師が最低限知っておくべき主要な症候について概説する。

II 倦怠感（general fatigue）

「疲れた」という自覚症状のこと。疲労感，だるさ，脱力感などとほぼ同義である。この状態を患者が表現する時の言葉は多彩であり，「元気が出ない」「気力がわかない」「やる気が出ない」「からだが動かない」などと表現されることも多い。

基本的にはある程度以上の重症度をもつあらゆる疾患において倦怠感が生じうる。またうつ病や精神的なストレス状態においても倦怠感が訴えられる。倦怠感が生じる生理学的な機序は多様であるが，近年は**サイトカイン**（リンパ球やマクロファージなどの細胞から分泌される生理活性物質）の役割が注目されている。**TNF-α**（腫瘍壊死因子）や，**インターロイキン**などは，全身倦怠感を引き起こす候補と考えられているが，これらの物質は感染症，炎症反応，免疫反応，ストレスなどの際に血液中に放出され，倦怠感を生じさせる。

倦怠感の程度は，通常の運動などの後に生じる軽く一過性のものから，日常生活がほとんどできなくなるほど重篤で持続するものまでさまざまである。倦怠感への対応としては，第一に明らかな身体疾患が存在していないかどうかの探索が必要とされる。ありとあらゆる疾患が倦怠感の理由になりうるとはいえ，比較的頻度が多く，記憶にとめるべき疾患としては，**糖尿病，甲状腺機能亢進症**または

甲状腺機能低下症，肝臓疾患，悪性腫瘍などがある。腎疾患，心臓疾患，呼吸器疾患，血液疾患などの場合，倦怠感以外にそれぞれの臓器に特徴的な症候を伴っていることが多いので，丁寧な問診と診察が診断のために重要である。

器質的疾患が認められないにもかかわらず，比較的強い倦怠感が持続する場合，心理・社会的要因の関与を考慮する必要があり，丁寧な面接と伴走的な関係による支援が必要とされる。明らかな身体的異常が検出できないにもかかわらず，重篤な倦怠感が長期間続く病態として「**慢性疲労症候群（CFS）**」が知られており，サイトカインとの関連が示唆されているが原因は不明であり，独立した病態としての存在自体にも議論がある。生物－心理－社会モデルによる総合的なアプローチが最も有効であると考えられている。

III 発熱（fever）

体温は腋窩で測定されることが一般的である。通常は体温が37℃以上ある場合を発熱（「熱がある」）と呼び，37.5℃までは微熱，それ以上ある場合が狭義の発熱と認定され，38℃以上は高熱と呼ばれる。しかし，平熱には個人差が大きく，測定のしかたやタイミングによっても異なるので，どこからを「異常な発熱」と呼ぶかの判断は難しい場合も多い。

発熱の生物学的病態機序は多彩であるが，サイトカインであるTNF-αやインターロイキン1が視床下部のプロスタグランジンEの産生を亢進させることが大きな役割をもっているとされている。

外因性の発熱の原因としては，細菌またはウイルスの感染に伴うエンドトキシン血症，アレルギーなどが重要であり，特に感染症の診断徴候として発熱は極めて重要である。あらゆる感染症が発熱の原因となりうるが，高熱の原因となるのは細菌感染症（肺炎，敗血症，尿路感染症など），あるいは急性のウイルス性感染症（インフルエンザなど）が重要である。小児の場合，一連の高熱を来しうる重要な感染症のリストがある（麻疹［はしか］，風疹，水痘［みずぼうそう］，急性耳下腺炎［おたふくかぜ］など）。これらの小児感染症の多くは一度罹患すると終生免疫を獲得するが，近年ではワクチンの接種によって予防されることが多い。

感染症や重要な臓器の炎症などが同定されないにもかかわらず，高熱（38℃以上）が3週間以上持続する場合，臨床的には「**不明熱**」と呼ばれ，医療者にとっても診断が難しく悩ましい病態である。膠原病，血液系の悪性腫瘍などの重篤な疾患が発見される場合もあるが，薬物性の発熱の頻度が意外と高く，投薬を中止

することで治癒する場合もしばしば認められる。

　微熱が長期間続く場合，かつては結核が最も疑われたが，現在は少なくなり，むしろ心理・社会的要因が関与する，いわゆる心因性発熱とかストレス性発熱などと呼ばれる状態の頻度が増加している。この場合の病態機序としても前述の内因性サイトカインの影響が想定されているが，病態機序には不明な点が多い。このような状態に対しても，生物－心理－社会モデルによる総合的な対応が必要とされる。

IV　めまい（dizziness, vertigo）

　めまいは，「空間知覚の異常としての仮性運動と不快感」と定義されるが，大きくわけると，**回転性のめまい**（vertigo：ぐるぐる回る）と**動揺性のめまい**（dizziness：ふらふらする）に分類される。

　めまいの病態機序としては，大きく末梢性めまい（耳性めまい）と，中枢性めまい（神経性めまい）に分けられる。頻度的には前者には回転性のめまいが多く，後者には動揺性のめまいが多い。前者は主として耳にある半規管や耳石などの前庭情報の左右差によりもたらされ，後者は複数の身体感覚情報が統合される中枢である脳幹網様体系や小脳などの障害によって引き起こされる。

　末梢性めまいの代表的な疾患には，**良性発作性頭位性めまい**，**メニエル症候群**，前庭神経炎，**突発性難聴**，聴神経腫瘍，薬物性の前庭障害などがある。中枢性めまいの代表的な疾患としては，脳血管障害（代表的なものとして椎骨脳底動脈循環不全症），椎骨動脈圧迫症，小脳障害，小脳橋角部腫瘍，薬物中毒などがある。

　自覚症状としてのめまいは急性発作と慢性のめまいに分けられるが，急性のめまい発作時には，吐き気，嘔吐などの症状を伴い，身体を動かすことで症状が増強するので日常生活を行うことが困難となる。原因に対する根本処置が緊急に必要となる病態が否定できないにもかかわらず，多くの急性めまいは安静や休憩によって短期間（長くて数日）でおさまるので，専門家の診察を必要とするかどうかを鑑別することは初回の発作においては難しい。同じような発作が何回か繰り返され，かつ重篤な疾患が否定されているならば，むしろ安静などの一般的な対処で十分な場合も多い。両者を鑑別する有効な質問は，「今回の発作はいつもとは違っていますか？」である。

　急性のめまい発作はかなりの苦痛を伴うエピソードであり，血圧を測定すると上昇していることが多い。このような場合，かつては高血圧によるめまいとして

第 2 部　人体の構造と機能

降圧薬の投与が行われたが，近年では急速な降圧は中枢病変を悪化させる可能性があるためむしろ行わないことが推奨されている。

重篤な疾患が除外できている場合の慢性のめまい（多くは動揺性）については，比較的頻度が高く，年齢とともに増加し，原因ははっきりしないことが多い。耳鳴（耳鳴り）や立ち眩みなどを伴うこともある。慢性のめまいについては，必ずしも完治させることを目標にするのではなく，日常生活の機能に配慮しつつ，生物－心理－社会モデルにしたがった総合的な対応が必要とされる。

V　頭痛（headache）

頭痛は頭部あるいは頭蓋内病変によって起こると推定される「痛み（pain）」である。痛みは人間にとって最も基本的な症候であり知覚（perception）の一つである。生物としての人間が何らかの危機に直面し，身体のいずれかの部位に損傷を受けた時，その局所の神経末端の受容器からの電気信号が中枢に送られ，闘争や逃走などの生体を守るための何らかの適切な行動を起こすための重要な機能を果たす。このような急性の痛みは，生物としての人間の進化において重要な役割を果たしてきた合目的的な知覚であるが，人間においては中枢神経系の複雑な進化に伴って，痛み自体が果たす機能も複雑化してきたものと考えられる。

特に医学的に問題になるのは，症候としての痛みが人間にもたらす**苦痛**（suffering）そのものが，人間を脅かすという事実である。痛みは大きく急性の痛みと慢性の痛みに分けられるが，前者が生体の危機に対応する合目的的な現象であると考えられるのに対して，慢性に続く痛みの多くにはこのような適応的な機能は乏しく，人間にとって積極的な意味をもたない苦痛をもたらす病態であると考えられる。このような原則は，頭痛のみならず人体のどの部位の痛みについても共通して当てはまる。

頭痛の病態生理として，脳そのものには痛みの受容器がないことは重要である。頭痛における痛みの信号は，脳以外の支持組織や頭蓋内圧の上昇による周囲組織の伸展などによりもたらされる。頭痛は，大きくは症候性頭痛と機能性頭痛とに分類され，後者は慢性頭痛とほぼ同義である。

症候性頭痛は頭蓋内あるいは頭部に生じた何らかの病変によってもたらされる頭痛である。症候性頭痛の代表的なものとしては，頭部外傷によるもの，血管障害（クモ膜下出血，脳出血，脳梗塞など）に伴うもの，非血管性頭蓋内疾患（脳腫瘍，髄膜炎など）に伴うもの，頭部以外の感染症（インフルエンザなど）に伴

第 5 章 主要な症候

うもの，脳以外の頭部・頸部・顔面などの異常に伴うもの，頭部の神経痛などが挙げられる。これらの病態による頭痛の多くは原因となる病変が同定され，治療するか自然治癒すれば頭痛も消失する。

　診断が遅れると致命的になりうる症候性頭痛の代表的なものは，**クモ膜下出血**である。突発する頭痛で，「突然，後頭部をバットで殴られるように強い痛みが起こった」とか「今までに経験したことのないひどい頭痛だった」などの表現が定型的なものである。痛みに随伴する神経症状（吐き気，嘔吐，光・音過敏）や頸部硬直などの診察所見，全身症状（発熱）も鑑別診断に重要である。このような重篤な病変が推定される場合，適切な神経学的診察と検査（緊急 CT や MRI）により診断の確定が必要であり，速やかに手術や血管内治療が行われる。

　一方で**機能性頭痛（慢性頭痛）**は比較的強い頭痛発作が間欠的に起こるか，あるいは軽度から中等度の頭痛が持続して起こるものである。基本的に生命に関わることはないが，本人の生活の質（quality of life; QOL）への影響が大きい。機能性頭痛の代表的なものは，片頭痛，筋緊張性頭痛，群発性頭痛である。

　片頭痛は，脳血管の攣縮とそれに引き続いての血管拡張によって起きる頭痛で，発作は間欠的で，一度起きると１～２日続く。女性に多く，全人口の 10 ～ 20％に認められる頻度の高い頭痛である。古典的な片頭痛では，頭痛に先行して閃輝性暗点という特徴的な視覚異常が前兆（アウラ）として認められる。数十分から１時間程度の前駆症状が続いた後，片側性（多くはアウラの見えた反対側）の頭痛が生じ，１～２日程度続く。通常の頭痛薬（非ステロイド系消炎剤：NSAID）も用いられるが，近年では，特異的に病態に作用する治療薬（スマトリプタン）が開発されている。

　筋緊張性頭痛は，頸部から頭部にかけての筋肉の緊張状態がその原因とされており，痛みは通常毎日慢性的に続き，頭部を締め付けられるような痛みで，朝よりも夕方に悪化する。リラックス法の指導やマッサージなど，ストレス解消のためのアプローチが有効である。**群発頭痛**は１～２年に一度，１カ月程度続く強い頭痛で，その間の社会的機能が著しく阻害される。

　頭痛の診療において，従来は，「CT で異常なければ心配なし」とされ，漫然と頭痛薬が投与されるようなことが多かった。また**薬物誘発性頭痛**が頭痛薬によって生じることもあり，医原性の要因も指摘されてきた。近年，機能性頭痛の疫学や病態への知識が普及するようになり，適切な症状コントロールが得られることが多くなった。

VI 腹痛（abdominal pain）

　腹痛とは腹部領域に知覚される痛みである。腹痛はその生理学的機序の観点から内臓痛，体性痛，関連痛の3種類に分類される。
　内臓痛は，主として管腔臓器（消化管や胆管など）の平滑筋の伸展，収縮によって発生する。痛みの受容器は主に臓側腹膜にあり，痛み刺激の伝達通路は主として自律神経であり，腹腔神経節を経由して後根神経節に至り対側の脊髄視床路を上行し視床に至る。痛みの性質は鈍痛，あるいは疝痛（鋭い痛みが間欠的に生ずる）で，局所性に乏しく，しばしば嘔吐や過呼吸などの自律神経反射を伴う。**体性痛**は，壁側腹膜，腸間膜，横隔膜から発生し，脊髄求心路を経て後根神経節から脊髄後角に入り，対側の脊髄視床路を上行し視床に至る。痛みの性質は鋭く，持続的であり，自律神経症状を伴わない。関連痛は脊髄後角内で求心内臓神経と皮膚からの体性求心性線維が混ざり合い，その高さの皮膚分節に痛みを感じるものを言う。
　腹痛を来す疾患は多種多様であるが，内臓痛は局所性に乏しいため，痛みの局在は原因となる内臓の位置と正確には一致せず，いくつかの限られたパターンを取る。おおざっぱに言うと主としてみぞおち（心窩部）を中心とする上腹部の痛みと，臍の周囲あるいは臍の下を中心とする下腹部の痛みに分けられ，さらに原因臓器の局在に応じて右と左に分かれる。さらに，鈍痛か疝痛か，随伴症状を伴うかなどの組み合わせから，いくつかの特定の病態を推定することができる。
　一方で，腹痛を来す原因となる疾病は，速やかに処置，治療をしなければ命に関わるいくつかの疾患と，そうでない疾患に分類することが可能であり，前者は**急性腹症**（acute abdomen）と呼ばれる。腹痛の患者の診療において，それが急性腹症かどうかの鑑別診断は極めて重要である。急性腹症の主なものは，穿孔性腹膜炎，壊死性胆嚢炎，絞扼性イレウス，腹部大動脈破裂，子宮外妊娠破裂，卵巣嚢腫茎捻転などである。それぞれの症状の特徴と痛みに伴う腹部所見，ショックなどの全身状態を詳細に把握し，必要に応じて腹部CT，腹部超音波検査，血液検査，動脈血液ガス検査などを組み合わせて確定診断に至る。消化器内科，外科，婦人科などの複数の診療科の速やかな連携が救命のために必要とされる。
　急性腹症以外の腹痛に関しても，病歴と身体診察，種々の検査を組み合わせて診断を確定するが，検査によって異常が発見できないこともしばしばある。このような場合，かつては原因不明の腹痛として，極端な場合は「気のせい」として扱

われていた。しかし近年では，このような病態の多くは**機能性胃腸症**（functional gastrointestinal disorders; FGID）として一括して理解されるようになった。FGID は，一般内科や消化器科を受診する患者のかなりの部分を占め，全人口における有病率は 15 ～ 20％にのぼることが分かっている。上腹部の痛みを中心とするものは**機能性ディスペプシア（FD）**，下腹部の痛みと便通異常を伴うものは**過敏性腸症候群（IBS）**と呼ばれている。FGID は，消化管の機能異常，内臓知覚過敏，心理・社会的要因が絡まりあった複合病態であることが定説となっており，良好な医師患者関係を確立することが予後に良い影響を与え，時にはプラセボが奏功することが研究によって実証されている。

VII　胸痛・動悸・息切れ（chest pain, palpitation, short breath）

　胸部は体幹の横隔膜より上を示す部分であるが，ここには心臓と肺臓という 2 つの重要臓器があるため，胸部に由来すると推定される症候は，心臓に由来するのか，肺臓に由来するのかの鑑別が重要となる。前者であれば循環器科の診療を受け，後者であれば呼吸器科の診療を受けることになる。しかし，実際にはその症候がどちらに属するかを判別することは難しいことも多く，そのため，どちらの診療科からも「うちの専門領域でありません」と言われるようなことがままある。行き過ぎた専門分化を象徴する一例である。ここでは胸部の症候のうち比較的重要な，胸痛（胸の痛み），息切れ（呼吸困難），動悸（胸がどきどきすること）をまとめて述べる。

　胸痛とは胸部の痛みまたは不快感のことである。胸部のいろいろな臓器や組織の障害から起こる痛み刺激によって生ずると推定される。痛みを来す可能性のある主な疾病は，心疾患，大動脈・肺動脈疾患，肺・胸膜・縦隔疾患などになるが，まれに腹部臓器の疾患からの関連痛（放散痛）が胸痛として経験されることもある。

　心疾患による胸痛の代表的なものは，**虚血性心疾患（狭心症，心筋梗塞）**による痛みである。その典型は労作性狭心症の痛みであり，特徴的なパターンを取る。病歴を丁寧に聴いていけばかなりの確率で診断することができる。痛みは階段を上るとか，急いで歩くなどの労作時に突然起こり，安静にしていると数分で収まる。痛みの部位は胸の中央，胸骨の裏側に感じられる締め付けられるような痛みである。もし数分で収まらず，次第に強くなっていくようであれば，狭心症から心筋梗塞に進展している可能性がある。また胸部大動脈瘤の破裂，あるいは**乖離**

性大動脈瘤では激烈な痛みが突然始まり，治まることなく進行する。このような典型的な痛みの場合には迷わず救急車を呼ぶ必ことが推奨される。

肺疾患で比較的頻度が高く，突然の特徴的な痛みを来す疾患は**特発性気胸**である。気胸の生じた側の「刺すような」「ちくちくした」痛みが「プツンという音」とともに突然始まることが多い。同時に軽度から中等度の息切れを感じることが通常である。若いやせ型の人に多く，丁寧な診察と胸部X線検査で迅速な診断が可能である。

狭心症とよく似た痛みであるが，安静時に起こったり，検査をしても異常がみつからないということはしばしば起こり，異型狭心症や非虚血性胸痛などと呼ばれる。まれに食道の症状（胸やけ）が胸痛として知覚され，表現されることがある。

息切れは呼吸困難とほぼ同義であり，呼吸時に生じる自覚的不快感と定義される。具体的な訴えとしては「息苦しい」「胸が苦しい」「ゼーゼーする」であるが，時に「動悸がする」「心臓が苦しい」などと多彩に表現される。もちろん運動の後などに息切れを感じることは多くの場合正常である。息切れは自覚症状であり，必ずしも客観的な呼吸障害とパラレルではないこともあり，なぜ息切れが生じるかについてはいくつかの説がある。

息切れを来す原因となりうる病態は肺疾患（閉塞性あるいは拘束性換気障害，肺循環障害），心臓疾患，上気道疾患，神経筋疾患，血液疾患（貧血）など多様である。急に発症し，生命に関わる可能性のある病態としては**肺塞栓**（エコノミークラス症候群はその一種），心筋梗塞，**気管支喘息**（重積発作は時に死亡することがある）などが挙げられる。

数日単位で進行する息切れにおいて推定される病態としては，急性肺炎，胸膜炎，慢性閉塞性肺疾患（肺気腫など）の急性増悪，うっ血性心不全などを考慮する。胸部X線，CTなどの検査を行い，鑑別診断を行う。慢性に進行する息切れにおいては，慢性肺気腫，慢性気管支炎，間質性肺炎などの慢性呼吸器疾患の可能性が高い。

動悸は心悸亢進とも呼ばれ，心臓の拍動を不快に（一般には強い拍動として）感じることを指す。もちろん動悸は必ずしも異常な現象とは限らず，運動の後や，時には情動的な心地良い気分の高まりとともに自覚されることもある。動悸と息切れは一緒に出現することも多い。

動悸を来す病態は多彩であるが，代表的なものとして，心拍数の増加，心拍の調律異常（不整脈），心臓収縮力の増加，心音の増強などがあり，これらの多くは

第5章 主要な症候

交感神経の一過性あるは持続性の興奮に由来している。何らかの身体疾患の結果としての動悸は，心臓性と心臓以外のものに分けられる。前者には頻拍性の不整脈（期外収縮，心房細動など），徐脈性の不整脈（洞不全症候群，房室ブロックなど），器質性心疾患（心不全，虚血性心疾患など）があり，後者には貧血，感染，甲状腺機能亢進症などがある。交感神経が持続的に興奮状態にあるようなストレス下では，特に器質的疾患がなくとも動悸が持続する場合があり，この場合にはストレスマネジメントなどのアプローチが有効な可能性がある。

VIII しびれ・感覚障害（numbness, sensory disturbance）

しびれは比較的頻度の多い自覚症状であるが，「しびれ」という言葉は通常，複数の異なった種類の感覚または知覚の異常を表現するために用いられる。なお，**感覚（sensation）**と**知覚（perception）**はここではほぼ同じ意味で用いられる。その原因の多くは末梢神経あるいは中枢神経の特定の部位の障害である。

しびれという言葉で表現される知覚異常の第1のパターンは，**知覚鈍麻**あるいは**知覚脱失**である。通常ならば何か刺激を受けた時に感じられる知覚が消滅するかあるいは鈍くなる。例えば手や足や体幹の特定の部分だけが，触れられたり叩かれたりしても分からなくなる。また，入浴の際に身体の特定の部位だけが熱さを感じないといった形でも体験される。逆に，刺激に対して正常でも生じる知覚の程度が増強する場合は知覚過敏と呼ばれる。例えば，軽く触れられたり叩かれたりするだけで不快な強い痛みを感じる場合である。

第2のパターンはは通常感じられない感覚が出現することである。「びりびりする」とか「じんじんする」などと表現されることが多い。これらははっきりとした刺激がなくても生じ，狭い意味での**感覚異常**や**異常知覚**と呼ばれる。

第3に感覚障害ではなく，運動障害（麻痺や不全麻痺）がある場合にも，「右手がしびれて動かない」などと表現される場合もあるので，注意が必要である。

顔面の知覚は三叉神経に支配されており，それ以外の四肢や体幹は脊髄知覚神経の支配を受ける。知覚は，温痛覚，触覚，位置覚，振動覚などを含むが，温痛覚は脊髄視床路を，他の感覚情報は脊髄後索を上行して視床に至り，そこから大脳皮質に投射され，知覚マップ上にその局在が位置付けられる。局所の神経学的症候とその原因となる末梢あるいは中枢神経系の病変の部位は比較的よく対応しており，それゆえ熟練の神経科医は，「ハンマー一本（運動器の反射の異常を検出するために用いられる診察器具）で病気を診断する」ことができる。

しびれの分類と鑑別診断は非常に多岐にわたるが，複雑ではあるが一貫した体系から構成されている。神経科医はまず，患者の話をよく聴き（病歴聴取）その症状の発症の様式と，知覚異常の種類と分布を把握する。続いて丁寧な神経学的診察によって客観的な所見を確認・把握し，臨床的推論によって病変部位と原因を推定する。現代では画像診断（CTやMRI）などが著しく発達しているので，それらの診断機器を駆使して病変の同定，診断の確定を行う。

　感覚障害の分布から見ると，しびれが対称性（身体の両側に見られるか）か非対称性（片手や片足，体幹の半側のみに症状が見られる）かの鑑別が重要である。対称性の場合，脊髄病変（脊髄空洞症など）や末梢神経病変（多発性神経炎など）が疑われる。対称性で遠位性に強い（手袋・靴下型の）しびれは，多発性神経炎の特徴であるが，その原因はさまざまなものがある。非対称性では，脊髄性，神経根性，末梢神経性など，さまざまな病態を鑑別しなければならない。

　発症様式から見ると，急性発症の半身のしびれでは，脳血管障害による片麻痺・感覚障害が最も重要である。顔面のしびれでは末梢性顔面神経麻痺（ベル麻痺）が考慮される。上肢あるいは下肢のしびれでは，頸椎あるいは腰痛の椎間板ヘルニアの頻度が高い。亜急性のしびれとして重要なものは，**ギラン・バレー症候群**である。時に呼吸筋麻痺に進行するが予後は良好である。慢性のしびれで進行性の場合は脊髄腫瘍や脊髄空洞症，間欠性の場合は椎間板ヘルニアなどの頻度が高い。

IX　意識障害（consciousness disturbance）

　症候としての意識障害は通常覚醒度の低下を意味している。**失神**（syncope）は一時的に意識を失う状態であり，**せん妄**（delirium）は全身状態や環境の変化によって意識水準が低下するとともに意識内容の変化を伴うものである。

　通常意識障害の程度は以下の5段階あるいは6段階に分類される。**清明**（alert；覚醒しており適切な応答が可能），**傾眠**（somnolence；外からの刺激がないと眠りこんでしまうが，呼びかけに応答し，簡単な質問に答えることができる），**混迷**（stupor；強い刺激でかろうじて開眼するが，口頭での応答はできない），**半昏睡**（semi-coma；ほとんど睡眠状態だが，時に体動や開眼が見られる），**昏睡**（coma；自動的な体動はなく，反射的な動きのみが見られる），**深昏睡**（deep coma；ほとんどの反射が消失する）。

　失神を来す病態は多数あるが大多数は意識を失って倒れた後，仰臥位にして休

第5章 主要な症候

んでいれば短時間で回復する。もっともよく見られるのは，**血管迷走神経性失神**で，立位か座位で起こり，外傷や強い疼痛，精神的ショックなどにより急速な末梢血管の拡張によって意識を一時的に失うものである。急に立ち上がったり，長時間立位を続けた時（朝礼などでよく起こる）血圧が低下して起こるのは起立性低血圧による失神である。心臓不整脈や脳血管障害による失神の場合，原疾患についての治療が必要になるので，鑑別診断が重要となる。

せん妄は一過性の見当識障害，認知機能低下や錯乱，幻視などの精神病様症状を伴う意識水準の低下である。活動が亢進するタイプと低下するタイプがあり，後者はうつ状態と誤診されやすい。高齢者に多く，女性より男性に多い。せん妄は認知症に合併する場合もあり，鑑別が難しい場合もあるが，せん妄の状態は変動が激しいことから認知症と区別しうる。原因は多様であるが，一番多いのは全身状態に影響する重篤な疾患や手術などの影響，環境の変化（入院や施設入所，集中治療室への入院など），薬物の影響などである。せん妄への薬物療法は，近年有効性に疑問が呈されており，むしろ全身状態や環境の改善，安心できる環境でのケアなどが重要とされている。

X　ショック（shock）

ショックとは急性に発症する全身性の末梢循環障害であり，重要臓器や細胞の機能を維持するための十分な血液量が得られない結果生ずる重篤な症候群であり，生命の危機に直結する重要な症候である。

所見としては，血圧の低下，心拍数増加，尿量減少，意識障害が重要であるが，さらに古典的ショックの五徴と呼ばれる症候（皮膚蒼白，虚脱，冷汗，脈拍微弱，呼吸不全）がある。つまり顔色が青白くなり，ぐったりとして，冷や汗をかき，脈が速く弱くなっており，本人の意識はもうろうとして息苦しさを訴える。このような所見がいくつか揃えば，ショック状態を疑う。

ショックの原因はいくつかに分けられるが，代表的なものは，循環血液の量が減少するためのショック（hypovolemic shock：外傷や消化管出血などによる大量出血，下痢や嘔吐による高度の脱水など），心臓の働きの問題や循環路の閉塞によって起こるショック（cardiogenic shock：急性心筋梗塞，急性不整脈，肺塞栓症など），血液の分布の異常により起こるショック（distributive shock：重篤な感染症，脳または脊髄の障害，アナフィラキシーなど）がある。

ショックはその原因にかかわらず，放置すれば多臓器不全を生じ，致死的な結

果をもたらす可能性が高いので早急な対応が必要である。一般には救急車を呼ぶのが正解ということになるが，児童によく見られる食物アレルギー等によるアナフィラキシーショックは，日常生活でもしばしば遭遇する可能性があり，アドレナリン（エピペン）の注射が救急時に有効なので，学校関係者等は取り扱いを熟知していることが望ましい。

XI 悪心・嘔吐 (nausea, vomiting)

　悪心とはいわゆる「吐き気」のこと。心窩部（みぞおち）のむかつきや，上腹部から咽頭にかけての不快感である。嘔吐は胃の内容が口から噴出することで，多くは悪心を伴うが，悪心を伴わず突然嘔吐が起こることもあり，この場合は中枢神経性の原因を疑う。悪心の多くは必ずしも嘔吐を伴わない。悪心嘔吐は末梢性あるいは中枢性の刺激が延髄の嘔吐中枢を刺激することで起こる。嘔吐中枢の近傍には迷走神経背側核があり，嘔吐中枢ニューロンは，呼吸中枢，血管運動中枢，消化管運動中枢，唾液分泌中枢などのニューロンとシナプス結合しているため，顔面蒼白，唾液分泌過多，脱力，発汗，時には血圧低下や徐脈などを伴い，軽いショック状態に陥ることもある。悪心，嘔吐は全身のさまざまな状態によって起こりうる。必ずしも病的な状況でなくても起きる比較的頻度の高い悪心・嘔吐としては，妊娠初期の悪阻（つわり），アルコールの過剰摂取，乗り物酔い，不快な光景や臭いや味やそれらの予測によるものなどがある。

　悪心・嘔吐を来す疾患は極めて多数あり，重要なものとしては中枢神経の疾患（脳腫瘍，脳出血，髄膜炎などによる脳圧亢進，片頭痛など），消化管疾患（食道炎，急性胃炎，胃十二指腸潰瘍，胃がん，イレウス，急性虫垂炎，急性腸炎，食中毒，大腸がんなど），肝胆膵疾患（急性膵炎，胆石症，胆管炎など），内分泌代謝疾患（糖尿病性ケトアシドーシス，甲状腺機能亢進症など），内耳性疾患（メニエル症候群，突発性難聴など），眼疾患（緑内障など）などがある。

　臨床的に盲点になりやすい病態として，**周期性嘔吐症（アセトン血性嘔吐症）**がある。これは2〜10歳くらいの小児が年に数回，突然ぐったりして元気がなくなり，頻回に嘔吐する病態で，アセトン血症を伴い，尿中にケトン体が増加することで診断される。何らかのストレスや飢餓状態が誘発，持続要因になっていると考えられ，輸液により症状は改善する。これに類似した状態は10歳以上の思春期，青年期，さらには成人においても起きることがあるが，多くの場合原因は不明である。おそらくは，悪心・嘔吐による脱水がアセトン血症を増悪させる

という悪循環が存在するものと思われる。

◆学習チェック表
□　主要な症候を列挙し，その定義を説明できる。
□　各症候の主な鑑別診断を挙げることができる。
□　生物−心理−社会モデルによる各症候への対応について説明できる。

文　　献
下条文武・齋藤康監修（2003）ダイナミックメディシン［第1巻］．西村書店．

第6章

主要な疾病

病理学と疾病学

🗝 *Keywords*　バランス説，病原体説，恒常性，老化，炎症，腫瘍，循環器系疾患，血液系疾患，呼吸器系疾患，消化管疾患，肝胆膵疾患，内分泌系疾患，腎泌尿器系疾患，女性生殖器・乳腺疾患，男性生殖器疾患，神経系疾患，運動器疾患，頭頸部・目・耳の疾患，皮膚疾患，心身症

I　はじめに

　生物科学的な医学（biomedicine）は，症候（第5章参照）とは正常に機能している人体の何らかの異常によって生じる，と考える。この異常な状態を「疾病」あるいは「疾患」という一つの実在（entity）とみなすことが生物学的医学の基本的な見解である。本書においては，疾病と疾患は同じ意味の言葉（disease）として扱う。「疾病とはなんであるのか？」という問いへの答えは単純ではない。疾病の本態は生体の正常なバランス（恒常性＝ホメオスターシス）の乱れであるという考え方（バランス説）と，何らかの病原体の生体への侵入あるいは影響であるとする考え方（病原体説）の2つが重要である。この2つの考え方は医学の歴史を通じて常に対立あるいは共存してきた。疾病を引き起こす生物学的な異常について探求する学問体系が病理学である。本章では，まず病理学の総論として，老化，炎症，腫瘍について概説する。ついで，各論としての臓器別の疾病について概説するが，これは極めて膨大な内容を含んでいるため，各々の疾病についてのごくおおざっぱな見取り図を示すことにとどめる。公認心理師の活動にとって重要な疾病（糖尿病，遺伝性疾患・難病，悪性腫瘍，認知症など）については，章をあらためて詳述する。

II　健康，老化，死，病気

　生物個体としてのヒトが生きる目的は，生命を維持することと種を保存するこ

とである。そのために身体のさまざまなシステムを調整する機構については，第4章に概略を示した。生理的状態がさまざまな原因で破綻しそうになった時，生体にはさまざまな防衛機構が備わっており，恒常性が維持される。この恒常性が保たれた状態は，一般には「健康」として理解されている。生体が病気の原因に晒された場合でも，全てが発症するわけではなく，恒常性が破綻した時に病気が発症する。一方で病気そのものが，恒常性を復元するための身体の反応であることも多い。例えば次節で述べる炎症はこの典型である。

　生命個体としてのヒトの生涯は受精に始まり，胎芽，胎児を経て誕生し，やがて成長して成人となる。その間，個体は環境との絶え間ない交流を行っており，それらの経験は身体や臓器そのものの機能のみならず，器質的な変化をももたらす。個体の発達においてどのくらいが遺伝要因によって決定されており，どのくらいが環境の影響によるのかはさまざまであるが，成長のしかた，到達する形態や機能の特徴，病気が発症するかどうかなどの多くには，遺伝要因と環境要因の双方が影響している。人間は環境の中に存在し環境と相互交流しながら，恒常性を保つとともに変化し続ける動的平衡状態としての生命を全うするのである。

　身体機能の成熟期を迎え，それを一定期間維持した後は，加齢とともに体力や各生理機能が減弱していき，老衰を迎え最終的には死に至る。この加齢とともに生ずる生理的変化は老化と呼ばれる（老化に関係する最近の概念「フレイル」「サルコペニア」「ロコモ」については第3章 p.49 を参照のこと）。老化による身体の変化には個人差が大きく，加齢による生理的変化と病気の区別は往々にして困難である。ヒトの死因の大部分を占める，脳血管障害，心臓疾患は動脈硬化という加齢性変化と区別することが難しい。悪性腫瘍もその大部分は加齢とともに発生する細胞レベルの遺伝子異常の結果であると考えられている。ヒトは誕生と同時に，一人の例外もなく「進行性致死性老化症という疾病に罹患する」という皮肉を込めた言説は，真実をついている。現実にはヒトにとっての老化の範囲を超えてその状態が進んでいると判断される時にのみ病的とラベルされるのである。

Ⅲ　炎　症

　炎症とは，組織や細胞が傷害されたときに生体に惹起される，生体防御と生体の修復を本来の目的とする反応の総体である。体表面からみた炎症の徴候は，古典的には，発赤，腫脹，熱感，疼痛の「炎症の四主徴」にまとめられ，これに機能障害を加えて，五主徴と呼ばれる。

炎症は時間経過とともに進行するカスケード反応である。まず障害因子の除去と変性・壊死組織の除去のための反応が起こり、ついで組織破壊の修復反応が起こる。組織修復過程では、新生毛細血管と線維芽細胞、および膠原繊維よりなる肉芽組織が形成される。

生体を傷害する全ての因子が炎症の原因となりうる。主なものとして、①物理的刺激（圧力、異物の刺入、高温、低温、電気的刺激、紫外線、放射線など）、②化学的刺激（医薬品、酸やアルカリなどの各種化学物質、キノコ・細菌・ヘビの毒素など）、③感染（ウイルス、細菌、真菌、寄生虫など）、④循環障害（虚血、うっ血など）、⑤免疫機構の異常（アレルギー反応、自己免疫反応など）がある。

炎症は全身のどこにでも生じうる。通常は生体傷害因子が作用する局所に生じる。感染などで傷害因子が全身に広がれば、全身に炎症が広がることもあり、この場合は敗血症、**播種性血管内凝固症候群**（DIC）、多臓器不全、ショックなどの致命的な事態につながる。一般には炎症が起こっている臓器や組織名に「炎」をつけて、○○炎という名称が病名となる。髄膜炎、肺炎、脂肪織炎、漿膜炎などである。

急性炎症とは、速やかに開始され急速に進行する炎症で、好中球など多核白血球の浸潤と浸出液の血管外流出によって特徴付けられる。慢性炎症は、長期にわたって持続する炎症で、リンパ球やマクロファージなどの単核球の浸潤と肉芽組織形成が特徴的である。慢性炎症の特殊形として、肉芽腫性炎症があり、結核性肉芽腫（結核結節）、サルコイド肉芽腫、リウマチ結節などがある。

炎症は、生体にとっては防御と修復の過程であり、生体の維持のために必須の反応である。しかし炎症は、しばしば過剰な組織破壊や組織改変を引き起こすのでそれ自体が治療の対象となる。副腎皮質ホルモン製剤は強力な抗炎症作用をもつので、炎症の治療にしばしば用いられ時に著効を示す。しかし、炎症の原因を除去できないまま、抗炎症薬が漫然と投与される場合、効果と副作用のトレードオフとなってしまう。

IV 腫　瘍

腫瘍とは自己の身体を構成する細胞が正常な制御を逸脱して増殖する状態である。腫瘍の性質で最も重要なことは、良性、悪性の区別である。**悪性腫瘍**の多くは浸潤性に発育し、転移、播種、再発を来し、治療しなければ患者のほとんどが死に至る。**良性腫瘍**は局所で膨張性に増殖し、転移を起こすことはない。しかし、

良性腫瘍でも重要臓器またはその近傍に発生して摘出が不可能な場合には命に関わることがある。脳腫瘍がその典型例である。両者の中間領域の腫瘍として，**低悪性**あるいは**境界悪性**と呼ばれるものがある。一部の甲状腺の腫瘍や前立腺がんなどがその実例である。

　上皮性の悪性腫瘍を**がん腫**（carcinoma）と呼び，非上皮性の悪性腫瘍を**肉腫**（sarcoma）と呼ぶ。頻度的にはがん腫が多い。組織学的ながん腫の種類として，腺がん，扁平上皮がん，基底細胞がん，尿路上皮がん，肝細胞がん，腎細胞がんなどがある。これらのがんは，組織の分化の程度によって，高分化，中分化，低分化のがんに分類される。一般的には低分化なものほど悪性度が高く，増殖が速かったり，転移や浸潤の程度が強い。正常組織との類似がほとんど見られず，分化の方向性が同定できないがんは未分化がんと呼ばれる。

　臓器別のがんとしては，胃がん（腺がん），大腸がん（腺がん），肺がん（扁平上皮がん，腺がん），膵がん（腺がん），胆道がん（腺がん），乳がん（腺がん），前立腺がん（腺がん），食道がん（扁平上皮がん），子宮がん（扁平上皮がん，腺がん），卵巣がん（腺がん），膀胱がん（尿路上皮がん），肝がん（肝細胞がん），腎がん（腎細胞がん）などが主なものである。

　非上皮性腫瘍はさまざまな組織への分化を示し，種類が極めて多い。悪性腫瘍としては，骨肉腫，軟骨肉腫，平滑筋肉腫，横紋筋肉腫，悪性中皮腫，悪性黒色腫などがあり，白血病などの血液系の腫瘍も非上皮性の悪性腫瘍に分類される。

　腫瘍の悪性度や進行度は原発の臓器や腫瘍の種類によってさまざまに分類されている。がんの病期については，WHOによって定められた**TNM分類**（腫瘍の大きさ，リンパ節転移，遠隔転移の程度によって数値化して表わされる）がよく用いられる。

　腫瘍の原因は，環境因子（外因）と個人の素因（内因）に分けられる。外因としては化学発がん物質（タバコに含まれるニトロソアミンによる肺がん，喉頭がん，アスベスト（石綿）による悪性中皮腫など），物理的発がん因子（紫外線による皮膚がん，放射線による白血病，肉腫など），ウイルス感染（EBウイルスによる悪性リンパ腫，ヒトT細胞白血病ウイルス（HTLV）による**成人T細胞白血病**，ヒトパピローマウイルスによる子宮頸がん，上咽頭がん，B型，C型肝炎ウイルスによる肝細胞がんなど），慢性炎症（ヘリコバクター・ピロリ菌の感染による慢性胃炎からの胃がん発生，潰瘍性大腸炎からの大腸がん発生，慢性肝炎からの肝細胞がん発生など）などがある。内因としては，年齢，性別，遺伝的素因，ホルモンなどの影響が考えられている。

腫瘍の発生のメカニズムについては，現在も精力的に研究が進められている。がん細胞は，正常状態では分化によって制限されている細胞増殖のコントロールが破綻することによって，細胞が無限増殖機能を獲得することにより発生すると考えられている。この過程には複数の遺伝子の変化が関与している。このモデルでは，まず発がん物質などの細胞傷害要因によって細胞のDNAに遺伝子異常が生じ（イニシエーション），その後別の要因によって変異細胞の増殖が促進され（プロモーション），さらに遺伝子変異が蓄積し浸潤能が亢進する（プログレッション）の3段階を経て臨床的ながんに進行するとされてきた。現在ではそれに加えて，分子をコードする遺伝子の変異のみならず，遺伝子発現を制御するゲノムのメチル化の異常などのエピジェネティックな遺伝子異常や，がん細胞の周囲環境など多くの要因が関与することが明らかになっている。

V　各臓器の疾病と病態

1．循環器系疾患

①先天性疾患

新生児の約1％に心臓の異常が見られる。心房中隔欠損，心室中隔欠損の頻度が高い。心室中隔欠損では，進行すると肺高血圧症を生じる場合がある。複雑な先天性奇形の代表的なものとしてファロー四徴症（肺動脈狭窄，心室中隔欠損，右心室肥大，大動脈騎乗）がある。治療としては，生後さまざまな時期にそれぞれの病態に応じた手術が行われる。

②心臓弁膜症

心臓弁膜症は心臓の4つの部屋と動脈を隔てる弁（僧帽弁，三尖弁，大動脈弁，肺動脈弁）の異常で，狭窄と閉鎖不全（逆流）の2種類があり，先天性と後天性がある。どの弁の病態かによって特有の臓器の循環障害を生じる。弁置換術や弁形成術などの手術療法が行われる。

③虚血性心疾患

心臓それ自身を栄養する血管である冠動脈の異常により，心筋の虚血を生じる病態で，一過性の虚血は狭心症，動脈閉塞による心筋壊死を起こすものが心筋梗塞である。広範な心筋梗塞では，突然の胸部の激痛と循環障害，不整脈を来し，死亡に至ることがある。成人死亡の三大原因の一つである。狭心症の治療として

は，内科的な抗凝固治療の他に，血管内治療としてバルーンカテーテルによる冠動脈拡張術，ステント留置術，外科的な冠状動脈バイパス手術などが行われる。

④心筋症

　心筋が萎縮または肥厚することで，心臓の機能不全を来す病態である。**拡張型心筋症**と**肥大型心筋症**があり，多くの場合原因は不明である。心不全，不整脈などで死に至ることが多い。根本的な治療としては心臓移植が必要となる。

⑤大動脈瘤

　高血圧や動脈硬化によって大動脈の壁が引き延ばされて拡張した状態，あるいは動脈壁に亀裂が入って裂けた状態であり，後者は**解離性大動脈瘤**と呼ばれる。胸部，または腹部の大動脈に起こり，破裂すると致命的となる。手術的治療としては動脈瘤の切除術，ステント留置術などが行われる。

⑥静脈血栓症

　長期臥床，妊娠，薬物の副作用などにより，静脈の血流がうっ滞する状況において下肢の静脈に血栓を生じることがある。静脈に炎症を起こすと**血栓性静脈炎**と呼ばれる。最も重篤な病態は，静脈にできた血栓が剥がれて肺動脈に詰まる**肺塞栓症**であり時に致命的となる。このような状態は**エコノミークラス症候群**とも呼ばれ，災害による避難所で多発することが話題になっている。

2．血液系疾患

①貧　血

　血液中の赤血球が減少し，血色素（ヘモグロビン）が減少している状態である。病因によって，赤血球の形態が変化（小球性，正球性，大球性）したり，各々の赤血球あたりの血色素の含有量が変化（低色素性，正色素性，高色素性）したりすることから，いくつかのパターンに分類される。貧血のうち最も頻度が高いのは，栄養素としての鉄分摂取不足あるいは生理などの出血による喪失の結果起こる**鉄欠乏性貧血**（小球性低色素性貧血）であり，女性に高頻度にみられる。他に，葉酸やビタミンB12の欠乏による**悪性貧血**（大球性高〜正色素性貧血），骨髄での造血機能の障害による**再生不良性貧血**（正球性正色素性貧血），血管内での抗原抗体反応により赤血球が破壊される**溶血性貧血**（正球性正色素性貧血）などがある。治療は貧血の原因に応じて行われる。

②白血病

　白血球の腫瘍性増殖によって起こる悪性腫瘍であり、末梢血中に正常では見られない幼弱な腫瘍細胞が出現する。骨髄中では腫瘍細胞が増殖し赤血球や血小板などの他の血球の増殖が抑制されるため、貧血、易感染性、出血傾向などが臨床症状となる。急性白血病と慢性白血病の2つの病型があり、増殖する腫瘍細胞の分化傾向によって、**骨髄性白血病**、**リンパ性白血病**、**単球性白血病**などに分類される。特殊な白血病としては、HTLV-1ウイルスによって生じる**成人T細胞性白血病（ATL）**などがある。白血病の治療は化学療法および骨髄移植が標準的治療であるが、近年特に小児の白血病の治療成績が向上している。

③悪性リンパ腫

　リンパ球系の固形腫瘍である。リンパ節や扁桃などのリンパ組織に発生することが多いが、胃や肺や脳などの臓器に発生することもある。腫瘍細胞の種類によって低悪性度から高悪性度まで、さまざまな種類がある。**ホジキンリンパ腫**はB細胞系のリンパ腫で、化学療法や放射線療法で70％くらいが治癒する。**濾胞性リンパ腫**もB細胞系のリンパ腫で低悪性度である。**びまん性に増殖するB細胞リンパ腫**や**成人T細胞リンパ腫**は悪性度が高い。治療としては化学療法と放射線療法が行われ、骨髄移植も行われる。

④形質細胞腫

　B細胞から分化した免疫グロブリンを産生する形質細胞が腫瘍化したもので、骨髄に好発し、**多発性骨髄腫**とも呼ばれる、骨病変、血液中への単クローン性免疫グロブリンの出現、蛋白尿などが特徴である。進行すると、病的骨折、腎不全、急性白血病化などが起きる。治療としては化学療法、骨髄移植などが行われる。

3．呼吸器系疾患

①気管支喘息

　何らかのアレルゲンに対するI型アレルギー反応によって気管支平滑筋の攣縮、気管支腺からの分泌の増加を来し、気管支が狭窄する病態である。症状としては呼気性の呼吸困難、喘鳴、咳、痰などの発作が、通常数時間続く。小児に多く、成長にしたがって軽快・治癒する例が多い。まれに喘息重積状態となり、死亡に至る例もある。近年では気道の慢性炎症がその本態と考えられており、副腎皮質ステロイドの吸入薬が治療として用いられる。

②慢性閉塞性肺疾患（COPD）

閉塞性呼吸機能障害を来す**慢性気管支炎**，**肺気腫**などの病状の総体を示す。その発症には喫煙習慣が強く関わっている。症状としては咳，痰，呼吸困難などである。煙草の煙に含まれる物質や大気汚染物質によって気管支に慢性炎症が起こり，長期間の間に呼吸細気管支や肺胞の壁構造が破壊され，最終的には慢性呼吸不全に陥る。

③感染性肺炎

肺炎の原因となる病原体は，細菌，ウイルス，真菌など多数ある。炎症の広がりによって**大葉性肺炎**，**気管支肺炎**に分けられることもある。症状としては，発熱，咳，胸痛，呼吸困難など。特定のウイルス感染により急性の呼吸不全（**ARDS；急性呼吸促迫症候群**）を引き起こす病態が知られている。代表的なものとしてSARSや鳥インフルエンザがある。細菌性の肺炎では原因菌に感受性のある抗生物質による治療が一般的であるが，近年では病院や施設などにおいて抗生物質の効かない耐性菌による肺炎が増加している。老人では，嚥下機能の低下により**嚥下性肺炎**を繰り返すケースも増加しており，肺炎を治療することが必ずしもQOL（生命の質）の向上につながらないなど，生命倫理の観点からの議論も行われている。

④肺結核

結核菌（抗酸菌の一種）の感染による肺の炎症である。一般には乾酪壊死と呼ばれる壊死巣や空洞形成を特徴とする慢性炎症の病態をとる。時に全身のさまざまな部位に病巣を作ることがあり，典型的な場合は**粟粒結核**と呼ばれる。症状としては，微熱，咳嗽，喀血など。かつては若年者の死因の大きな割合を占めたが，抗結核薬の発見，BCGワクチンの接種，健康診断の普及などにより激減した。近年は高齢者や免疫不全者などのハイリスク者への予防が重視されている。

⑤肺血栓，肺塞栓症

肺動脈に血栓が生じたり，下肢や骨盤腔内に生じた静脈血栓が剥がれ，血流に乗って肺動脈に塞栓を来すことによって起こる急性の肺・循環不全である。突然の呼吸困難，胸痛を訴え，突然死の原因になりうる。

⑥肺がん

肺に発生する上皮性悪性腫瘍で，現在本邦の臓器別がんによる死亡者数の第一

位を占める。肺がんの主な組織型としては，腺がん，扁平上皮がん，小細胞がん，大細胞がんがある。肺がんの発症には喫煙習慣が強く関わっている。治療としては外科的手術，放射線療法，化学療法が行われるが，近年特定の遺伝子異常が同定されるがんに対しては分子標的治療薬による治療が行われるようになった。

⑦悪性胸膜中皮腫

　胸腔の内側は胸膜に覆われており，この胸膜の表面にある一層の細胞を中皮細胞と呼ぶ。この中皮細胞が悪性腫瘍化したものが悪性胸膜中皮腫である。胸腔内で肺を取り囲むように増殖する予後不良の腫瘍である。原因としてアスベスト（石綿）への曝露が指摘されている。悪性中皮腫は腹膜腔にも発生する。

4．消化管の疾患

①逆流性食道炎

　胃液や胃内容の一部が食道へ逆流することによって生じる。自覚症状として特徴的なものは胸やけ，げっぷ，呑酸（酸っぱいものが上がってくる），胸痛などである。肥満との関連がある。内視鏡的に食道粘膜にびらんや潰瘍などの器質的病変が観察されるもの（**内視鏡陽性逆流性食道炎**）と，臨床症状だけのもの（**内視鏡陰性逆流性食道炎**）がある。

②食道静脈瘤

　肝硬変など門脈圧の亢進に伴って，側副血行路としての食道の静脈が怒張する病態である。自覚的には無症状であるが，破裂すると大量吐血を来し致死的となる可能性が高い。近年は内視鏡的に静脈瘤に対する処置を行うことで，出血を予防することが多い。

③食道がん

　食道に発生する悪性腫瘍で，ほとんどが扁平上皮がんである。高齢者，男性に多い。症状としては，嚥下困難が主たるものであるが，近年は無症状のうちに内視鏡検査で発見されることも多い。原因として高濃度アルコールの摂取（強い酒をストレートで飲む），喫煙が関連している。治療としては，病気と進行度に応じて手術（食道再建術を伴う），放射線照射，化学療法が行われる。早期がん以外の生命予後は必ずしも良くない。

④胃がん

　胃に発生する悪性腫瘍でほとんどは腺がんである。分化度によって高分化型腺がん，低分化型腺がん，未分化がん，印環細胞がんなどに分けられる。進行度によって粘膜下層までにとどまる早期がんと，筋層を超えて浸潤する進行がんに分けられる。日本やアジアでは有病率が高い。日本ではかって悪性腫瘍による死因の一位を占めていたが，近年では減少傾向にある。高分化腺がんの多くがヘリコバクター・ピロリ菌の感染による慢性炎症に起因すると考えられている。治療としては手術的治療と化学療法が行われる。

⑤消化性潰瘍

　胃液は塩酸と蛋白分解酵素であるペプシンを含み，消化管は常に自己消化の危険性に晒されている。しかし正常状態では胃粘膜には自己消化を防ぐための粘膜防御機構が機能しているため自己消化は起こらない。消化性潰瘍は胃と十二指腸に起こるが，近年ではこの原因はヘリコバクター・ピロリ菌の感染により，粘膜防御機能が破綻するためであるとされている。症状としては，空腹時に強い心窩部の痛み，胸やけや呑酸，下血，吐血などである。内視鏡検査により確実に診断ができる。かっては治療として胃の外科的切除，胃酸抑制剤，粘膜保護剤などが用いられてきたが，現在ではピロリ菌を抗生物質により除去する治療で，潰瘍の再発をほとんど抑えることができる。

⑥大腸がん

　大腸に発生する上皮性の悪性腫瘍。かっては欧米に多く，日本では少ないと言われていたが，現在は頻度が増加しており，食生活の変化によるものと考えられている。胃がんと同様に，粘膜下層までにとどまっているものを早期がん，それ以上に進展したものを進行がんと呼ぶ。進行がんはリンパ節や肝臓への転移がみられる。組織学的にはほとんどが腺がんである。大腸がんは良性腫瘍である腺腫（ポリープ）から発生するものと上皮からいきなりがん化するものがある。治療は外科的切除術，化学療法が行われる。消化器の他の臓器のがんに比べると化学療法の奏効率が高く，比較的予後は良好である。

⑦炎症性腸疾患

　頻度の高いものとして，**潰瘍性大腸炎**と**クローン病**がある。いずれも自己免疫が関与していると考えられているが，原因は不明である。前者は大腸のみを侵す

慢性の炎症で，粘膜に潰瘍やびらんを生じ，下痢，粘血便，腹痛，発熱などが主たる症状である。悪性腫瘍を合併することがある。後者は口腔から肛門まで全ての消化管の全層を侵しうる肉芽腫性の炎症性疾患である。症状としては腹痛，下痢が主なものであるが，消化管の狭窄や閉塞を来しやすい。両疾患共に原則として内科的な投薬治療と栄養療法が行われる。クローン病に対しては，分子標的治療薬が治療に用いられるようになり，QOL（生活の質）が大幅に改善している。

⑧感染性腸炎

　急性の感染性腸炎は頻度の高い疾患である。症状としては，下痢，発熱，腹痛が主体で，時に嘔吐を来す。原因としては細菌性とウイルス性がある。特定の食べ物に増殖した細菌によって起こる急性の腸炎は一般に食中毒と呼ばれ，公衆衛生管理の対象となる。食中毒には感染型と毒素型があり，前者は発熱が主症状の一つであるが，後者は発熱を来さない。前者の原因としてはサルモネラ菌，カンピロバクター菌，腸炎ビブリオ菌，病原性大腸菌などがある。後者の代表的なものはブドウ球菌である。ウイルス性腸炎には，冬季に流行するノロウイルスを代表として複数の種類がある。これらの急性腸炎の治療には，水分・電解質の補給が第一選択であり，通常数日で自然に治癒する。抗生物質などの薬物療法は原則として必要でない。赤痢や腸チフス，コレラなどは法定伝染病に指定されており，原則として隔離と入院治療を必要とする。

⑨急性虫垂炎

　盲腸に付属した虫垂突起に起こる炎症で，かっては外科的処置を必要とする代表的な腹部急性疾患と考えられていた。しかし，近年手術を要する急性虫垂炎の頻度は著しく減少した。この理由は分かっていない。症状としては，心窩部に始まり次第に右下腹部へ移動，限局する自発痛と圧痛，腹膜刺激症状，白血球の増多，発熱などがある。近年では腹部画像診断（CTやUS）で術前に診断できるようになり，多くのケースは保存的治療で軽快する。まれに穿孔し急性腹膜炎を起こす場合があり，緊急手術の適応となる。

⑩機能性胃腸症

　持続する消化器症状と痛みを主訴とするが消化管に器質的な異常を認めない病態である。臨床現場での頻度は非常に高い。（第5章Ⅵ腹痛を参照）

5．肝臓・胆道・膵臓の疾患

①ウイルス性肝炎

　肝細胞に親和性のあるウイルスが感染することによって起こる，肝臓の炎症性の障害である。経過によって，急激に発症して一定期間で治癒する**急性肝炎**，高度の肝細胞壊死を来して致命率の高い**劇症肝炎**，急性発症後治癒することなく進行して死に至る**亜急性肝炎**,無症候で緩徐に進行する**慢性肝炎**などに分けられる。また原因となるウイルスは，A型，B型，C型が主なものである。**A型肝炎**は食物から経口感染し，急性の経過をとり，ほとんどが治癒する。**B型肝炎**は血液や体液を介して感染する。母子感染（垂直感染）では大部分がキャリア（無症候持続感染者）となる。急性肝炎を発症すると，大部分はウイルスに対する抗体が獲得されるが，一部は慢性肝炎となる。進行すると肝硬変から肝がんの発症に至る。**C型肝炎**は主として血液を介して感染する。かっては輸血や血液製剤を通じて，あるいは予防注射の針を通じての感染が起こっていた。現在はスクリーニングにより輸血を通じての新規感染はほとんどなくなり，針刺し事故や覚せい剤注射の回し打ちなどが主な感染源である。感染すると多くは急性肝炎を発症するが，その後70％前後が無症候の持続感染者となり，慢性肝炎から肝硬変，肝がんへと数十年かけて進行する。近年抗ウイルス剤の開発により，B型肝炎，C型肝炎ともに治療成績の著しい向上が得られている。ワクチンによる感染予防とも相まって，近い将来，ウイルス性肝炎からの肝がん発症は著しく減少することが期待される。

②肝硬変

　肝臓の慢性の炎症による線維化と，壊死した肝細胞の再生・増殖による結節が肝臓全体に生じる病態で，最終的に肝臓は硬化，萎縮する。進行すると肝細胞機能が失われ，門脈圧の亢進が生じ，さらに**肝がん**へと進展する。肝硬変の最も多い原因は，ウイルス性肝炎（B型，C型）である。他に，アルコール性肝障害，長期のうっ血，長期の胆汁うっ滞，**原発性胆汁性肝硬変**などによっても肝硬変が生じる。肝硬変による三大死因は，肝不全，食道静脈瘤の破裂，肝がんの合併である。肝不全による症候としては，ビリルビン代謝ができなくなるための黄疸，凝固因子の合成の低下による出血傾向，アンモニア等の代謝ができなくなることによる肝性脳症などがある。肝硬変に対する治療として，近年では肝臓移植が選択肢の一つとなっている。

③肝がん

　肝臓に発生する上皮性の悪性腫瘍である。組織学的には肝細胞がんと胆管細胞がんに大別されるが，肝細胞がんの頻度が高い。**肝細胞がんは**，Ｂ型肝炎，Ｃ型肝炎においては，無症候性キャリア→慢性肝炎→肝硬変の経過を経て発症するのが典型例であり，感染成立から肝がんの発生まで数十年を経ているケースも多い。肝細胞がんに対する治療には手術による肝切除術に加えて，腫瘍径の小さなものに対しては超音波ガイド下のラジオ波による焼灼や，エタノール注入，大きいものに対しては血管カテーテルを用いた化学療法併用肝動脈塞栓術などの多彩な非手術的な治療が行われている。生命予後は背景にある慢性肝疾患による肝機能の低下との兼ね合いで決まる。近年では適応があれば，肝臓移植も行われる。**胆管細胞がん**は組織学的には腺がんで，ウイルス感染とは関連がない。治療としては摘出可能であれば肝切除術と胆道再建術が行われる。

④急性膵炎

　膵臓はキモトリプシンなどの複数の強力な消化酵素を合成している組織である。正常な状態ではこれらの酵素は十二指腸内に排出されて初めて活性型となる。何らかの原因によってこれらの酵素が膵臓内で活性化されると膵臓組織の自己消化と壊死が起こり，急性膵炎を引き起こす。原因としてはアルコールと胆石が主なもので，他に特発性と呼ばれる原因不明のものがある。症状としては激烈な腹痛，背部痛が特徴で，重症の場合は急性循環不全（ショック）状態となり，致命的となる場合がある。治療は軽症の場合は，絶食，輸液のみで治癒するが，重症の場合は全身的な集中管理が必要となる。

⑤慢性膵炎

　慢性膵炎の典型的な経過は，急性膵炎とよく似た発作を繰り返しながら，次第に膵臓機能が低下していくというものである。膵臓には外分泌組織とともに内分泌組織（ランゲルハンス島）があり，膵組織の破壊が進行するとインスリン合成が障害され，**糖尿病**を合併することになる。多くの慢性膵炎の原因はアルコールの持続的な摂取であり，アルコール依存への治療を並行して行わない限り予後は不良である。

⑥膵がん

　膵臓に発生する上皮性悪性腫瘍であり，最も頻度が高いのは導管上皮から発生

する腺がんである。他に珍しいタイプとして，腺房細胞がん，囊胞性腺がん，内分泌由来の腫瘍などがある。膵がんは，膵頭部に発生する場合と膵体尾部に発生する場合で臨床像がかなり異なる。膵頭部がんでは，閉塞性の黄疸が初発症状となることが多く，このため比較的小さいうちに発見される。膵体尾部がんでは，初発症状が背部痛，腹痛，やせなどであり，症状が出た時にはすでに膵臓外に浸潤・転移している。膵がんは，現在のところ，消化器がんのうちで最も予後が悪い。手術可能な場合は切除術が行われるが切除不能例に対する化学療法の効果は限定的である。多くの場合緩和医療の適応となる。

⑦胆石症

　胆道系（胆管・胆囊）を流れている胆汁中の不溶性の物質が析出して結石を形成する状況を胆石症と呼ぶ。胆石症は部位別には，胆囊結石症と胆管結石症に分かれ，後者はさらに肝内胆管結石症と総胆管結石症に分かれる。結石の成分による分類では，コレステロール結石と色素結石（ビリルビン結石）に分かれる。胆管結石はほとんどが色素結石であり，胆囊結石はコレステロール結石，色素結石の両方がある。胆石症はそれ自体は無症候であるが，胆管や胆囊管に結石が嵌頓すると胆石発作を起こす。この際に強い腹痛が生じ，これは疝痛発作と呼ばれる。胆汁の流れがうっ滞すると細菌感染が起こりやすくなり，胆囊炎，胆管炎を併発する。黄疸，発熱，腹痛をシャルコーの三徴と呼び，これは胆石が十二指腸乳頭付近に嵌頓によって生じる。重症化すると敗血症からショック，多臓器不全へと進行して致死的となる。

　胆石の治療は，外科的な治療，内視鏡的な治療，内科的な全身管理などがその時々の病態に応じて行われる。

⑧閉塞性黄疸（付：黄疸の鑑別）

　肝臓から胆道系，十二指腸乳頭までの胆汁の流路のどこかで胆石や腫瘍による閉塞が起こると閉塞性黄疸と呼ばれる病態になる。黄疸とは血液中のビリルビンが多くなった状態であり，眼球結膜と皮膚の黄染，痒み，尿の色が濃くなるといった症候がみられる。黄疸は閉塞性黄疸のみならずさまざまな病態で起こりうる。血液中に増加しているビリルビンが，抱合型（直接ビリルビン）か非抱合型（間接ビリルビン）かによって病態鑑別が行われる。前者は肝臓自体の問題（ウイルス性肝炎，あるいは肝内胆汁うっ滞症）か閉塞性黄疸のどちらかである。後者はビリルビンの過剰産生の結果であり，多くは溶血によるものであるが，新生児に

はこのタイプの黄疸が生理的にみられる。閉塞性黄疸を来す腫瘍の代表的なものは，膵頭部がん，胆管がん，十二指腸乳頭部がんである。前項で述べた胆管結石の嵌頓がもう一つの重要な病態である。閉塞の原因がなんであれ，胆管炎の合併は致命的になりうるので，外科的あるいは内視鏡的な胆汁ドレナージと全身管理が必須とされる。

6．内分泌系の疾患

①下垂体腺腫

下垂体にある複数の内分泌細胞が腫瘍化する病態で，さまざまなホルモンの過剰分泌による症状が出現する。成長ホルモンを分泌する腺腫では，小児では巨人症となり，成人では**末端肥大症**となる。プロラクチン産生腫瘍では乳汁分泌が，副腎皮質刺激ホルモン産生腫瘍では**クッシング症候群**などが出現する。

②甲状腺疾患

甲状腺の疾病には，甲状腺機能亢進を来す病態と機能低下を来す病態がある。前者の代表的なものは**バセドウ病**である。TSH（甲状腺刺激ホルモン）受容体に対する自己抗体により甲状腺が刺激され，甲状腺の腫大，甲状腺ホルモンの過剰分泌が起こる。その結果，頻脈，発汗亢進，眼球突出，周期性四肢麻痺などが生じる。治療としては抗甲状腺薬，放射性ヨードの投与，甲状腺の部分切除などが行われる。

後者の代表的な疾病は**橋本病（慢性甲状腺炎）**である。自己免疫機序が関与しており，血液中の抗甲状腺ホルモン抗体などが陽性となり，甲状腺へのリンパ球浸潤，甲状腺組織の破壊，線維化が起こる。甲状腺機能が低下すると倦怠感，徐脈，低体温となり，粘液水腫と呼ばれる症状（顔面浮腫，脱毛，舌肥大など）が起こる。治療としては甲状腺ホルモンの補充が行われる。

甲状腺の腫瘍は，良性腫瘍としては甲状腺濾胞腺腫がある。悪性腫瘍としては，リンパ節転移を起こすが予後の良好な**乳頭がん**，血行性の遠隔転移を起こすが予後の良好な**濾胞がん**，浸潤性が強く予後の悪い**未分化がん**，カルシトニン産生細胞から発生する**髄様がん**などがある。

③副腎の病変

副腎は皮質と髄質に分かれ，複数のホルモンを産生している（第4章参照）。副腎の疾病は，皮質と髄質それぞれの機能亢進と低下がある。副腎皮質の機能低下

第6章 主要な疾病

はアジソン病として知られる。全身倦怠，無気力，低血圧，皮膚の色素沈着，低ナトリウム血症などが見られる。副腎皮質機能亢進症の一つは**クッシング症候群**と呼ばれ，下垂体のACTH過剰によるものと，副腎自体の腺腫の場合がある。これは副腎皮質ステロイドの過剰産生の症状であり，体幹部肥満，満月様顔貌，高血圧，糖尿病，多毛などが認められる。また，鉱質コルチコイドであるアルドステロンの産生が副腎皮質の過形成または腺腫によって過剰になる場合は，**原発性アルドステロン症**と呼ばれ，高血圧が主たる症状となる。

　副腎髄質の代表的な疾患は，**褐色細胞腫**が挙げられる。この腫瘍はカテコールアミン産生性の腺腫であり，発作性の高血圧が特徴的な症状である。

④膵臓内分泌腫瘍

　膵臓のランゲルハンス島の内分泌細胞に由来する腺腫の多くはホルモンを産生し，その種類によって独特の臨床症状を来す。β細胞由来の腺腫は**インスリノーマ**と呼ばれ，低血糖を引き起こす。α細胞由来の腺腫は**グルカゴノーマ**と呼ばれ，耐糖能異常を引き起こす。ガストリンを産生する腫瘍は**ガストリノーマ**と呼ばれ比較的悪性度が高い。胃液分泌の亢進を伴う難治性の消化性潰瘍を引き起こし，この病態はゾリンジャー・エリソン症候群と呼ばれる。

7．腎・泌尿器の疾患

①腎不全

　腎臓の働きが廃絶して，老廃物の体外への排泄や水分や電解質の調節ができなくなり，肺水腫，浮腫，尿毒症性昏睡などが生ずる病態を腎不全と呼ぶ。腎不全には**急性腎不全**と**慢性腎不全**がある。前者には，腎臓への血流が急に低下するために起こる腎前性急性腎不全（下痢，嘔吐，出血，火傷，循環不全など），腎臓そのものの障害である腎性急性腎不全（糸球体病変，血管炎，薬物性間質性腎炎，播種性血管内凝固症候群など），尿の物理的な排出障害により起こる腎後性急性腎不全（尿路閉塞，水腎症など）がある。後者は進行性の腎障害により起こる不可逆的な腎機能低下状態であり，原因としては，糸球体腎炎，膠原病，糖尿病などさまざまなものがある。腎機能が廃絶すると人間は生きていることができないので，人工透析，腹膜透析等の腎機能の代替手段をとる必要がある。不可逆的な腎不全の場合は腎移植が行われる。

②ネフローゼ症候群

腎臓の糸球体の障害によって高度の蛋白尿が生じると，血液中の蛋白質が減少する。この病態はネフローゼ症候群と呼ばれる。血清アルブミンの減少によって血液の浸透圧が下がり，血管外に水分が移動し浮腫や乏尿を呈する。他の蛋白成分も尿中に失われるため，その代償として高コレステロール血症や血液凝固能の亢進などが起こる。ネフローゼ症候群を引き起こす腎臓の病態は複数あり，原発性の糸球体病変による場合以外にも，膠原病や糖尿病性腎症，薬剤性腎障害などによっても生ずる。それぞれの病態に応じて治療が行われ，自己免疫機序が推定される病態には副腎皮質ステロイド製剤や免疫抑制剤が使用される。

③糸球体腎炎と全身疾患に伴う腎症

　糸球体腎炎は腎の糸球体に障害を来す疾患で，血尿，蛋白尿，高血圧，乏尿，老廃物排泄能の低下などを来す。血液をろ過する糸球体に免疫複合体が沈着することが原因の一つとされている。**急性糸球体腎炎**は小児に多く，溶連菌感染との関連性が強く，多くは完全に治癒する。**急速進行性糸球体腎炎**は数週から数カ月で腎不全に移行する。**慢性糸球体腎炎**は数年から数十年の経過で徐々に腎機能障害が進行し腎不全に至る。

　全身疾患に伴う腎障害には，糖尿病に伴う**糖尿病性腎症**，**痛風腎**，膠原病・血管炎に伴う腎障害などがある。本邦で最も人工透析導入の原因となる頻度が高いのは糖尿病性腎症である。

④慢性腎臓病（CKD）

　腎臓の疾患は，いかなる原因であれ，徐々に腎機能の低下を来し，最終的には腎不全となり血液透析，あるいは腎移植を必要とすると想定されている。原因にかかわらず，将来の透析の必要性をできる限り減らすことを目的に早期から対策・治療を行うために役立つ概念として，**慢性腎臓病**（Chronic Kidney Disease; CKD）という概念が提唱されている。CKDの定義は①尿異常，画像診断，血液，病理で腎障害の存在が明らかであり，特に蛋白尿の存在が重要，②糸球体ろ過量（GFR）が60ml/分/1.73㎡未満，の2つの基準のうちいずれか，あるいは両方が3カ月以上持続するものとされている。

⑤尿路感染症（尿道炎・膀胱炎・腎盂腎炎）

　腎・泌尿器系に起こる急性の感染性の炎症で，多くは尿道から膀胱，時には尿管から腎盂へと，大腸菌などの腸内細菌が上行感染することによって起こる。通

常の状態では細菌は尿によって洗い流されるために感染は起こらない。尿のうっ滞や膀胱から尿管への逆流などがあると感染が起こりやすくなる。**尿道炎**，**膀胱炎**の症状は局所の痛み，頻尿であり，**腎盂炎**ではこれに発熱が加わる。時に敗血症に移行することがある。女性のほうが尿道が短いため，尿路感染症に罹患しやすい。治療としては原因菌に感受性のある抗生物質などの抗菌薬が用いられる。

⑥尿路結石症

　本来尿に溶けている物質が析出して結石を形成した状態を尿路結石症と呼ぶ。シュウ酸カルシウム，尿酸カルシウムなどが多い。結石の部位によって，**腎結石**，**尿管結石**，**膀胱結石**，**尿道結石**などと呼ばれるが，典型的な例は腎盂において形成された結石が尿管に落下して嵌頓することにより，強い側腹部痛，背部痛発作を生じるものである。痛みは疝痛で嘔吐などを伴うこともある。結石の嵌頓による尿路の狭窄や閉塞が持続すると上流の腎盂が拡張して水腎症となり，感染症を合併したり，腎皮質の萎縮を来したりする。尿路の結石は痛みの発作とともに尿の流れに乗って排石されることも多いが，体外超音波結石破砕装置（ESWL）による治療や，時には手術が必要となることもある。

⑦腎・泌尿器の悪性腫瘍

　腎臓に発生する悪性腫瘍で最も多いのは**腎細胞がん**である。尿路のがんは**膀胱がん**，**腎盂がん**，**尿管がん**があり，ほとんどは尿路上皮（移行上皮）がんである。初期症状としては，血尿が多い。腎細胞がんでは発熱，尿路のがんでは尿路閉塞を来すことがある。内視鏡的局所治療，手術，化学療法などが行われる。

8．女性生殖器，乳腺の疾患

①子宮がん

　子宮のがんには**子宮頸がん**と**子宮体がん**がある。子宮頸がんは，性交渉を介して感染するヒトパピローマウイルス（HPV）が原因となって発生する。高リスク型のHPVが感染した子宮頸部の粘膜扁平上皮は異形成を経て子宮頸がんとなる。HPVワクチンの接種が子宮頸がんの予防に有効であることが主張されているが，副作用をめぐる議論のために本邦では普及が遅れている。子宮体がんは，子宮内膜から発生する腺がんの一種である。HPVとの直接の関係はない。エストロゲン過剰などの女性ホルモンとの関連が示唆されている。

　治療としては，手術，化学療法，放射線療法が単独または組み合わせて行われ

②子宮筋腫および子宮内膜症

子宮筋腫は子宮壁の平滑筋から発生する良性腫瘍である。組織学的には平滑筋腫であるが，エストロゲンの影響を受けて増大し，閉経とともに縮小することが多い。時に出血を来したり，不妊症の原因となることがある。**子宮内膜症**は子宮内膜が本来の子宮の内膜とは別の場所で増殖するために生じる疾患である。月経周期とともに出血を来す。子宮の筋層に内膜症が発生すると**子宮腺筋症**と呼ばれる。

③卵巣腫瘍および卵巣嚢胞

卵巣には多彩な組織型の腫瘍が発生し，良性腫瘍と悪性腫瘍がある。良性腫瘍として**漿液性嚢胞腺腫**，境界病変として**粘液性嚢胞腺腫**がある。悪性腫瘍としては**嚢胞腺がん**が発生するが，珍しい腫瘍としては，**奇形腫**，**顆粒膜細胞腫**，**莢膜細胞腫**などがある。子宮内膜症が卵巣または卵巣近傍に発生することがあり，**チョコレート嚢胞**とも呼ばれる。卵巣腫瘍に対する治療は，病態に応じて，手術，化学療法，放射線療法などさまざまであるが，近年では腹腔鏡下の手術が行われることが多くなった。

④女性の性感染症

性交渉によって感染する疾病は広く性感染症と呼ばれるが，局所の感染症としては，**クラミジア感染症**，**トリコモナス腟炎**，**性器ヘルペス**などがある。女性に限らないが重篤なものとして，**梅毒**，**HIVウイルス感染症**がある。これらの性感染症は予防法が確立しているので，早期の性教育において，避妊法のみならず，安全なセックスの方法（セイファーセックスと呼ばれる）についての教育が極めて重要である。

⑤乳がん

乳がんは，乳腺組織，特に乳管上皮から発生する悪性腫瘍で，女性のがんの約20％を占める。乳がんの細胞には女性ホルモン受容体をもつものがあり，このような腫瘍にはホルモン療法が治療の選択肢の一つとなる。乳がんは，乳房のしこりとして発見されるものや，マンモグラフィー等の検診スクリーニングによって発見されるものが多い。リンパ節転移を来して発見されるものもある。治療とし

ては，悪性度と進行度に応じて，手術，放射線療法，化学療法，ホルモン療法，分子標的治療薬などが選択される。近年では早期発見と治療法の進歩により5年生存率は向上しているが，同時にキャンサーサバイバーとして疾病をもちながら社会生活を送る人が増えており，意思決定支援などを含むさまざまな支援が必要とされる。鑑別診断として，乳房にしこりを生じる良性病変である乳腺症や線維腺腫などがある。

9．男性生殖器の疾患

①前立腺肥大症
　前立腺の内側に位置する前立腺移行領域に組織の増生が起こり，機械的に尿道を圧迫するために，排尿障害を引き起こす病態。高齢の男性に高頻度に見られる。組織学的には40歳代から始まり，80歳代では90％に見られるといわれる。症状は夜間頻尿，残尿，排尿困難などであり，尿路感染症を伴うこともある。治療としては，局所手術が行われる。

②前立腺がん
　前立腺に発生する腺がん。初期には無症状で，進行すると排尿障害を起こしたり，骨やリンパ節に転移を来す。前立腺がんは男性高齢者に多く，潜在性で無症候のまま一生を終える人もある。早期発見の目的で血清PSA（前立腺特異抗原）の測定によるスクリーニングが行われるが，その意義には異論もある。治療方針は，生活の質を考慮して柔軟に決定される。前立腺摘出術，放射線療法，ホルモン療法などが，悪性度や進行度に応じて選択され，無治療で経過観察する選択肢もある。

③精巣腫瘍
　精巣から発生する腫瘍であるが，ほとんどが胚細胞由来であり，その半数以上がセミノーマ（精上皮腫）である。若年男性（20〜30代）に好発する。無痛性の精巣腫大によって発見され，転移を来している場合も多いが，化学療法が奏功することが期待でき，比較的予後の良い腫瘍である。

10．神経系の疾患

①中枢神経系の腫瘍
　中枢神経（脳と脊髄）に発生する腫瘍は，脳腫瘍，脊髄腫瘍と呼ばれる。神経

細胞（ニューロン）から発生する腫瘍はほとんどなく，大部分はグリア細胞や髄膜などの支持組織から発生する。グリア由来の腫瘍は一般にグリオーマ（神経こう腫）と呼ばれるが，極めて悪性度の高いこう芽腫（グリオブラストーマ）から，比較的低悪性度の星細胞腫（アストロサイトーマ）まで多様である。脳と脊髄は閉じられた狭い空間内にあるため，良性の腫瘍であっても増殖が止まらなければ結局のところ組織圧迫や髄液圧の亢進等による損傷が避けられず，臨床的には悪性の経過をとる。髄膜腫は組織学的には良性の腫瘍であるが，上記の理由で手術療法が必要となることが多い。他の腫瘍としては悪性リンパ腫，頭蓋咽頭腫，下垂体腺腫，神経鞘腫，他臓器の悪性腫瘍の転移性脳腫瘍などがある。

②中枢神経系の感染症

中枢神経系の感染症には，細菌性，ウイルス性，その他（原虫や真菌など）がある。細菌性感染症としては髄膜炎が代表的で，病原体としては髄膜炎球菌，インフルエンザ菌などがある。ウイルス性の脳炎としては，ヘルペスウイルスによるヘルペス脳炎，日本脳炎ウイルスによる日本脳炎，ポリオウイルスによる脊髄灰白質炎（小児麻痺）などがある。これらはワクチンによって予防されることにより近年は減少している。

③中枢神経系の外傷

頭部に強い衝撃を受けると頭蓋骨と硬膜の間の血管が断裂し，出血を起こし急性硬膜外血腫を形成することがある。頭蓋内圧の亢進や脳組織の圧迫による急性の症状（頭痛，嘔吐，意識障害など）を生じ，緊急の手術的な治療が行われる。硬膜と脳の間の血管が破綻すると，硬膜と脳の間に血種を形成し，これは硬膜下出血と呼ばれる。高齢者の場合，軽い外傷でも慢性硬膜下血腫を形成することがあり，この場合ゆっくりと血腫が形成されるために認知症と紛らわしい症状を呈することがあり，診断に注意が必要である。

④認知症，脳血管障害

これらは，中枢神経の重要な疾患であるが，これについては第11章で詳述する。

11. 運動器の疾患

①骨粗鬆症

骨粗鬆症は骨の強度低下によって骨が脆弱化し，骨折の危険性が増した状態である。発症頻度は男性より女性に高く，これは閉経によるエストロゲンの低下に関連すると考えられている。予防には，適度な運動，日光浴，栄養状態の改善が推奨されている。骨の脆弱化の結果骨折が起こりやすくなり，これは高齢者のQOLを著しく低下させる。特に問題になるのは**腰椎圧迫骨折，大腿骨頸部骨折，橈骨遠位端骨折，上腕骨近位部骨折**などである。特に転倒による大腿骨頸部骨折は寝たきりのきっかけになることが多い。受傷後安静期間が長引くと廃用が進むため，早期に手術を行い，リハビリテーションを行う。

治療としては，ビスフォスフォネート，活性型ビタミンD，カルシトニン，カルシウムなど多数の薬物が用いられている。

②変形性関節症

加齢に伴い，関節の動きを滑らかにする関節軟骨が減少し，関節痛，腫脹，稼働制限などが出現する。この状態を変形性関節症とよび，特に**変形性膝関節症**の頻度が高い。安静時の痛みは少ないが，体重負荷時や運動時の痛みが特徴である。急性期には関節液の貯留，腫脹を認めることもある。治療は体重制限が基本であるが，人工関節置換術などの手術療法が行われることもある。

③椎間板ヘルニアと変形性脊椎症

椎間板軟骨の変性により，椎間板が突出することで，腰痛，下肢の痺れなどが生ずる状態を**椎間板ヘルニア**と呼ぶ。加齢に伴う脊椎の変形により脊髄根の神経が圧迫されることにより当該領域の神経症状が出現した状態を変形性脊椎症と呼ぶ。神経圧迫は頸椎，腰椎で生じやすく，それぞれ，**変形性頸椎症，腰部脊柱管狭窄症**と呼ぶ。いずれも当該神経領域のしびれ，筋力低下，痛みなどが症状となる。脊椎管狭窄症では，間欠性跛行が特徴的な症状である。通常保存的な治療が行われるが，症状が強い場合減圧手術が行われることもある。

④関節リウマチ

自己免疫性疾患の一つで，全身の関節に慢性の炎症を繰り返し，関節が破壊される疾患である。その主体は関節の滑膜の炎症であり，多くは手指の関節に始ま

り次第に複数の関節の変形，骨の変形，皮下結節形成，皮膚の潰瘍，肺の線維化などの全身症状を呈する。痛みと運動障害が症状の中心となる。治療は抗リウマチ薬，免疫抑制薬，副腎皮質ホルモンが用いられてきたが，近年分子標的薬（抗TNFα受容体）が治療に用いられるようになり，関節リウマチの予後は変わりつつある。

12. 頭頸部，目，耳の疾患

①唾液腺の疾患

小児の感染症として**急性耳下腺炎**が重要である。ムンプスウイルスによる急性感染症で，唾液腺の腫脹と発熱を特徴とする。一度罹患すれば終生免疫を獲得する。シェーグレン症候群は唾液腺のリンパ球浸潤や線維化を来す自己免疫性疾患である。唾液の分泌低下により口腔内乾燥を来す。涙腺も同時に侵されることが多く，症状として角膜の乾燥を来す。

②鼻腔の疾患

急性の鼻炎はいわゆる風邪（急性上気道炎）や，花粉症によって生ずる，極めてありふれた病態である。慢性の鼻炎は**急性鼻炎**の症状を繰り返し，鼻粘膜の肥厚などを来すものである。さらに副鼻腔に炎症が及ぶと，**慢性副鼻腔炎**を引き起こし，頭痛，顔面痛の原因となる。鼻腔・副鼻腔に発生する悪性腫瘍としては，悪性リンパ腫，ウェゲナーの肉芽腫症，扁平上皮がんなどがある。

③咽頭，喉頭の疾患

喫煙に関連して扁平上皮がんが発生する。上咽頭に発生する**咽頭がん**は，HPV感染の関与が約半数に見られる。

④耳の疾患

耳の炎症としては**外耳道炎**，**中耳炎**などがある。聴覚障害は，**伝音難聴**と**感音難聴**に分けられる。前者は外耳道炎，外耳の耳垢による閉塞，急性あるいは慢性中耳炎などによって生ずる。原因となる状態が改善すれば難聴は改善する。感音性難聴は，内耳あるいはそれより中枢側に原因のある難聴で，いくつかの種類がある。**突発性難聴**は突然発症する片側性の難聴，耳鳴り，めまいを特徴とする。原因は不明でありストレスの関与が推定されている。早期にステロイドの投与を行うことで症状の改善が期待できるが，後遺症としての聴力低下が持続すること

も多い。騒音に晒されることによって生じる騒音性難聴，薬剤性難聴，流行性耳下腺炎の後遺症による難聴などがある。加齢とともに難聴が生じるのは，老人性の変化であり，高音領域から次第に聞き取りにくくなり，両耳とも難聴が進行する。有効な治療法はなく，生活上の工夫や補聴器の使用によってコミュニケーションの維持を図る。内耳の疾患によってめまいが生じることがある（**良性頭位性めまい，メニエル症候群**）が，これについては第5章を参照のこと。

⑤目の疾患

結膜，角膜，眼瞼の疾患としては，花粉などによる**アレルギー性結膜炎**，いわゆる「ものもらい」である**麦粒腫**，マイボーム腺の慢性炎症である**霰粒腫**などが生じる。水晶体の疾患としては**白内障**の頻度が高い。白内障は加齢による水晶体の白濁変性によって生じる。程度がひどくなれば，手術を行う。**緑内障**は眼房内を循環する眼房水の吸収が悪くなるために眼圧が亢進することにより起こる。慢性に経過する開放型緑内障と，急激に発症する閉塞型緑内障があり，前者は薬物と点眼薬でコントロールが試みられるが，コントロールが困難な場合および後者には手術が必要となる。

網膜の疾患としては，**加齢性黄斑変性症，糖尿病網膜症，網膜剥離**などがあり，視力低下，視野の欠損などを来し，失明の原因となる。治療法としてはレーザーによる凝固治療や薬物療法が行われるが進行をくい止めることが難しい場合もある。

目に発生する腫瘍は珍しいが，乳幼児に**網膜芽細胞腫**が発症することがある。

13．皮膚の疾患

皮膚の炎症性疾患として最も頻度が多いのは**アトピー性皮膚炎**である。皮膚の乾燥やバリア機能異常などの皮膚の機能低下と，アレルギー反応などの免疫異常が絡み合って発症すると考えられている。さらに無意識に皮膚を掻きむしったり，痒い所をたたくなどの行動が病状を悪化させ，痒み，痛み自体がストレスとなり，ますます病状を悪化させるという悪循環が認められることが多い。治療は皮膚の保湿を保つ外用薬の適切な使用と副腎皮質ステロイドの外用が基本である。一部に漢方薬などによる体質改善も試みられており，ストレス軽減のためのカウンセリングも試みられる。

皮膚及び皮膚の付属器からはさまざまな腫瘍が発生するが，頻度の高いものとして，紫外線への曝露が発症に関連していると考えらえる**有棘細胞がん**（扁平上

皮がん），基底細胞がん，悪性黒色腫などがある．

VI 附録：いわゆる心身症について

ここまで述べてきた臓器別の疾病にうまく分類できないものとして，**心身症**（psycho-somatic disorders）と呼ばれる概念がある．心身症とは，元来は精神疾患と身体疾患のどちらにも分類できない，あるいは精神・心理的要因と身体的要因が重なり合った病態を示すような概念であり，それを専門的に扱う医学として心身医学が提唱されてきた．その背景として，近代から現代にかけての医学が，病気を身体疾患と精神疾患に明確に区別しようとするあまり，その両方が絡みあう中で苦しんでいる患者をうまく扱うことができないという事実があった．心身症をめぐる議論は，デカルトによる心身二元論の提唱に遡る根本的・哲学的な問題への議論をも呼び起こしてきた．こころを身体とは完全に区別されるものとして定義した心身二元論に対して，本来人間とはそのように分割することのできないひとつの統一体であり，病いを被った人間である患者は全人的に扱われるべきであるという全人医療（whole-person medicine, holistic medicine）の考え方である．心身症という疾病の存在は，そのような全人医療の必要性を強く要請するものだからである．

しかし現在，心身症という概念は，紆余曲折を経て，消滅の危機にさらされている．日本心身医学会は，心身症を「身体疾患の中でその発症や経過に心理・社会的因子が密接に関与し，器質的または機能的障害が認められる病態」と定義し，さらに「神経症やうつ病など他の精神障害に伴う身体症状は除外する」という文章を付記した．心身症についてのこの定義は，その後の心身症診療，あるいは心身症の治療をその専門とする標榜診療科である「心療内科」の在り方を決定的に規定するものとなった．

第一の問題は，心身症を「身体疾患である」と明記したことによって，心療内科医が本来扱うべき疾患と，現実に心療内科を訪れる患者群の間に大きな乖離が生じたことである．心身症の定義から「神経症やうつ病に伴う身体症状」を除外したことによって，心療内科医が診るべき患者は，理屈上は高血圧，喘息，消化性潰瘍などの（通常の）身体疾患に限定されることになった．しかし，実際にはこのような疾患を主たる問題とする患者が心療内科を訪れることはほとんどない．なぜならば，ほとんどの場合，高血圧ならば循環器科医，喘息ならば呼吸器科医，消化性潰瘍ならば消化器科医がその患者を治療することになり，そこに大

きな問題は生じないからである。

　次の問題は，心療内科を訪れる「身体症状を訴える」患者の大半は，上記のような意味での心身症ではなく，身体に器質的な異常が見つからない，あるいは見つかったとしてもその症状をとうてい説明できないような患者であるという事実である。各臓器別の身体科の領域では，このような病態は「**機能性身体症候群**（functional somatic syndrome）」として理解されるようになり，その考え方は一定の効果を挙げてきた。典型的な例は，「**機能性胃腸症**」や「**過敏性腸症候群**」などの消化器領域の疾患群である。しかし，このことは必ずしも心身医学の必要性を高めるわけではなく，これらの「機能性疾患」のほとんどは臓器別診療科や総合診療科においてケアされるようになった。

　一方でこのような患者を精神科医療の視点から見ると，DSM-Ⅳではほぼ「身体表現性障害」という精神疾患の診断カテゴリーに該当する。DSM-5 ではさらに単純化され，**身体症状症**（somatic symptom disorder）としてまとめられている。この定義は「身体の病気がないのに身体症状を呈する精神疾患」である。このように，こころと身体の二元論的乖離への挑戦として登場した「心身症」概念は，再び「精神／身体」の情け容赦のない二分法の中へと消滅してしまうことになった。現実に日々心療内科を訪れる患者の大半は，身体症状を主としつつもうつ気分や不安などの情緒の問題に苦しめられている患者であり，情緒的な問題や社会的な背景への適切な対応なしには支援を行うことはできない。しかしそれを強調すればするほど，結局のところその患者の病態は精神疾患のカテゴリーの中で理解されることになり，ここでも心身症概念の必要性は薄れるばかりとなる。現実に「心療内科」を標榜する病院診療科やクリニックの大半は精神科医によって診療が行われていることが現在では普通である。

　心身症の診療が抱える現実的な問題への解答は難しい。ひとつの可能性としては，本来の生物－心理－社会（BPS）モデルを十分に生かすアプローチこそが，このような患者への適切な支援を可能にするかもしれない。その支援の担い手はおそらく，総合的に人間を見る視点を保ちつつ，その患者がおかれている文脈に応じて適切な支援法を選択できる総合診療医や公認心理師に，その期待がかかっているように思われる。つまり，心身症という他の疾患とは異なる特別な病態があるのではなく，全ての疾病や病態において，全人的医療の態度に支えられた心理・社会的なケアが必要とされるのである。

◆学習チェック表
□ 健康・老化・病気(疾病)の概念について説明できる。
□ 炎症の病理学的な概念と主な具体例について説明できる。
□ 腫瘍の病理学的な概念と主な具体例について説明できる。
□ 主な臓器別の疾患を列挙し,その病態の概略について説明できる。

文　献
深山正久編(2017)はじめの一歩の病理学.第2版.羊土社.
社会福祉士養成講座編集委員会編(2017)人体の構造と機能及び疾病.第3版.中央法規出版.

第 3 部
心理的支援が必要な主な疾病

第7章 腫瘍臨床とがんサバイバーシップ

Keywords がん，腫瘍臨床（オンコロジー），一次予防，早期発見，標準治療，診療ガイドライン，テーラーメイド医療，サイコオンコロジー，サバイバーシップ，病いの語り

　……やっぱそういうところに戻ったときに，「私，乳がんなの」っていう環境じゃないなって。周りも胸が片胸ないっていう人もいなかったり，がん患者さんだっていう人もいなくて，すごくもう友達との，接触もすごくつらかったし，やっぱテレビとか付けて，同年代の女優さんとか，俳優さんとかの姿を見るとすごくつらくなってしまったりとかして，退院してから，ほとんどの時間はもうつらい，生きていくのにすごくつらくて，ああ，こんな状態になってまでして，私はもう生きたくないとか，すごくもうどんどんどんどん悪い方向に考えて，暗く落ち込んで自分の殻に閉じこもることが多かったです。
　ちょうど春，冬から春にかけてだったので，服装ももう胸を隠すダボッとしたもうトレーナー類みたいな感じで，もう常に，胸を隠す，隠して，外に出るみたいな感じで，そうするとそこまでして外に出ても街中歩いたときに，こう同年代の子のファッションとか見ると，もうつらくなって，もう外にも出たくないみたいな感じで，もう外出も，病院通院以外はしなくなっていました。
　　　　　　（健康と病いの語りデータベース：乳がんの語りウェブページ．より）

1　はじめに

　第6章（p.110）でも述べたように，腫瘍は悪性腫瘍と良性腫瘍に分類され，上皮性の悪性腫瘍はがん腫，非上皮性の悪性腫瘍は肉腫と呼ばれる。臨床的に問題になるのは悪性腫瘍であり，本邦では1981年以降一貫して死因の第一位を占める。一般にはがん腫と肉腫を合わせて「がん」と呼ばれていることから，本章においては悪性腫瘍一般を指す言葉として「がん」を用いる。
　従来がんの診療はほとんど全ての診療科にまたがり，それぞれの臓器別の外科系診療科において行われることが多かった。これはがんの治療が主として手術に

よって行われてきたためである。近年，がん一般に対する臓器横断的な診療や公衆衛生的な対応の必要性が強調されるようになり，このような領域は腫瘍臨床あるいは腫瘍学（oncology）と呼ばれている。主としてがんへの化学療法とがん患者への総合的なケアを専門とする腫瘍内科医（medical oncologist）と呼ばれる専門医も養成されるようになってきた。

本邦では2006（平成18）年に制定されたがん対策基本法に基づいて，2007年に第1期がん対策推進基本計画が策定された。この基本計画では，①「がん診療連携拠点病院」の整備，②緩和ケア提供体制の強化，③地域がん登録の充実，が図られた。さらに2016（平成28）年の基本法の一部改定によって，がん対策の目標に「がん患者が尊厳を保持しつつ安心して暮らすことのできる社会の構築を目指し，がん患者が，その置かれている状況に応じ，適切ながん医療のみならず，福祉的支援，教育的支援その他の必要な支援を受けることができるようにするとともに，がん患者に関する国民の理解が深められ，がん患者が円滑な社会生活を営むことができる社会環境の整備が図られること」が加わった。このようにがんへの対策は医療・福祉・教育などを包含する包括的理念として理解されるようになりつつある。

II　疫学的事項

本邦におけるがん統計（国立がん研究センター）によれば，2017年にがんで死亡した人は373,334人（男性220,398人，女性152,936人）である。生涯にがんで死亡する確率は男性25％（4人に1人），女性15％（7人に1人）である。

死亡数が多い部位は，男性では，肺がん，胃がん，大腸がん，肝臓がん，膵臓がんの順であり，女性では大腸がん，肺がん，膵臓がん，胃がん，乳がんの順になる。男女合計では，肺がん，大腸がん，胃がん，膵臓がん，肝臓がんの順に多い。罹患数でみると，男性は胃がん，女性では乳がんが首位となる。

男性では，40歳以上で消化器系のがん（胃，大腸，肝臓）の死亡が多くを占めるが，70歳以上ではその割合はやや減少し，肺がんと前立腺がんの割合が増加する。女性では，40歳代では乳がん，子宮がん，卵巣がんの死亡が多くを占めるが，高齢になるほどその割合は減少し，消化器系（胃，大腸，肝臓）と肺がんの割合が増加する。

2006年から2008年にがんと診断された人の5年相対生存率は，男女計で62.1

％（男性59.1％，女性66％）である。小児がん（0～14歳）の10年相対生存率は，男性73.2％，女性79.3％。15～29歳の10年相対生存率は男性66.0％，女性75.3％である。がんはもちろん依然として「致命的な病気」でありうるが，がんを経験し生存している人，あるいは慢性疾患としてのがんをもちながら生活をしている人（がんサバイバー）は確実に増加しており，ケアの充実がますます必要とされている。

III　がん対策推進基本計画

　2018（平成30）年に策定された**第3期のがん対策推進基本計画**は，「がん患者を含めた国民が，がんの克服を目指し，がんに関する正しい知識をもち，避けられるがんを防ぐことや，様々ながんの病態に応じて，いつでもどこに居ても，安心かつ納得できるがん医療や支援を受け，尊厳をもって暮らしていくことができること」を目標にしている。この基本計画は「がん予防」，「がん医療の充実」および「がんとの共生」を3つの柱とし，以下の3つを全体目標としている。①科学的根拠に基づくがん予防・がん検診の充実（がんを知り，がんを予防する），②患者本位のがん医療の実現（適切な医療を受けられる体制を充実させる），③尊厳をもって安心して暮らせる社会の構築（がんになっても自分らしく生きることのできる地域共生社会を実現する）。分野別施策と個別目標のため以下の項目が掲げられているが，非常に広い範囲にわたっている。

　第1の重点目標である「科学的根拠に基づくがん予防・がん検診の充実」については，①がんの一次予防，②がんの早期発見およびがん検診，が挙げられている。

　第2の重点目標である「患者本位のがん医療の実現」については，①がんゲノム医療，②がんの手術療法，放射線療法および免疫療法の充実，③チーム医療の推進，④がんのリハビリテーション，⑤支持療法の推進，⑥希少がんおよび難治性がん対策（それぞれのがんの特性に応じた対策），⑦小児がん，AYA世代（15~29歳）のがんおよび高齢者のがん対策，⑧病理診断，⑨がん登録，⑩医薬品・医療機器の早期開発・承認等に向けた取り組み，が挙げられており，腫瘍学，腫瘍臨床における現代のトピックのほとんどが網羅されている。

　第3の重点目標，「尊厳を持って安心して暮らせる社会の構築」は，公認心理師の職責に直接関連する領域の課題が複数含まれている。それらは，①がんと診断された時からの緩和ケアの推進，②相談支援および情報提供，③社会連携に基づ

くがん対策・がん患者支援，④がん患者等の就労を含めた社会的な問題（サバイバーシップ支援），⑤ライフステージに応じたがん対策，である。以下の節ではこれらのトピックのいくつかを取り上げ，論じていきたい。なお，がんに対するゲノム医療については第8章で，緩和ケアについては，第15章において詳述する。

IV　がんの一次予防と早期発見

　がんの危険因子，がん予防に役立つ生活習慣については莫大な研究がこれまでになされているが，科学的根拠が確立した情報は意外と少ない。現時点で合意されている危険因子の筆頭は，**喫煙（タバコ）と受動喫煙**である。喫煙が影響を与えるがんは喉頭がん，肺がんを筆頭としてほぼあらゆるがんにまたがっている。喫煙はがんのみならず肺気腫などの慢性呼吸器疾患，心血管疾患などの危険因子でもあり，喫煙を続けている限りどのような健康増進の試みもほぼ意味をなさないとさえ言える。

　幸い欧米のみならず本邦でも，喫煙率は減少傾向にある。がんの発生は長期の喫煙習慣の結果であるから，肺がんなどの喫煙由来のがんが減少傾向に転じるにはまだしばらくの時間を要するだろう。本邦では諸外国に比べて受動喫煙対策が遅れている。喫煙人口を減らすための最良の方策は，若い世代が喫煙者になることを防止するために喫煙機会を減少させることと，すでに喫煙習慣をもっている人の禁煙を支援することである。特に後者には行動変容を支援する心理学的，行動科学的なアプローチが重要である。**動機付け面接と認知行動療法**がその代表的なものであろう。喫煙に次いでがんの発生に影響のある生活習慣は大量飲酒である。アルコール依存の問題については，第13章で詳述する。

　もう一つの危険因子は感染症である。現時点でがんの発生への影響が実証されているものとして，肝細胞がんにおけるB型およびC型の肝炎ウイルス，成人T細胞性白血病におけるヒト成人白血病ウイルス（HTLV-1），子宮頸がんにおけるヒトパピローマウイルス，胃がんにおけるヘリコバクター・ピロリ菌などがある。ワクチンの接種や除菌による発がん予防効果が期待されているが，副作用への不安への配慮を含めて解決すべき問題は多い。

　なんらかの特定の食物，サプリメント，生活習慣を積極的に取り入れることによって，がんが予防されるという明確な科学的根拠は現在のところほとんどない。むしろ根拠の乏しい食物やサプリメントなどについての情報が営利目的で喧伝されることの害が注目されている。メンタルヘルスやストレスへの対応を含めた適

第7章　腫瘍臨床とがんサバイバーシップ

切な健康情報を提供することに関して，心理学あるいは公認心理師に期待される役割は大きい。

　検診の普及によってがんの早期発見を促進することが，がん死亡，あるいは総死亡を減らすかどうかについての科学的根拠には議論が多い。検診の効果については，その有効性を強調する意見と，検診の害やコストの割に効果が少ないことを強調する意見があり，錯綜している。本邦のがん検診のうちで有益性が実証されているものは限られている。乳がん検診を例にとると，40歳以下の女性に対する乳腺X線検査（マンモグラフィー）によるスクリーニングは益よりも害が大きいので勧められない。しかし，一方で早期発見によって命を救われるとするストーリーにはインパクトがあり，有名人が自身のがんをカミングアウトするたびに検診の必要性が強調される傾向がある。見逃しと過剰診断のはざまで最良の道を探ることは医療一般の宿命であるが，それ自体が心理・社会的なプレッシャーを形成していることを見抜く必要もあるだろう。

V　患者本位のがん医療

　現代のがんの治療についての重要な論点の一つはがん治療の標準化の問題であり，もう一つはがん医療の個別化の試みであると思われる。前者は，単純化して言えば患者がどのような地域に住んでいるかなどの状況に関係なく，現時点での最善の医療を受ける権利を保証することである。このために行われてきた施策は，各地方にがん拠点病院を設置することと，各種のがんに対するエビデンスに基づく診療ガイドラインの整備であった。診療ガイドラインによって推奨される治療法は一般に標準治療と呼ばれる。

　がんの治療は，手術療法だけではなく，放射線療法，薬物療法，ホルモン療法，免疫療法，物理療法などの多種類の治療法がある。手術療法にもさまざまな術式があり，侵襲性の高い拡大手術から，局所温存手術と呼ばれる侵襲性の低い手術など選択肢はさまざまである。さらに放射線療法や化学療法やホルモン療法などを単独で行ったり，手術と組み合わせて行ったりする。現在では，このようなありとあらゆる治療法がセットで，あるいはアルゴリズムにしたがって行われる可能性が生じている。このような治療法の選択を最適化するために，診療ガイドラインと標準治療という考え方が役に立つ。

　診療ガイドラインと標準治療という言葉はしばしば，それが全ての患者に適用されるべき唯一の方針であるかのように誤解されるがこれは誤りである。ガイド

ラインはあくまでも個別の医療方針の決定を支援するための指針であり，標準治療は個別の患者に必ず効果があることを保証するものではない。同じ診断名の患者であっても，個々の患者はみなそれぞれ異なっており，治療への反応なども一人ひとり異なっている。

近年，個別の患者に最適化した医療が行われるべきであるという考えが普及するようになり，テーラーメイド医療などと呼ばれている。そのために個々の患者の遺伝子の多様性を把握し，それに応じた治療を提供することが試みられている。その一つが第8章でも触れられているゲノム医療である。しかし遺伝子情報を患者にフィードバックするプロセスや患者の意思決定において，個々の患者や家族の価値観や選好を尊重する必要がある。がん診療の領域においても遺伝カウンセリングの重要性が明確になりつつある。

また近年，がんが治るかどうかという点にだけ注目するのではなく，一人の生きる主体としての患者の多面的なニーズを把握し，QOLに配慮した医療を提供しようという姿勢も強調されるようになってきた。手術や放射線療法によって生じる障害，例えばリンパ浮腫，運動障害，乳房切除などによるボディイメージの変化，化学療法による脱毛などへの多様な支援が行われるようになってきた。さらに患者や家族を，社会における生活者として理解する視点から，心理・社会的な支援の必要性が認識されるようになってきた。このような観点への系統的な支援システムは，サイコオンコロジー（精神腫瘍学），あるいはサイコソーシャルオンコロジーと呼ばれる。

このように近年のがん医療には，生物学的視点，治療者側からの視点を超えて，生活者としての患者個人の視点を重視することが主流となってきた。そのために必要とされるのは，当事者の視点から語られる経験の語りを尊重する医療者側の体制づくりの努力である。

VI　がんサバイバーシップ

がんサバイバーとは，「ひどく耐えがたく命に関わるような病気のさなかにあっても，また克服したのちにあっても生き続け，かつ，その人らしく生き続けている人のことである。がんの診断を受けたことのある人はみな，診断の時から人生を全うするまでサバイバーである」（米国国立がん研究所）と定義されている。がんサバイバーとはがんの診断を受け，生存している人の全てをさすということになる。現在の日本でのがん患者の5年相対生存率は60％を超えている。2016

年の全国がん登録からの推定値によると，がんに罹患している人は約100万人とされており，その約3分の1が20〜60歳の実際に就労可能な年代の人であると推定されている。

米国における2005年の時点におけるがんサバイバー1,100万人のうち，約23％が乳がんであり，19％が前立腺がん，11％は大腸がんの診断を受けていた。2008年の米国での報告によれば，がんサバイバーの心理・社会的ニーズには以下のようなものがある。①病気や治療についての情報収集や情緒的対処法，病気を管理する手助け，②私生活や職業生活の中断をやりくりする手助け，③保健行動を変えるための援助，④運輸交通のような物流上のニーズ，⑤経済的な条件と援助。

本邦でのがんサバイバー支援は，第3期がん対策推進基本計画において，特にがん患者の就労支援に焦点をあてた提言が行われており，がん拠点病院におけるがん相談支援や就労支援の一環として充実の方策が提言されている。このような包括的ながんサバイバーへの支援の取り組みは，現在のところ拠点病院を中心とした多職種連携チームによって担われているが，在宅支援を含むコミュニティ支援との連携が推奨されている。

VII　病いと健康の語りのデータベース——公認心理師への期待

本章の冒頭に掲げられた文章は，発症時22歳の乳がんサバイバーであるFCさん（仮名）の語りである。当事者の経験を丁寧なインタビューによって収集し，データベース化したものをインターネット上に公開し，必要とする人が誰でもそれを共有することができるようにという目的のサイト「健康と病いの語りデータベースDIPEX JAPAN」からの引用である。

がんとは単なる疾患ではない。それは患者や家族，サバイバーの方々，あるいはそれ以外の市民にとっての「生きられた経験」である。全世界では，おそらく毎年1,000万人を超える人が新たにがんと診断されている。それらの人の一人ひとりのがんの経験や，それが生活に与える影響は千差万別である。そして患者それぞれの経験は検査データからではなく，彼らが過ごしてきた人生を通して語られる。これらの人にとっての大きな問題の一つは，それぞれの経験が十分に語られ，聴き取られる機会と場がまだまだ少ないことである。膨大な医学情報，研究に関する情報が日々発信されているとはいえ，それが適切な形でそれを必要とする人に届くことはまだまだ少ない。さらには，人々が知りたいと思い，それを共

有することから安心や生きる希望を得ることができるような同じ病気を経験した人の語りを聴いたり読んだりすることの機会は限られている。

　公認心理師は，がん患者やサバイバーやその家族などの当事者の語りを丁寧に傾聴し，彼らが生活者としてその人生を歩む道行きに同行できるための訓練を受けている。また彼らが日々抱える心理・社会的な問題に対して，適切にニーズを把握し，その解決や解消のために適切なアセスメントや介入を行う技能を有している。公認心理師が，彼らを支援する包括的なチームの一翼を担う重要な存在となる日は，すぐそこまで来ているように思われる。

◆学習チェック表
☐　本邦におけるがんの疫学の概要を説明できる。
☐　本邦のがん対策推進基本計画の概要を説明できる。
☐　がんの危険因子について説明できる。
☐　がんの診療ガイドラインと標準治療の意味について説明できる。
☐　がんサバイバーシップについて説明できる。

文　　献

健康と病いの語りデータベース：乳がんの語りウェブページ．https://www.dipex-j.org/breast-cancer/topic/life/shigoto/734.html（2019.03.09閲覧）

Duffy, J.D. & Valentine, A. D. (eds.) (2011) *MD Anderson of Psychosocial Oncology*. McGraw-Hill Companies Inc.（大中俊宏・岸本寛史監訳（2013）MD アンダーソン　サイコソーシャル・オンコロジー．メディカル・サイエンス・インターナショナル．）

国立がん研究センター：最新がん統計．https://ganjoho.jp/reg_stat/statistics/stat/summary.html（2019.03.09閲覧）

厚生労働省：がん対策基本計画（第3期）．https://www.mhlw.go.jp/stf/seisakunitsuite/bunya/0000183313.html（2019.03.09閲覧）

第8章　遺伝性疾患・先天性疾患・遺伝カウンセリング

第8章

遺伝性疾患・先天性疾患・遺伝カウンセリング

Keywords　ゲノム，遺伝子，単一遺伝子病，多因子遺伝病，染色体異常症，遺伝学的検査，出生前診断，遺伝カウンセリング

　ダウン症という言葉だって知らなかった。そういうこともそういう世界も知らない。私にとって未知の世界だったわけです。自分から入ろうともしなかった世界なんですよね。知ろうともしなかったし。でもそれを，教えてくれたのはまさにMなんですね。Mが教えてくれたんです。不思議ですよね。本で読んだってそういうところは変わらない，人間は。それがすっかり変わる。すっごいですねー。Mを授かったこと自体が，何か私の人生を全て変える何かだった。すごい力ですよね。心が入れ替わっちゃうんですからすごいですよね。
　　（中込さと子（2006）遺伝医療におけるナラティヴ―女性たちの語り．より）

I　はじめに

　人間の疾病や障害のうちで，出生までのいずれかの時期に何らかの原因があって，大多数の個体とは異なった形態や機能を示す病態を**先天性疾患（先天異常）**と呼ぶ。先天異常には，遺伝子の変異，染色体異常，子宮内感染や母体の服薬などいろいろなものが考えられるが，複数の遺伝子変異と環境要因が重なった多因子遺伝が過半数を占め，原因が特定できないものが多い。疾患の発症に遺伝子・染色体が関わっているものを総称して**遺伝性疾患（genetic disease）**と呼ぶ。遺伝性疾患の研究は，メンデルの法則やダーウィンの法則など遺伝形質の伝達様式の研究に源流をもつ。現代の医学における遺伝研究の進歩は著しい。生活習慣病などの遺伝とは無関係と考えられた疾患にも遺伝要因が明らかになりつつある。さらに，ヒトという種の遺伝情報の総体である**ヒトゲノム（human genome）**の全容解明に伴い，特定の疾患において責任遺伝子が解明されるとともに，**発症前**

診断や保因者診断が可能になった。先天性疾患についても新生児の遺伝学的検査が多数開発され，重篤な先天性疾患については，慎重な検討のうえで出生前診断が行なわれるようになった。これに伴い，検査の施行や結果の解釈，当事者やその血縁者への情報提供，さらには遺伝に関わる問題とともに生きる人に寄り添うための**遺伝カウンセリング**という概念も定着しつつある。これらの遺伝に関連した医療は高度の倫理性が求められるため，ガイドラインの整備，遺伝医療を扱う専門的人材（臨床遺伝専門医，認定遺伝カウンセラー，認定遺伝看護師等）の育成が進められている。本章では，現代の遺伝医療の概要を整理するとともに，公認心理師がこの領域にどのように関わるべきか，そのためにはどのような知識と技能を必要とするかについても論じたい。

II 遺伝学の基礎

　ヒトの遺伝情報全体のセットは**ゲノム**（genome）と呼ばれ，生物の身体の全ての情報をコードした設計図である。ヒトゲノムの全体像は，2003年までにそのあらましが解明された。ゲノムは4種類のDNA（デオキシリボ核酸：塩基の種類によってアデニン（A），チミン（T），グアニン（G），シトシン（C）の4種類となる）が一列につながったものである。ゲノムは身体の細胞の全てに含まれており，その大部分は核に存在し，一部はミトコンドリアに含まれる。**遺伝子**（ジーンgene）とは，特定の蛋白を構成するため塩基配列情報を含むゲノムDNAの特定の部分で，ヒトゲノムには約2万1千個の遺伝子が含まれている。遺伝子に含まれる塩基配列情報は，メッセンジャーRNAに**転写**され，さらにリボソーム内で対応するアミノ酸配列に**翻訳**され，細胞を構成する蛋白が合成される。遺伝子のDNA配列は，情報が読みだされる部分（エクソン exon）とエクソンに挟まれて情報が読みだされない部分（イントロン）の他に，遺伝子の転写の制御に関係する複数の部分（プロモーター，エンハンサー，サイレンサーなど）をもっている。核ゲノムの大きさは1倍体あたり31億塩基対（base pair, bp；塩基配列の数）で，遺伝子部分はゲノムDNAの約2％を占めているに過ぎない。またゲノムの塩基配列は，個人差があり，ゲノム全体の0.1％程度あるとされ，個人差の原因の一つと考えらえている。

　細胞が分裂して数を増やしていく時には，遺伝情報が正確にコピーされて2倍量になってから二等分される。この分裂の時に，2倍量となった核ゲノムが凝縮されて**染色体**と呼ばれる構造を取る。細胞の核ゲノムは46本に分かれているた

め，ヒトの正常な染色体も 46 本である。そのうち 23 本は父親から，残りの 23 本は母親から受け継ぐ。46 本，23 組のうちの 22 組は常染色体と呼ばれ，最後の 1 組は性別を決定する遺伝情報を含んでおり性染色体と呼ばれる。男性の性染色体は XY であり，女性のそれは XX であるが，例外もある。

　生殖細胞は 1 セットの核ゲノムを子どもに伝達するために，減数分裂という特殊な分裂を行い，配偶子（精子と卵子）を形成する。配偶子は父親と母親からのゲノム（22 本の常染色体と X/Y 染色体のいずれか）をそれぞれ 1 セットもっており 1 倍体細胞と呼ばれる。受精によって両親からのゲノムを受けついだ受精卵は 2 倍体細胞となる。ヒトの身体の全ての細胞は受精卵の分裂によって生成され，配偶子以外の体細胞は全て 2 倍体細胞である。このように受精卵に由来するゲノムを，生殖細胞系列（germline）と呼び，その人の一生で不変である。常染色体においては，1 つの座位（ローカス locus）に対して 2 個のアレル（DNA の特定の部位，Allele）がある。この組み合わせによって，優性／劣性の遺伝形式が生じる。しかし実際の個体の形質は，**遺伝型**（genotype）によって厳密に決まっているわけではなく，実際に現れる性質を**表現型**（phenotype）と呼ぶ。

　一方でミトコンドリア DNA は，小さくリング状の構造をとり遺伝子数も少ないが，各細胞に数千個ある。遺伝性としては，卵子の細胞質に含まれているものが子どもに受け継がれるので，母由来（母系遺伝）である。

III　遺伝性疾患

　疾患の発症に遺伝子・染色体が関わっているものの総称を遺伝性疾患（genetic disease）と呼ぶ。一般的には，単一遺伝子病，ミトコンドリア遺伝病，多因子遺伝病，染色体異常症，後成的（エピジェネティック epigenetic）疾患，に分類される。

1．単一遺伝子病

　単一遺伝子病とは，遺伝子の DNA の一カ所に変異が存在するために発症する疾患である。**メンデルの法則**（分離の法則，優劣の法則，独立の法則）にしたがって遺伝するとされる。臨床上問題になるのは，①常染色体優性遺伝病，②常染色体劣性遺伝病，③X 連鎖劣性遺伝病である。

　常染色体優性遺伝病は，両親から受け継いだ遺伝子の一方のアレルに病的変異がある場合（ヘテロ接合），病的変異をもつ遺伝子が優勢に働くために発症してし

まうタイプの遺伝病である。実際には遺伝子変異をもつ全ての個体が発症するわけではない。実際に発症する個体の割合のことを浸透率と呼ぶ。代表的疾患として，**軟骨無形成症**，**マルファン症候群**，**ハンチントン病**，**遺伝性乳がん卵巣がん症候群**，**遺伝性大腸がん**（家族性大腸腺腫症，Lynch 症候群など），**家族性高コレステロール血症**などがある。

　常染色性劣性遺伝病は，両親から受け継いだ遺伝子の両アレルに変異がある場合（ホモ接合）にのみ発症する。一方のアレルに変異があっても，もう一方が正常であれば発症せず，保因者となる。このタイプの疾患の種類は非常に多く，保因者頻度も高いが，個々の疾患の患者数は少ない。代表的疾患として，**フェニルケトン尿症**，**メープルシロップ尿症**，**ホモシスチン尿症**，**高ヒスチジン血症**などの先天代謝異常の多く，**脊髄筋萎縮症**，**遺伝性感音性難聴**の 2/3 程度，**ウィルソン病**などがある。

　X連鎖劣性遺伝病は，X染色体上の遺伝子に変異があり，男性にはX染色体が1本しかないために発症する。よって患者は圧倒的に男性が多い。女性ではX染色体は両親に由来するが，一方のX染色体は遺伝子が転写されない状況（不活化）となっている。このX染色体の不活化は，受精卵が 200 細胞期になった時に2つのX染色体にランダムに起こるため，女性の身体では，父由来のX染色体が不活化されている細胞と，母由来のそれが不活化されている細胞が混在する。よって女性がX染色体上に1アレルに遺伝子変異をもつ保因者の場合，病的な細胞と正常細胞が混在するため，症状がない，もしくは発症しても軽度となる。しかし，病的細胞の割合が多い個体では，遺伝子上では保因者であっても症状が出る「患者」となる。このような現象を，不活化の偏りと呼ぶ。男性のX染色体は母に由来するため，母が保因者であれば男児の半数が患者となる。代表的疾患として**血友病A，B**，**デュシェンヌ型筋ジストロフィー**，**無ガンマグロブリン血症**，**ファブリー病**，**アンドロゲン不応症**，**赤緑色覚異常**などがある。

2．ミトコンドリア遺伝病

　ミトコンドリア遺伝病は，母由来のミトコンドリア DNA の変異や欠失によって起こる疾患群であり，筋萎縮・筋力低下などの筋症状，運動失調・認知機能の障害など多彩な中枢神経症状，糖尿病，難聴を伴う。

3．多因子遺伝病

　多因子遺伝病は，複数の遺伝子変異や多型の組み合わせによって生じてくる遺

伝病であり，**低身長症**，**精神遅滞**，**口蓋裂**，**先天性心疾患**などがある。Ⅱ型糖尿病，高血圧症，がんなどの多くのありふれた疾患もこれに含まれる。近年の遺伝子関連検査技術の急速な進歩によって，これらの疾患の予防や治療に関連すると思われる遺伝子の情報は爆発的に増加したが，それが直接個別医療の改善に益するかどうかについては，未だに研究途上の状況にある。

4．染色体異常症

　遺伝子の担体である染色体の数あるいは形（構造）の異常によって生ずる遺伝性疾患の総称である。

　染色体数の異常としては，正常では2本である染色体が3本あるものをトリソミー，1本しかないことをモノソミーと呼ぶ。臨床的に問題になるのは，常染色体の13番，18番，21番のトリソミーであり，その他のトリソミーは自然流産となる。染色体の中で最もゲノム量と遺伝子数が少ない**21番染色体のトリソミー**は**ダウン症候群**と呼ばれ，染色体異常症の中では最も頻度が高い。母体が高齢になるほど出産頻度が高くなる。最も特徴的な症状は，特異な顔貌，知能障害，筋緊張低下，先天性心疾患をはじめとする内臓奇形の合併である。

　性染色体の数の異常としては，本来XYである男児のXの数が増える**クラインフェルター症候群**，本来XXである女児のX染色体のモノソミーである**ターナー症候群**などがある。このような性染色体異常では知的障害はない。

　染色体の構造の異常としては，欠失（染色体の腕の一部が失われること）と重複，転座（染色体の一部が異なる染色体の腕に再接着してしまうこと）がある。欠失の代表例としては5番染色体の短腕の一部が欠失した**5pマイナス（5p-）症候群**（英語ではCat-cry syndrome）が知られる。X染色体の短腕が欠失してもターナー症候群となる。重複の例では，17番染色体が関わる神経疾患のシャルコー・マリー・トゥース病がある。転座の代表例としては，21番染色体の転座による**転座型ダウン症候群**がある。

5．後成的（エピジェネティック）疾患

　DNAの塩基配列の変化を伴わずに遺伝情報発現が変化する現象を研究する学問分野のことを，エピジェネティクスという。DNAのメチル化，DNAが巻き付くヒストン蛋白のアセチル化，メチル化，リン酸化などの分子レベルでの化学的な修飾が起こり，クロマチン構造（ゲノムDNAと蛋白からなる高次構造）が変化することによって，遺伝子発現が促進されたり，抑制されたりする。細胞分裂

後もこの状況が受け継がれ，発生・分化の制御がなされている。両親のどちらか一方のアレルがメチル化をうけて選択的に不活化することをゲノム刷り込み現象（ゲノムインプリンティング）と呼ぶ。エピジェネティックス異常は，がん化や発生・分化の異常を来す原因となる。インプリント異常による疾患としては，プラダー・ウィリー症候群，ベックウィズ・ヴィーデマン症候群などがある。

IV 遺伝学的検査と倫理

遺伝学とゲノム解析技術の進歩に伴い，近年検索可能な遺伝性疾患は増加の一途をたどっている。特に，ある疾患に関わる複数の遺伝子を一気にしらべるパネル検査や，全エクソンや全ゲノムを調べる検査も，次世代シークエンサー（遺伝子の塩基配列を高速に読み出せる装置）の実用化によって日常の診療に取り入れられている。よって検査法の種類や適応，得られた遺伝学的情報の取り扱い，意図しない遺伝子の変異が見つかる二次的所見の取り扱いを含め，当事者による意思決定や心理的支援などにおいて，これまでとは全く異なるレベルの倫理的問題と対応の必要性が生じている。

1．遺伝学的検査

遺伝子が関わる検査（**遺伝子関連検査**）は，生殖細胞系列の変異，体細胞遺伝子変異，病原体遺伝子に対して行われる。このうち，生殖細胞系列を調べるのが**遺伝学的検査**である。遺伝学的検査は，単一遺伝子疾患，多因子疾患，薬物等の効果・副作用・代謝，個人識別に関わる遺伝学的検査等，ゲノムおよびミトコンドリア内の原則的に生涯変化しない，その個体が生来的に保有する遺伝学的情報（生殖細胞系列の遺伝子解析より明らかにされる情報）を明らかにする検査である。遺伝学的検査は通常，①**遺伝子検査**，②**染色体検査**に分類される。

特定の疾患についての遺伝学的検査はその目的に応じて，通常以下のように分類される。

①**確定診断**：すでに発症をしている患者に対して，診断を確定，あるいは疑われる疾患の鑑別のために実施される遺伝子検査。得られた結果は血縁者にも影響を及ぼす情報であることへの留意が必要である。

②**発症前診断**：患者の遺伝子変異が同定されている状況において，血縁者の変異部位を調べることで，発症の可能性を予測すること。優性遺伝性疾患に対して行われる（最近では，発端者の遺伝子変異情報がなくても，遺伝子を広く検査し

て,関係する遺伝子変異を見出すことができることもある)。予防法や治療法が確立していない疾患における検査の実施に当たっては,医学的情報を正確に被検者に提供するのみならず,被検者の心理,家族関係への慎重な配慮・判断が必要となる。検査前の慎重な遺伝カウンセリングに加えて,遺伝子変異が同定された場合には,長期に亘る医学的管理,遺伝カウンセリング,心理的支援が必要となる。小児に対する発症前診断は,その疾患の発症年齢が未成年である場合を除き,将来の自由意思の保護の観点と,本人が状況を受け入れて自律的に健康管理に取り組むことが必要であることから,行わない。

③保因者診断:劣性遺伝性の疾患の保因者検索のために行われる。患者の両親や血縁者が遺伝子変異をヘテロ接合で保有しているかどうかを検査することで,次子や血縁者が当該疾患に罹患するリスクを予測する。X連鎖劣性遺伝性疾患の場合は,保因者が発症するリスクもあるため,血縁者の健康管理を目的に,保因者診断が考慮される。

④出生前診断:胎児が特定の医学的状況にあるかどうかを確認する方法のことである。出生前診断については,次々項で詳述する。

⑤薬理遺伝学:薬剤の副作用や効果に個人差があることが知られるが,この原因が生殖細胞系列の遺伝子の多型によることが判明している。抗がん剤であるイリノテカンの解毒に関われるUGT1A1遺伝子の多型解析は保険適応で,この薬剤の投与の前に副作用予測に検査される。その他,薬剤の代謝に関わるCYP遺伝子群,アミノグリコシドの副作用を強くするミトコンドリア遺伝子多型などが知られており,投薬の状況に合わせて検索される。

2.遺伝学的検査の結果の考え方

遺伝子検査の結果が,いわゆる「標準」と異なる場合であっても,全てが疾患の原因ではない。標準と異なると全てバリアント(variant)とされる。バリアントは,すでに疾患との関係が明らかになっている病的変異から,個人差であって疾患とは関連しない多型まで4段階(病的変異,病的変異疑い,VUS(今のところは解釈が難しい),多型の可能性)に分けられることが多い。この中でVUSというのは,病的変異かどうかが今のところ判定できないため,今後のデータのフォローが必要となる。

3.出生前診断

近年,高年妊婦の増加,少産少子化,生殖補助医療による妊娠の増加,医学的

知識の普及などにより個々の妊娠における胎児への関心が高まっている。さらに新しい非侵襲的な出生前診断法の開発やマスコミ報道の過熱なども，出生前診断への関心を高める一因となっている。一般には超音波断層撮影を中心とした画像診断と母体血清マーカー，染色体検査や遺伝子診断による胎児の遺伝学的検査を組み合わせて行われる。

　出生前診断のための遺伝学的診断法には，確定診断検査と非確定的検査（スクリーニング検査）とがある。前者は，羊水あるいは絨毛を検査材料とする侵襲的な検査であり，流産などを引き起こす可能性がある。後者は超音波画像診断や母体の血清マーカー，母体血液中の胎児DNAを検索する非侵襲的検査であり，流産などを引き起こすリスクはない。

　非確定的検査にはさまざまな検査法が開発されているが，感度，特異度，陽性的中率，陰性的中率は100％ではないので，あくまでも確率論的な予測にとどまる。精度の高いスクリーニングテストは，母体血を用いた新しい遺伝学的検査（無侵襲的出生前遺伝学的検査：NIPT）は，本邦では現在，13，18，21トリソミーに限定して行われるが，技術的には他の染色体や微細欠失の検出も可能であるため，実際にどこまで検査すべきかに関して，十分に論議をしたうえで，専門家は最新の知識を常に蓄えておく必要がある。

　出生前診断に伴う大きな問題は，日本では，胎児の状況による妊娠中断が認められていないにもかかわらず，出生前診断結果の情報が得られることによって選択的中絶の可能性が生じることである（通常は，経済的理由で妊娠が中断される）。事実，本邦ではNIPTでトリソミー21と診断され，羊水染色体検査で確定された大半は，妊娠中断に至っている。

　さらには，胎児の遺伝子変異が確定することによって，その情報は母親と配偶者に伝えられることになり，それによって生じるコンフリクトや心理的負担は相当のものになる。また，冒頭に挙げられた事例のように，妊娠中断が法的に可能な期間（妊娠21週6日まで）を過ぎて重篤な遺伝性疾患の診断が行われた場合，妊娠中断は不可能であり，かつ胎児・新生児死亡と向き合う必要がでることから，心理的負担は一層重いものとなる。また胎児の状況によっては，分娩様式の決定（帝王切開かどうか）を迫られる場合もあり，十分な遺伝カウンセリングとともに心理的なサポートが欠かせない状況となる。

　小児期までに発症する重篤な希少疾患・難病における出生前診断は，その疾患に罹患している子をすでにもっているか，妊婦本人や配偶者，またそのきょうだいが罹患者である場合に考慮される（倫理審査委員会で判断される）。この場合妊

婦に大きな葛藤，精神的・身体的苦痛をもたらす。出生前診断を受けること，その結果が「罹患」であった場合に妊娠継続をあきらめることは，被検者である女性が，自分や，自分の子や同胞を否定する感覚に陥ることにもなる。その実施にあたっては，遺伝医学的な情報提供とともに，被検者を心理的にもサポートできる環境の提供が必要である。そのような遺伝医療のプロセスを支えるものとして，遺伝カウンセリングが必須である。

　また現在では，出生児の 10％程度が生殖補助医療（体外受精など）によって出生しているとされ，不妊に悩む高齢妊婦が多いことがその背景にある。体外受精よって得られた受精卵を選別する着床前診断は，両親のいずれかが染色体転座保因者で習慣流産を来した場合／染色体異常児の出産を経験していること，重篤な遺伝性疾患の罹患が考えられる場合に個別に日本産科婦人科学会で審査される。承認後に遺伝カウンセリングを経て実施される。生殖補助医療の対象者は，度重なる排卵誘発や流産で，心理的に追い詰められての遺伝カウンセリング受診が多い。妊娠そのものが目的となり，その後に続く子育てへの視点がない夫婦も多いため，長期の見通しをもった心理的支援が必要とされる。

4．がん診療における遺伝子検査

　がんの分野での遺伝子検査には，がん細胞そのものの遺伝子解析（体細胞変異遺伝子検査）と，体質を調べるための遺伝子解析（遺伝学的検査）の 2 種類がある。前者は，がんの診断確定や抗がん剤選択のために，がん組織を使う検査で，子孫に受け継がれる情報は原則として得られない。後者は，抗がん剤の副作用の出やすさに関する検査や，遺伝性腫瘍のようながんを発生しやすい体質に関する検査であり，末梢血（正常血液）で，子孫に受け継がれる生殖細胞系列の変異を調べる。

　近年，各種のがんの治療の目的で，がん細胞がもつ特定の分子を標的とした治療薬物（分子標的薬）が多数開発されている。例えば，慢性骨髄性白血病に対するイマチニブ（商品名グリベック）は，22 番染色体と 9 番染色体との相互転座によって形成される融合遺伝子産物 BCR-ABL の酵素（チロシンキナーゼ）活性を抑制する薬剤である。したがって，この転座をもつ白血病に高い有効性が示される。また，上皮成長因子受容体（EGFR）の遺伝子産物を標的とするゲフィチニブ（商品名イレッサ）は，EGFR 遺伝子に変異をもつ非小細胞肺がんで効果が高い。また，ERBB2/HER2 遺伝子がコードする受容体蛋白質を標的とする抗体薬トラスツズマブ（商品名ハーセプチン）は，同遺伝子増幅がある乳がんや胃がんで有効

性が認められている。

　遺伝性腫瘍に対する生殖細胞系列（末梢血を調べる）の遺伝学的検査については，甲状腺髄様がんに対する *RET* 遺伝子検査，網膜芽細胞腫に対する *RB1* 遺伝子検査などが現在保険適用となっているが，また再発乳がん患者で，末梢血で検査する生殖細胞系列に *BRCA1/2* に病的変異がある遺伝性乳がん卵巣がん症候群が判明すると，PARP 阻害剤（商品名オラパリブ）が適応となる。また，がん細胞での DNA 複製の不安定性が MSI 検査で検出されると，遺伝性腫瘍であるリンチ症候群が疑われ，免疫チェックポイント阻害剤（この場合は，商品名キイトルーダが認可されている）が適応となる。このような診断は，分子標的薬の選択に関わる遺伝子の検査であるため，コンパニオン診断と呼ばれる。上記以外の大多数の遺伝性腫瘍の遺伝学的検査は保険外診療として提供されている。いずれの場合も，適切な遺伝カウンセリングを提供した後に実施されなければならない。

5．生活習慣病の遺伝子解析

　糖尿病や高血圧，それらがリスクとなる心血管系の合併症などは多因子疾患であることが分かっている。ゲノム医学の進展とともに，多因子疾患をも対象とした遺伝子診断が行われるようになってきた。単一遺伝子疾患における「発症前診断」とは異なり，多因子疾患に対する遺伝子診断は，あくまで疾患発症リスクの高さを予測できるに過ぎない。その臨床的有用性は，感度，特異度，陽性適中率などの厳密な評価がなされて，はじめて明らかとなる。

　ゲノムワイド関連解析（GWAS）が本格的に実施されるようになったのは 2007 年頃からである。近年，糖尿病，高血圧，脂質，体格指数（BMI），冠動脈疾患などの感受性遺伝子座位が次々と新たに同定されている。比較的高頻度の一塩基多型（SNP）マーカーを用いた GWAS によって，疾患発症リスクとして 10 ～ 50％程度の上昇効果を示す遺伝子が相当数存在し，それらが疾患感受性（いわゆる体質）の一部を為していることが分かってきた。しかし，同手法による，疾患感受性の全体像の解明には相当大きなハードルが存在することも明らかとなっている。比較的高頻度の感受性 SNP だけでは，多因子疾患の遺伝率（heritability；集団における表現形質のばらつきが個体間の遺伝素因で決定されている割合）の多くの部分を説明することができない。現時点では，ゲノム情報を確実に発症抑制や健康増進のために活かす段階には達していない。

第8章 遺伝性疾患・先天性疾患・遺伝カウンセリング

6．DTC（direct-to-consumer：消費者直販型）遺伝子検査

1990年代後半から，医療とは独立したビジネスとしての遺伝子検査（DTC）が，米国，欧州で普及するとともに，多くの倫理的な議論を巻き起こすようになってきた。DTCはその名称通り，被験者が直接遺伝子検査会社とコンタクトし，医療を介さない。本邦では2000年以降，肥満や生活習慣病などのリスクを調べるDTC検査ビジネスが多数出現しており，その事業者の多くを医療機関が占めている。検査項目で最も多いのが肥満などの体質に関する検査で，次は潜在能力の検査，糖尿病やがんなどの発症リスク検査がこれらに続いている。付帯したサービスとして，健康食品やサプリメント，美容・スキンケア，育毛剤などのサービスを販売する事業者も多い。

米国では医療を介さないことが問題視され，FDA（アメリカ食品医薬品局）が禁止した。本邦では，経産省のもとで行なわれ，遺伝子検査ビジネスに関する実態把握や法的規制の整備は遅れており，さまざまな問題が未解決のままになっている。

V　遺伝カウンセリング

遺伝カウンセリングとは，相談者または家族が，生活設計上の選択を自らの意思で決定し行動できるよう，臨床遺伝学的診断を行い，医学的な判断に基づき適切な情報を提供し支援する医療行為とされている。また遺伝カウンセリングにおいては，相談者と臨床遺伝専門医らとの良好な信頼関係に基づき，さまざまなコミュニケーションが行われ，この過程で心理的精神的援助がなされる。

遺伝カウンセリングにおいて行われる実際の支援としては，①診断，疾患のたどりうる経過，そして可能な処置を含めた医学的事実の理解を助けること，②その疾患に関与している遺伝，および特定の血縁者のリスクを正しく評価すること，③リスクに関係する選択肢を理解するのを助けること，④リスクとその家族の最終目標，その家族の倫理的・宗教的価値基準などを考慮した上で，適切と思われる一連の方策を選択できるようにすること，そしてその決断を実行できるようにすること，⑤患者またはリスクのある血縁者に対して，最善の調整が行えるように援助すること，などが含まれる。

周産期・新生児医療における遺伝カウンセリングは，臨床遺伝学を専門とする医師・看護師・遺伝カウンセラーなどのチームによって行われる。両親からの傾

聴を通じて両親のもつ二面的な状況を両親とシェアしつつ，新生児のための遺伝学的検査への理解を図る。そこでは両親の不安や要望を傾聴し，子どもと両親のコンフリクト，両親間のコンフリクトの要因を解き明かしつつ，子どもの遺伝学的検査の有用性，また有用でない点を正確に説明する。さらに，結果をどのように開示すればよいのかも，医療者と両親，両親間で話す機会をもつことを心がける。

　本邦では，遺伝カウンセリングを全国共通ベースで提供できる医療機関（遺伝子医療部門連絡会議参加者）は，まだまだ限られているが，今後さらなる充実が期待される。専門機関との連携により，遺伝医療学的な支援を行う施設や機関もますます増加することが期待される。

　現在のところ，遺伝カウンセリングが必要とされる領域は，主として出生前診断を行う産婦人科領域，先天性疾患の診療やケアを行う小児科領域，遺伝性腫瘍，遺伝性神経疾患などの成人領域であり，どの場面でも公認心理師の役割は大きい。

　さらに近年ではゲノム医療や遺伝子パネル検査，がんゲノム検査に関連して遺伝子情報の伝達に関連する領域が急速に拡大しており，この領域においても，公認心理師の役割が大きく拡大することが予想される。

VI　遺伝カウンセリングにおけるナラティブ

　遺伝カウンセリングのような，高度な知識と専門性とともに全人的なケアが要求される分野において，その両者をつなぐ鍵となるものとして，当事者自身の体験，当事者や関係者の語る物語を最大限に重視するナラティブ・アプローチの視点は極めて有用である。医療としての正しい情報の提供という点と同等に，クライエントのナラティブをいかに「聴く」ことができるか，が遺伝カウンセリングの大きな柱である。本章の冒頭に掲げた語りは，13トリソミーという染色体異常をもって生まれ，4カ月で死去したMちゃんの母親（Kさん）の語りである（中込，2006, p.152）。

　Kさんは妊娠30週頃超音波検査の結果，胎児水頭症と染色体異常が疑われ，出生前検査を受けた結果，13トリソミーと診断された。13トリソミーとは13番目の染色体の異常で，非常に重篤な精神遅滞のほか，眼球異常，口唇口蓋裂といった奇形や，先天性心疾患など諸症状の合併の可能性をもった染色体異常である。21トリソミー，18トリソミーに次いで頻度が高く，高齢妊婦では頻度が高くなる。

第8章　遺伝性疾患・先天性疾患・遺伝カウンセリング

　主治医から「非常に重い。どういう状態で生まれてくるか想像もつかない。とにかく重いですから」という説明を受けたKさんは,「この子のためにも自分のためにも堕ろせないだろうか」と考えた。しかし，その晩，Kさんは胎動を通じて大きな転機を体験する。中込はこのKさんの体験を以下のように描写している。

　　（……Kさんは）「誰よりも辛いのはこの子だ，自分ではないのだ」と感じた。病院を出る時は，この子にとっても，自分にとっても中絶したほうがよいと思っていたが，「自分にとってどうか」は関係ないと思った。「この子を産むこと，この子を守ることが私のこれからやっていかなければならないこと」と考えた。Kさんはこの時のことを「自分が目覚めた瞬間」という。おなかの子供と本当に気持ちが通じたと思った。「気持ちが変わり，すごい転機」の時であり，その後，Mちゃんが亡くなるまでの「一番大きな一日」であった。

　　　　　　　　　　　　　　　　　　　　　　　　　　　　　　　　（p.150）

　Kさんの胎児は13トリソミーであると診断された。これは，胎児が限られた生命であることを知ることでもあった。Kさんは生きて会えるかどうかも分からないわが子に，Mという名前をつけ，洋服をそろえ，出産を待ち望み，帝王切開で無事Mちゃんを出産した。Kさんの事例を描き出すことを通じて，遺伝カウンセリングの意味を中込は以下のようにまとめている。

　　遺伝カウンセリングはその家族の最終目標，その家族の倫理的・宗教的価値基準などを考慮した上で，「適切と思われる一連の方策を選択できるようにすること」であり，自律的意思決定を支えるという意味において，非指示性がより強調される。しかし，さらにヒューマンケアとしての遺伝カウンセリングを試みるならば，非指示的とは言わず，あくまでその人自身の体験のストーリーを理解するところから始めることを強調したいと思う……ナラティヴは，その人にとって，妊娠中に胎児の状態をあらかじめ知ることの意味を作り出し，さらにあらかじめ知ったことによって影響が及ぶさまざまな課題に対して，能動的に取り組むことを支える。

　　　　　　　　　　　　　　　　　　　　　　　　　　　　　　　　（p.153）

　このように，重篤な疾患であれば患者・家族の悩みが深く，またナラティブの傾聴に注力が必要であることは言うまでもない。一方で，軽症な疾患であれば，患者・家族の悩みは深くないと医療者は考えがちであるが，それぞれの患者・家族は自分が抱える疾患だからこそ深い悩みをもっていることが多い。疾患の重篤度と患者や家族の悩みの深さは全く比例しないことに十分に留意して，ナラティブ・アプローチを重視する姿勢を常にもつことが重要であろう。

VII 遺伝医療・遺伝カウンセリングにおける公認心理師の貢献可能性

　遺伝カウンセリングを含む遺伝サービスの実践において必要とされる能力は，心理学的実践の観点から見れば，基本的かつ一般的な対人支援の側面と，遺伝サービスに特有の専門的な側面に分けられる。前者は，①相談者・当事者との良好な関係の構築，②心理社会的・情緒的側面へのサポート，③相談者の全人的側面に配慮した支援関係の継続，などに整理できるだろう。これらの基本事項は，全て公認心理師の訓練・教育によって身に着けているべきコンピテンス（能力）に含まれる。

　これに加えて，後者の遺伝カウンセリングにおいて必要とされる技能は，①最新の知識と情報を適切な方法で提供できること，②当事者の人権に十分配慮した意思決定プロセスを支援できること，であると思われる。これらのコンピテンスの基底に，当事者の物語を認識し，それを受け止め，解釈し，共有し，その物語に突き動かされて行動し，癒しの関係に参入するという，物語能力の涵養が役立つ（Charon et al., 2017）。遺伝サービスには，臨床遺伝専門医，認定遺伝カウンセラー，遺伝専門看護師に加えて，公認心理師がチームに加わることが強く望まれる。また，公認心理師が遺伝サービスについてより専門性の高い訓練を受けるという形で，基礎資格としての公認心理師取得後に，遺伝カウンセラーを取得するという状況も考えられるだろう。

◆学習チェック表
☐ ゲノム，遺伝子の概念を説明できる。
☐ 遺伝学の基礎について説明できる。
☐ 主な遺伝性疾患を列挙し説明できる。
☐ 遺伝学的検査とその倫理について説明できる。
☐ 遺伝カウンセリングにおける公認心理師の貢献可能性について説明できる。

文　献

Charon, R., Dasgupta, S., Hermann, N., et al.（2017）*The Principles and Practice of Narrative Medicine.* Oxford University Press.（斎藤清二・栗原幸江・齋藤章太郎訳（2019）ナラティブ・メディスンの原理と実践．北大路書房．）
松田一郎監修（1999）医科遺伝学．改訂第2版．南江堂．
中込さと子（2006）遺伝医療におけるナラティヴ―女性たちの語り．江口重幸・斎藤清二・野村直樹編：ナラティヴと医療．金剛出版，p.144-160.

第8章　遺伝性疾患・先天性疾患・遺伝カウンセリング

日本医学会（2011）医療における遺伝学的検査・診断に関するガイドライン．http://jams.med.or.jp/guideline/genetics-diagnosis.pdf（2019.08.30閲覧）

清水孝雄（2016）遺伝子診断・遺伝子治療の新しい展開—学術推進の立場から．日本医師会第Ⅷ次学術推進会議報告書．http://dl.med.or.jp/dl-med/teireikaiken/20160608_4.pdf（2019.08.30閲覧）

玉置知子・高畑靖子・中込さと子（2017）新生児の遺伝学的検査をめぐる倫理的配慮．小児看護，40(11); 1384-1390.

田中文彦（2017）6章　先天異常・遺伝性疾患．深山正久編：はじめの一歩の病理学．第2版．羊土社，p.98-110.

第3部 心理的支援が必要な主な疾病

第9章

難　病

🗝 *Keywords*　指定難病，難病法，筋萎縮性側索硬化症（ALS），筋ジストロフィー，多発性硬化症／視神経脊髄炎，インフォームド・コンセント，合理的配慮，治療と職業生活の両立支援

　（1）「もうちょっと腰を引いて，足をもう少し体の方に曲げてください。下の足はもうちょっと下です。あ，そこは重ならないように，ここにはもうちょっとクッションを入れてください。ああ，ちょっと違います。ああもうちょっと」とか。で，5分後にはコールがあって，「痛いです」って。「さっきやったのに」って心の中で思いながら「ああ，いいですよ，言ってくださいね」って言ったりとか。頭の角度でも，「じゃあ頭？　高さ？　下げる？」って。「うん」って言われて下げて，「大丈夫？」って言って。「うーん」っていう感じで。どれだけ（やっても）体位が，何か決まらない。
　（磯野真穂（2017）医療者が語る答えなき世界―いのちの守り人の人類学．より）

　（2）Aさんは，B大学の理系学部に入学した女子学生である。Aさんには，筋ジストロフィーという全身の筋力低下が進行していく疾患がある。そのため，電動車椅子を使った移動が不可欠であり，車椅子に座ったままでの講義の受講が必要である。呼吸器の筋力の衰えにより，常時酸素吸入が必要であり，体内に溜まった二酸化炭素を排出するための人工呼吸器の利用が定期的に必要な状態にある。また，上肢の力がほとんどないために，分厚い教科書をかばんから取り出すこと等の細かな運動に困難が生じる。Aさんの疾患は進行性であるとされているが，どのように進行していくのかは予測が立たず，今のところ根本的な治療の方法はない。
　（吉永崇史他（2013）筋ジストロフィーのある大学生への修学支援―合理的配慮提
供プロセスの観点から．より）

　（3）「自分の名前書いて」って，「書いてください」って言われて「え，書けない」っていうショック。電話をしようと思って，公衆電話の前に立って，「あれ電話番号は，5x-xxxxなんだけど。どれが5？」みたいな。そこで「おかしくなっちゃった，私」（と思った）。時計を見ても「何時？」って聞かれても何時かわからない。それでほんとに，「こういう病気になっちゃったんだ」ってびっくり。身体全体動かなくなって，寝たきりとか，ものが食べられなくなって，発語もこうできなくなったり。「名

前を言って」って言われても，なんだろう。発音になってない。自分の名前の発音ができない。

(河内梨紗（2017）「社会参加」の機会保障―視神経脊髄炎患者のソーシャルワークからみえるもの．より）

I はじめに

　難病とは，「発病の機構が明らかでなく，治療法が確立していない希少な疾病であって，当該疾病にかかることにより長期にわたり療養を必要とすることとなる疾病」と定義されている（難病の患者に対する医療等に関する法律［難病法]，2015［平成 27］年）。本邦で医療費助成の対象となるのは「指定難病」であり，難病のうち，患者数が少なく，客観的な指標による診断基準が確立しており，良質かつ適切な医療の確保を図る必要性が高いものという条件で指定される。2018年現在，指定難病の数は 300 以上に上っている。

　本邦における難病への関心は，昭和 40 年代に遡る。そのきっかけは**スモン病**（SMON; subacute myelo-optico neuropathy）と呼ばれる，視神経と脊髄神経の症状を主体とする原因不明の病気が多数発生したことによる。全国的な調査の結果，スモン病の原因として整腸剤として当時販売されていたキノホルムが強く疑われ，キノホルムの販売停止によってスモン病は激減した。

　このように，原因不明の疾病を難病と認定し，集中的に研究を進めることの重要性が認識され，1972（昭和 47）年に難病対策要綱が策定された。その要綱において難病は， 1 ）原因不明，治療方針未確定であり，かつ，後遺症を残すおそれが少なくない疾病， 2 ）経過が慢性にわたり，単に経済的な問題のみならず，介護等に等しく人手を要するために家族の負担が重く，また精神的にも負担の大きい疾病，と定義された。また，難病に対する対策の進め方としては， 1 ）調査研究の推進， 2 ）医療施設の整備， 3 ）医療費の自己負担の解消，の 3 つが挙げられ，難病の病因・病態の解明研究および診療整備のみならず，難病に対する医療費の公費負担が初めて目指されることになった。当初の調査研究の対象としては，<u>スモン</u>，ベーチェット病，<u>重症筋無力症</u>，<u>全身性エリテマトーデス</u>，サルコイドーシス，<u>再生不良性貧血</u>，多発性硬化症，難治性肝炎が選ばれ，特に下線の 4 つの病気が医療費助成の対象としてスタートした。

　その後たびたびの要綱の改正や，対象疾患の拡大により，研究費および医療費

の増大のために，根本的な難病対策の改定が必要となり，2015年に難病法が成立し，現在に至っている。原則として，研究の進展により疾患の原因が確定した場合や，他の制度による医療保障が確立された場合には，難病の指定からは外れることになる。

難病の分類としては，血液系，免疫系，内分泌系，代謝系，神経・筋，視覚系，聴覚・平衡機能系，循環器系，呼吸器系，消化器系，皮膚・結合織系，骨・関節系，腎・泌尿器系など，あらゆる分野にわたる。

難病は非常に種類が多く，一つの疾病あたりの患者数が少ないことが確立された治療法の開発が遅れる原因にもなっている。また，疾患の病態の解明が遅れていること，診断確定までに時間がかかることが少なくないことなどのために，当事者や家族は病気の正体が分からないという不安に悩まされることになる。診断が確定したあとも，療養は長期にわたる。日常生活に与える影響もさまざまである。日常生活にほぼ差支えないものから，障害と認定され，さまざまな支援を必要とするものまで生活への影響は多岐にわたる。

国から医療費の助成を受けている患者は2016年度末において全国で約98万人であり，そのうちの約6割が就労世代である。難病をもつ患者は，就労の困難さや維持の難しさがある上に，周囲から理解されないことなどが，社会参加を難しくしている理由となっている。このため事業場における治療と職業生活の両立支援のためのガイドラインが策定されている（厚生労働省，2016）。

本章では難病の代表例として，神経・筋疾患の難病のいくつかについて紹介し，難病患者が体験する困難さや，難病支援における公認心理師の役割について考察する。

II 筋萎縮性側索硬化症（ALS）

ALSは，運動ニューロンが選択的かつ進行性に変性・消失していく疾患である。運動麻痺がどの部位から始まるかには多様性があり，いくつかの亜分類（普通型，進行性球麻痺，偽多発神経炎型）に分けられている。上下肢の筋力低下，呼吸筋麻痺，嚥下障害などが進行するので，病状の進行に応じてそれぞれに対する処置が必要となる。感覚神経，自律神経は原則として侵されないため，排尿障害はなく，褥瘡も末期まで認められない。少数ではあるが，認知症（特に前頭側頭型）が合併することがある。最終的には全ての運動筋が機能を失う。人工呼吸器を用いなければ通常2～5年で死亡する。中年期以降の発症がほとんどであり，男性

の罹患率が女性よりやや多い。人口10万人あたり1〜2.5人／年程度の新規発症があり，全国での有病者は約10,000人と見積もられている。

　原因については，現在のところ不明であるが，多くは孤発性であり，家族歴を伴うものは5％前後である。遺伝子解析では，フリーラジカル（活性酸素）を処理する酵素の遺伝子の変異が報告されており，疾患感受性遺伝子を探索する研究が進行中である。

　運動ニューロンの破壊を食い止めるための根本的治療は現在のところ存在しない。グルタミン酸の拮抗剤（リルゾール／商品名リルテック）や活性酸素を抑制する製剤（エダラボン／商品名ラジカット）が保険適応となっているが，進行を数カ月単位で遅らせることが期待される程度の効果しかない。根本的な治療法の開発が急務である。

　嚥下障害が進行すると胃ろうの形成による栄養補給が必要となる。呼吸障害に対しては非侵襲的な呼吸補助あるいは気管切開による侵襲的な呼吸補助が行われる。発声ができなくなるとコミュニケーションの補助が必要となるが，残された運動機能に応じて，さまざまなコミュニケーションの補助が行われる。眼輪筋や眼球運動の機能は末期まで保たれるため，視線や瞬目を利用したコミュニケーション補助機器が開発されている。

　ALSの生命予後を決定するのは呼吸筋麻痺であることが多く，気管切開を伴う人口呼吸器の装着によって，生命予後が数年，場合によっては10年近く延長できることもある。しかしこれは延命処置であって，根本的な治療ではないことから，近年人工呼吸器の使用についての意思決定は，インフォームド・コンセントの手順に沿って丁寧に行われることが原則となっている。当然のことながら，当人や家族の不安や葛藤が大きいので，心理専門職がチームによる意思決定支援に関わることには大きな期待が寄せられている。

　本章の冒頭（1）に掲げた記述は，ALSの患者が多く入院している病棟に勤務する看護師の語りである。ALSは宇宙物理学者のホーキング博士が患っていた疾患であり，最近では一般の人々の間でも比較的認知度が高い。ALSの患者自ら，あるは支援者などが発信する語りも，近年では書籍やインターネットあるいは質的研究の論文などを通じて比較的容易に目にすることができる。ALS患者がどのような生を体験しているのか，心理専門職はどのようにしてそのような難病とともに生きる人に寄り添うことができるのかについて学ぶことは，公認心理師教育において重要であると思われる。

　冒頭の看護師の語りに引き続いて，磯野は以下の語りを著書の中で紹介してい

る。5年の臨床経験を経て ALS 病棟に配属された看護師の語りである。

　寝たきりになってわずかの手を動かせる時期になった時に，ある朝にその患者さんが，5時くらいに，一生懸命手で何かを訴えるんですよ。ちょうど忙しい時間だったんだけれども，でもまあ聞こうと思って。言いたいことを指で（手のひらに書けるか）確認して，ちょっと書けるので聞いたら，「お・め・で・と・う」って書いてくれて。「えっ？」と言って，「誕生日」と言われて。その患者さんに一カ月前に「誕生日近いね」なんていうことを話したのをその人がずっと覚えてくれていて。最初は「何？何？」って言っていたんだけれど，それを訴えたいために諦めずにその人も言って。ただ，私も聞こうかなという気持ちがあって，それを聞いた時にものすごくやっぱり感動した。その人との関係は苦労したんだけれど，その一瞬って全てがやっぱり。その人の優しさ。

　そこにあるのは，「どれだけ身体が動かなくとも，残存する機能を最大限使って，必死に自らの意思を伝えようとする患者の姿と，開き直りにも近い形でその全てを受け止め，希望を何とかかなえようとする看護師の姿である」と，磯野は描写している。

III　筋ジストロフィー

　筋ジストロフィーとは，骨格筋の壊死・再生を主病変とする遺伝性疾患である。本邦における患者数は約 25,000 人と推定されている。骨格筋障害に伴う運動機能障害を主症状とするが，関節拘縮，呼吸機能障害，心筋障害，中枢神経障害など，多臓器の異常を合併することのある全身性疾患である。複数の病型があり，最も有名なものは，ジストロフィン異常症（デュシェンヌ型／ベッカー型筋ジストロフィー）である。その他に肢帯型筋ジストロフィー，顔面肩甲上腕筋型ジストロフィー，福山型先天性筋ジストロフィー，筋強直性ジストロフィーなどがある。

　原因としては，骨格筋に発現する遺伝子の変異・発現調節異常により，筋細胞の正常な機能が破綻し，変性・壊死に至るものである。責任遺伝子・蛋白の同定が進んでいるが，未だ不明のものも多い。遺伝形式もタイプによって異なるが，ジストロフィン異常症は，X染色体性劣性遺伝の形式をとり，男子の発症が多く，女子は保因者となることが多い。

　症状としては，運動機能低下が主症状であるが，病型により，進行速度は多様である。ジストロフィン異常症では，歩行障害で発症し，病気の進行に伴い関節

拘縮や変形，歩行機能の喪失，呼吸筋障害や心筋障害による呼吸不全・心伝導障害・心不全などにより死亡する。予後は病型により異なる。

いずれの病型に対しても現在のところ，根本的な治療法はない。ジストロフィン異常症には，骨格筋障害に対して副腎皮質ステロイドの投与が行われる。リハビリテーションによる機能維持，呼吸機能低下に対する補助呼吸装置の使用，心合併症に対してペースメーカーなどの対症療法が行われる。

筋ジストロフィーは，典型的な神経・筋領域の難病であるが，病態の進行や予後はさまざまである。近年では電動車椅子や被侵襲性の人工呼吸器などの補助機器が進歩していることや，障害者差別解消法などの法整備の後押しもあり，患者を医学的治療の対象としての「病人」として扱う**医学モデル**から，障害をもちながらも社会参加を保証されるべき，マイノリティとして扱い，積極的に社会資源のリソースへのアクセスを支援していく**社会モデル**への転換が促進されるようになってきた。

本章の冒頭（２）に紹介されているＡさんは，幼少期から筋ジストロフィーとしての支援を受けながら大学の理系学部へと進学してきた学生である。大学の障害学生支援部門は，合理的配慮の提供を第一として，包括的にＡさんの学業と生活に対する支援を行った。支援の種類は多岐にわたり，教室の移動のためのピアサポートに始まり，人工呼吸器を使用しつつ授業や実習を受けるための環境調整，定期的な面談による支援ニーズの把握，毎日の生活経験への心理・社会的な寄り添い，必要な医療的支援を確保するための専門機関との調整など，Ａさんが障害をもたない学生と同じように教育を受ける権利を保証するためのきめ細かい合理的配慮が提供された。このような支援を行うために，心理専門職に期待される業務は多数存在している。最終的にＡさんは学業を全うし，さらに高いレベルの学業を続けるために，大学院へと進学していった。Ａさんへの支援について報告した吉永は以下のように総括している。

（支援のための）３つのポイント，１）入学直後の集中的な支援，２）何について誰が支援すべきかについての速やかな合意形成，３）修学状況の変化に基づくモニタリングと支援内容・役割の柔軟な変更，は支援室がＡさんへの修学支援に先立って発達障害学生支援を通じて獲得した行動指針であった。本稿において示されたように，Ａさんに代表される身体に障害のある学生の修学支援についても，このような行動指針は適用可能であり有効に働く。このことは，障害学生支援における「必要かつ適切な現状の変更や調整」の行為としての合理的配慮提供のプロセスの在り方の一例を指し示すものであろう。それと同時に，これらの行動指針を備えうる支援組織づくりにつ

いても合わせて議論の必要がある。

IV　多発性硬化症（MS）／視神経脊髄炎（NMO）

　多発性硬化症（MS）は，中枢神経の慢性炎症性脱髄疾患であり，時間的・空間的に病変が多発するのが特徴である。一方で主として視神経と脊髄に由来する症候を呈する一群として，視神経脊髄炎（NMO）があり，両者はこれまで一つの疾患群であると理解されてきた。

　MSの原因は未だ明らかではないが，自己免疫機序を介した炎症によりニューロンの軸索の脱髄が起こると考えられている。直接的な遺伝は証明されていないが，有病率に地域差があることや，HLA（人白血球抗原）による発症率の差があることが知られている。日本での有病率は，10万人中8〜9人で，全国に12,000人程度の患者がいると推定されている。

　NMOの原因としては，**抗アクアポリン4（AQP4）抗体**という自己抗体が注目されている。それまではMSの亜型と考えられていたNMOは，異なる病態と予後，治療反応性を示すことから，早期に鑑別されるべきであると考えられるようになってきた。

　MSの多くは比較的若年で発症し，増悪，寛解を繰り返すのが特徴である。MSの全経過中に見られる主たる症状は，視力障害，複視，小脳失調，四肢の麻痺，感覚障害，膀胱直腸障害，歩行障害，有痛性強直性痙攣など非常に多彩である。NMOは女性に圧倒的に多く視神経炎と脊髄炎の比較的強い症状を来すのが特徴であるが，中枢神経系（脳）に病変を伴うこともある。

　MSおよびNMOの根治療法はない。増悪と寛解を繰り返す経過をとるので，急性増悪期には，ステロイドパルス療法，血液浄化療法等が行われる。増悪を確実に予防する方法は確立されていないが，インターフェロンβをはじめとするいくつかの薬物療法が試みられてきた。

　NMOの治療法は，急性増悪期の治療，長期の再発抑制療法と慢性期の後遺症に対する対処療法とリハビリテーションが行われる。再発は視力障害や脊髄障害などの症状が重篤になることが多いため，再発予防の治療が重要である。MSの第一選択薬であるインターフェロンβは，NMOには無効でむしろ再発率を増加させる可能性が指摘されている。2015（平成27）年施行の難病法からは，MSとNMOは分けられたが，再発の定義や医療費助成の際に保健所に提出する臨床調査個人

票の様式は同じである。

　MS，NMOは若年から成人の女性の発症率が高いため，妊娠・出産が臨床過程に及ぼす影響が治療上重要である。出産後の再発率は，妊娠前の約4倍上昇するというデータもある。また，MS，NMOともに，就労年齢の患者が多く，診断後に就労を続けられるかどうかは大きな問題である。

　冒頭の（3）に掲げられた記述は，青年期にNMOを発症した女性へのインタビューにおける語りである。原因不明の強い症状に襲われた当人の不安と，自分が置かれている状況が定義できないことへの強い困惑が圧倒的な迫力をもって語られている。このような急性期の体験，さらには寛解後も続く社会からの疎外などの複雑な問題を担わざるをえない当事者への支援に，心理専門職が貢献できることは非常にたくさんあるということが，容易に想像できるだろう。

V　難病の治療と職業生活への両立支援

　厚生労働省は，慢性疾患をもちながら職業生活を営む人のために，「治療と職業生活の両立支援」の方針を打ち出し，2016（平成28）年に「事業場における治療と職業生活の両立支援のためのガイドライン」を公表している。このガイドラインは，難病のみに焦点をあてたものではないが，労働安全衛生法に基づいて，難病を含む慢性疾患をもつ人が職業生活から排除されることなく，職業生活と治療を両立できるように主として事業主の安全衛生配慮義務と健康への支援を義務付けるものである。

　ガイドライン制定の意義として，労働者が業務によって疾病を増悪させることなく治療と職業生活の両立を図るための事業者による取り組みは，労働者の健康確保という意義とともに，継続的な人材の確保，労働者の安心感やモチベーションの向上による人材の定着・生産性の向上，健康経営の実現，多様な人材の活用による組織や事業の活性化，組織としての社会的責任の実現，労働者のワーク・ライフ・バランスの実現といった意義を強調している。

　就労世代に多い難病の代表として，消化器系の難病である**クローン病**，**潰瘍性大腸炎**，自己免疫性疾患としての**全身性エリテマトーデス（SLE）**，神経疾患としての**パーキンソン病**などが挙げられる。各々の病態に応じて出現する症状や困難はさまざまであるが，これらの難病についての共通事項はいくつか挙げることができる。その一つは，これらの難病では，原因が完全に解明されているわけではないが，病態についてはかなり分かっており，症状をコントロールするための治

療法がある程度確立していることである。そのため，難病をもっているからといって就労が著しく困難であるわけではなく，適切な治療のもとで，その人の能力や状態に応じて労働生活を営むことは十分に可能である。事業主や周囲の人がこの点を理解していないと，病状の悪化や再発などを懸念するあまり，解雇や就労制限などの本人の人権，労働権の侵害が生じるおそれがある。産業領域で活動する心理専門職は，当事者の健康への支援を行うことと並行して，本人の労働権，人権を擁護することへの積極的関与を必要とする。

　一方で，難病をもちながら労働する人が，難病であるがゆえに共通に抱えやすい困難をも十分に理解しておく必要がある。例えば倦怠感や疲労感が生じやすいこと，残業や過剰な負荷は避けるべきであること，治療のための定期通院のための配慮が必要なことなどである。また，難病をもちながら社会生活を行うことは，周囲から無理解に晒されやすいことや，社会資源へのアクセス困難，合理的配慮が十分に行われないことなど，本人の体調やメンタルヘルスへの負荷となる要因をもつことになりやすい。これらの負荷をできるだけ減らすような支援と調整が心理専門職には求められる。

◆学習チェック表
□　難病の定義を説明できる。
□　難病法の概要とそれが成立してきた歴史について説明できる。
□　代表的な難病を列挙し説明できる。
□　代表的な難病への支援における心理専門職の役割について説明できる。
□　治療と職業生活の両立支援の目指すところについて説明できる。

　　　文　　献
日本難病情報センター：2015年から始まった新たな難病対策．http://www.nanbyou.or.jp/entry/4141　（2019.04.04閲覧）
日本難病情報センター：指定難病一覧．http://www.nanbyou.or.jp/entry/5461　（2019.04.04閲覧）
磯野真穂（2017）医療者が語る答えなき世界―命の守り人の人類学．筑摩書房，p.134-164.
吉永崇史・桶谷文哲・西村優紀美他（2013）筋ジストロフィーのある大学生への修学支援―合理的配慮提供プロセスの観点から．学園の臨床研究, 12; 5-12.
河内理沙（2017）「社会参加」の機会保障―視神経脊髄炎患者のソーシャルワークからみえるもの．立命館大学応用人間科学研究科2017年度修士論文．
厚生労働省：事業場における治療と職業生活の両立支援のためのガイドライン2016．https://www.mhlw.go.jp/content/11200000/000490701.pdf　（2019.04.04閲覧）

第10章　後天性免疫不全症候群・臓器移植

第10章

後天性免疫不全症候群・臓器移植

Keywords　HIV感染症，AIDS（エイズ），HIV検査，抗HIV療法，セイファーセックス，エイズ治療拠点病院，薬害HIV感染，HIVカウンセリング，移植医療，脳死，生体移植，ドナー，レシピエント，移植コーディネーター，再生医療

（1）エイズは辛い。けれどもエイズになったことから，さまざまな人の輪ができていった。今まで自分は，自分本位，自分勝手な生き方しかしてこなかった男だが，もう一回，自分の生を立て直し，人のため，そして自分のために生きていこうとおもうようになったのだ。死を前にして生を改めて考え直すということは，皮肉といえば皮肉な人間の性ではあるけれど，そのことができれば，満足して死んでいけるのかもしれない……エイズが蔓延したのは，道徳観が崩壊したためではない。エイズを知らず，無防備にセックスしたことが原因なのだ。ならば，充分な防備をしながら生き，人生を楽しむことを考えればいいのである。…やたらに恐れ，忌避するのではなく，正対しながら，解決法を探ることこそが，真のエイズ対策だろうと思う。

（平田豊（1993）あと少し生きてみたい―ぼくのエイズ宣言．より）

（2）「（Y病院は）入院を無条件に受け入れてくれると思っていたんですよ。そのことを先生に電話したら……突き放すような言い方だったんですね。要するに移植をしようとしている人は受け入れるけれども……今の家内のような状態では受け入れませんと……今まで9年間に体調不良が何度もあったんです。その間Y病院へ行って話をすれば……入院はできていたんですね。ところがこの度はダメだというわけですね」

（一宮茂子（2015）生体肝移植後終末期の医療的フォロー体制の重要性―ドナーの肯定感が否定感に変化した事例から．より）

I　HIV感染症／後天性免疫不全症候群（エイズ：AIDS）

1．疾患の概要

エイズ（後天性免疫不全症候群 AIDS; Acquired Immunodeficiency Syndrome）は，特殊な免疫不全による非日常的な感染症・腫瘍（ニューモシスティス肺炎，サ

169

イトメガロウイルス感染症, 播種性非結核性抗酸菌感染症, カポジ肉腫等) を発症して死に至る病態・症候群であり，1981年米国で初めて報告された。1983年には，レトロウイルス属レンチウイルス科に属するHIV（human immunodeficiency virus）がエイズの原因として同定された。HIVは免疫機能の中心的役割を司るCD4陽性リンパ球に感染しこれを破壊する。その結果免疫能が低下し，エイズの発症に至る（日本性感染症学会，2016）。

HIV感染症は，血液・体液を介して感染する感染症であり，重要な性感染症（STD）の一つである。現在，日本では毎年1,500人前後の新規HIV感染者が確認されているが，徐々に減少傾向にある。2017年までの累積報告件数（凝固因子製剤による感染例を除く）は，HIV感染者19,896人，AIDS患者8,936人で，計28,832人である。国籍および性別では，一貫して日本国籍の男性患者がその多くを占めている（厚生労働省エイズ動向委員会，2018）。

HIVの感染経路としては，性的接触による感染が90％近くを占め，異性間の性的接触によるものが約15％，同性間の性的接触が約75％を占める。本邦では，母子感染，静注薬物使用による感染は1％以下である。

HIV感染症は，初期感染，無症候期，エイズ期に分けられる。HIV罹患後2〜6週間後に初感染症状として，発熱，リンパ節腫脹，咽頭炎，皮疹などが認められる。無症候期は，初期症状が消失しエイズが発症するまでの数年間から数十年間の期間であるが，個人差が大きい。強力な抗HIV療法（ART）が標準化された1998年以前は，エイズとそれに伴う日和見感染，腫瘍死は避けられなかった。しかし治療法の確立と改良に伴い，無症候期に治療を開始することで現在ではほぼ100％エイズの発症が予防できる。しかし，現在でもHIV感染症の約30％はいきなりエイズとして発見される。

2．HIV感染症の診断と検査

HIV感染症の診断は，通常，スクリーニング検査と確認検査の2段階で実施される。スクリーニング検査は，現在では抗HIV抗体とHIV抗原の両者を検出することで感度を高めている。即日検査で使用される簡易迅速抗体検査キットでの偽陽性率は1％，最新のスクリーニング法では0.3％程度である。確認検査はウェスタンブロット法とHIV RNA量の測定の両者で診断が確定される。

本邦でのHIV感染陽性率は，10,000人に1人程度と考えられ，HIVスクリーニングの偽陽性率が0.3％〜1％とすれば，スクリーニングで陽性の人の多くは真のHIV感染者ではないということになる。したがって，スクリーニング検査を

行うにあたっては，十分な説明と，診断が決定するまでの間の不安に対する心理的なサポートが重要である。

　診断確定後の経過と病態把握のために，免疫能の指標である血液中の CD 陽性 T リンパ球（CD4）数と，感染ウイルス量の指標である血漿 HIV RNA 量の測定が行われる。

　HIV 感染者にエイズの指標疾患が発症した場合に，エイズと診断される。これらは免疫不全に伴ういわゆる日和見感染症と腫瘍である。感染症としては，真菌症（カンジダ症，クリプトコッカス症，コクシジオイデス症，ヒストプラズマ症，ニューモシスティス肺炎），原虫症（トキソプラズマ症，クリプトスポリジウム症，イソスポラ症），細菌感染症（ヘモフィルス，連鎖球菌，サルモネラ，結核，非結核性抗酸菌症），ウイルス感染症（サイトメガロウイルス，単純ヘルペス）などである。腫瘍としてはカポジ肉腫，非ホジキンリンパ腫，浸潤性子宮頸がんなどがある。その他として，HIV 脳症，HIV 消耗性症候群などがある。

3．HIV 感染への治療（抗 HIV 療法）と予後

　1987 年に逆転写酵素阻害剤であるアジドチミジン（AZT）が開発されて以来，抗 HIV 薬が次々と開発され，現在本邦では 25 種類の抗 HIV 薬が利用可能である。1996 年以降定着した強力な抗 HIV 療法（ART）は，逆転写酵素阻害薬，プロテアーゼ阻害薬，インテグラーゼ阻害薬の 3 剤以上の薬剤の組み合わせが標準とされるようになった。治療目標は，血漿中の HIV RNA を検出感度以下の状態に保つことである。推奨される薬剤を確実に服薬することにより，ほぼ 100％に近い治療効果が達成できる。その結果 HIV 感染症患者は治療さえ継続すれば，ほぼ健常人と同じ寿命が期待できるようになりつつある。しかし，現在のところ根治（HIV の完全消失）を達成することは困難である。またエイズを発症してしまっている場合には，死亡率は未だに 10〜20％である。

4．エイズ（HIV 感染）の予防対策

　本邦における HIV の予防対策についての根拠法は 1989（平成元）年に成立したエイズ予防法であったが，1999（平成 11）年に感染症法へと廃統合され，同法の条項に沿っていわゆる「エイズ予防指針」が制定され，最近では 2018（平成 30）年に改訂されている（厚生労働省 HP）。指針として，エイズの予防のみならず HIV 感染症全体を対象とすることが明示されている。その目的達成のため，「正しい知識の普及啓発」「教育」「検査・相談体制の充実」「人権の尊重」の推進

が重要視されている。

　日本におけるHIV流行の最大経路が性行為であることから，「コンドームの使用を含む正しい予防知識＝セイファーセックス等」の普及啓発と検査相談体制の強化が引き続き必要とされることが強調されている。また抗HIV療法（ART）の劇的な発展を受けて，予防と医療が統合的に推進される必要性がますます強調されるようになってきた。HIV感染早期からの治療が感染予防にも大きな効果を発揮することが明らかになってきたため，予防啓発と未受検者への検査の呼びかけ，さらに早期発見・早期治療の重要性がますます強調されている。

　HIV感染症の診断・治療を支える体制として，1997年にエイズ治療・研究開発センターが設置され，「エイズ治療の地方ブロック拠点病院の整備について」の通知が発行された。これに伴い，全国を8ブロックに分けたエイズ治療の拠点病院と中核病院が整備された。現在，エイズ治療の拠点病院として全国に約380病院が指定されている。各ブロックの中核拠点病院には，担当の専門医師，コーディネーター看護師，専任カウンセラー（臨床心理士等），医療ソーシャルワーカー，専任薬剤師などが配置されている。

5．薬害HIV感染と，HIV（エイズ）カウンセリング

　ここまで述べてきたように，現在のエイズを含むHIV感染症の予防・診療体制は，性感染症の予防・治療としての側面から全国的に整備されている。しかし，このような体制が整備されてきた歴史をたどると，そこには日本独特の「薬害HIV感染」と呼ばれる社会問題が大きな役割を果たしていたことは無視できない。本項では，この問題に焦点をあてて解説する（横田，2009；横田・大北，2016；井上，2018）。

　前述のように，エイズが世界で初めて報告されたのは1981年である。本邦のHIV感染者第一例の報告は1985年で，性行為による感染者であった。しかし，実はこれ以前から，本邦においては，米国で調達されたHIVに汚染された血漿から製造された血液凝固因子濃縮製剤による治療を受けていた血友病患者のHIV感染が存在していた。米国では1983年には全ての血液凝固因子濃縮製剤が加熱処理製剤に切り替えられていた。本邦では，1985年に加熱製剤を承認したにもかかわらず，1988年まで感染のおそれのある非加熱製剤が使用され続けていた。当時の血友病専門医は，患者がHIVに感染していることを把握しても，患者にそれを告知しなかったため，さらにHIV感染が広まるという問題が起こった。1988年に，HIV感染を告知するという方針転換がなされ，これらの製剤を使用してい

第 10 章 後天性免疫不全症候群・臓器移植

た患者約 1,400 名が HIV に感染していたことが明らかになった。一方でエイズの問題は，メディアを通じての情報拡散に由来するいわゆる「エイズパニック」を引き起こし，HIV 感染者への医療拒否や差別行為が生じた。

　1989 年に血友病患者を中心とした HIV 感染者が国と製薬企業を被告として損害賠償請求訴訟を起こし，いわゆる「薬害エイズ訴訟」は 7 年間にわたって争われることになったが，1996 年に国と原告の間での和解が成立した。この和解によって HIV 感染者への和解金の他に，HIV 感染症研究治療センターの設置，診療拠点病院の整備拡充，差額ベッド代の解消，身体障害者手帳の交付などの医療・福祉制度の早急な充実が実現した。このようにして，本邦においては，血液製剤の使用をめぐる「薬害問題」としての HIV 感染症の歴史が，今日まで続く HIV 感染症への医療・福祉の充実に貢献することになったと考えられる。

　このような HIV 感染症への取り組みは，カウンセリングをはじめとする心理支援の医療における重要性への認識を変える転機となった。1988 年に始まる「HIV 感染者へのインフォームド・コンセントとカウンセリングの重要性」を中核に据えた，厚生省の後押しによる「HIV 感染症への包括的医療の取り組みのための一連のワークショップ」がその大きなきっかけとなった。血友病診療の専門医や公衆衛生を専門とする医師と看護師，心理職（カウンセラー），ソーシャルワーカーなどが一堂に集い，講義や情報交換だけではなく，ロールプレイなどを含む体験が積み重ねられた。参加者のこの経験は，それまで本邦にはほとんど存在しなかった真の多職種連携の在り方を模索するものであった。特に注目されたのは，通常の診断—治療とは全く異なるカウンセリングという支援の在り方と，専門的なコミュニケーションスキルへの注目と評価であった。以下はこの時期のワークショップの報告書に記載された，参加者の述懐である（横田，2009）。

　　HIV 感染者ないしはその家族に対するカウンセリングは，必要なことが分かっていても，現実にこの人たちの前に立ちはだかっている大きな壁を思うとき，どのように指導し，勇気づけたらよいのかただただ困惑するばかりであった。今回の「箱根ワークショップ」ではこうした悩みを持つ人たちが集まって，カウンセリングについての諸問題について意見を出し合い，ロールプレイなどが行われたのであるが，何か気持ちの上でふっきれるものがあり，一歩前進したように思われた。（中略）その意味では，私自身に対するよきカウンセリングでもあったような気がする。

　このようにして，HIV カウンセリングは，医療における医師主導ではない多職種連携のモデルをスタートさせた。HIV への治療法が未だ確立していなかったこ

と，エイズの発症そのものがほぼ確実に死につながるという状況が続いていたことも，ただ傾聴するというカウンセリングの実存的在り方が医療チームに共有されることを助けた。この歴史は，のちに「先端医療6分野（HIV感染症，がん治療（緩和ケア），NICU，不妊治療，遺伝相談，臓器移植）」と呼ばれる，医療において心理専門職が独自の能力と価値を認められつつ，チームに参加するムーブメントの先駆けとなった。

一方でARTの劇的な進歩に伴い，HIVカウンセリングは，このような実存的な側面のみならず，ある意味「通常の疾患となったHIV感染症」における，啓蒙，早期診断，治療などの医学モデルへの貢献という側面をも強くもつようになっていった。教育現場へのセイファーセックス普及のためのアウトリーチ，診断検査を受けることによって生じる不安への対処，診断結果の告知に伴う心理的支援，治療への参加と当事者の自律性を尊重した意思決定支援，職業生活や社会参加におけるバリアーへの対処など，生物－心理－社会モデルに即応した支援への貢献が公認心理師には求められていくことになる。しかし，そこにおいても，死に至る病いへの全人的な関わり，「傷ついた治療者のイメージ」を内面化した同僚間の相互的な支援など，HIVカウンセリングに携わるものが具現するケアの本質が失われることはないだろう。

II 臓器移植

1．概　　要

臓器移植とは，臓器不全のために移植によってしか救命しえない，あるいは健康を取り戻せないために移植を希望する患者（レシピエント）に対して行われる医療，と定義される（寺岡，2015）。一方で臓器移植には移植される臓器の提供者（ドナー）が必要であり，この提供は善意によって自発的に行われなければならないという前提がある。しかし，この臓器の提供と移植をめぐっては非常に複雑な倫理的あるいは実践上の問題が含まれており，現在もこの議論の全てに解答が得られているわけではない。一方で，臓器提供・移植医療は究極のチーム医療であり，その心理・社会的側面を支える専門職として，公認心理師が貢献しうる分野であることもまた確実である。

2．臓器移植の歴史と疫学

臓器移植の歴史は新しく，医療に臓器移植が実際に取り入れられたのは20世

紀後半である。最初の腎臓移植の臨床報告例は 1954 年，肝臓移植と心臓移植は 1967 年である。外科的な技術の進歩のみならず，移植臓器に対する拒絶反応を抑制するための免疫抑制剤の開発が，臓器移植の成功のための大きな要因であった。

　本邦における臓器移植はまず**腎臓移植**が先行した。1956 年に急性腎不全への生体腎移植が，1964 年には慢性腎不全に対する生体腎移植が行われた。生体または心停止ドナーからの献腎移植が 2000 年代に入ってからは年間 1000 例以上行われている。

　本邦での第一例目の**心臓移植**は，札幌医大で行われたが，レシピエントは術後 83 日で死亡し，倫理的な問題も指摘されるなど社会的な問題にまで発展した。その後世界的には心臓移植の空白期間を経て，1980 年代に入って強力な免疫抑制剤であるシクロスポリンが導入され，脳死体からの移植が飛躍的に増加した。世界では年間 3,000 〜 4,000 例の心臓移植が行われているが，近年はやや減少傾向にある。本邦では 1997（平成 9）年の臓器移植法の成立により心臓移植が再開され，1999 年に法律に基づいた第一例の心臓移植が施行された。その後 2010 年の改正法の施行後は年間 20 〜 50 例程度の心臓移植が行われている。

　肝臓移植は，脳死ドナーが少ない本邦では，健康人ドナーから肝臓の一部を摘出して行われる**部分生体肝移植**が行われてきた。第一例は 1989 年に行われ，その後急速に施行例が増加し年間 500 例程度行われるようになったが，その後減少に転じ近年では年間 300 〜 400 例を推移している。2010（平成 22）年の改正法後，脳死肝移植が行われるようになり，徐々にその数は増えているが，現在のところ年間 50 例前後である。

　2016 年の日本移植学会の統計によれば，同年は 64 名の脳死ドナーから 312 件の臓器移植（腎臓 116，肝臓 57，心臓 51，肺 49，膵臓 38，小腸 1）が行われている。腎臓，肝臓，肺では生体からの移植が多く，この 3 臓器で 1,869 件を占め，移植の総数 2,242 件のうち 83％を占めている。

3．臓器移植における倫理と法律

　臓器移植の歴史を理解するためには，生命倫理に関する議論と法律の整備を欠かすことはできない。元来臓器移植は，善意に基づいて自分の臓器を提供するというドナーの存在と，それを受け取ることを希望しているレシピエント，さらには適切な先端医療を提供することで移植を実現する医療チームという三者が存在することが前提とされている。医療チームにはドナーの善意を活かし，レシピエ

ントの回復を支え，移植医療を実現するという複雑で高度な目標が課されている。

前述のように1968年の日本初の心臓移植は，執刀医が業務上過失致死罪で告発されるという事件に発展した。この事件は不起訴となったが，脳死を人の死として臓器移植を包括的に規定する法律の必要性が議論されるきっかけにもなった。しかし，日本では脳死を人の死とみなすことへの反発が強く，法整備は進まなかった。さらに1984年には脳死と判定されたドナーからの膵腎同時移植を糖尿病患者に行った医師が殺人罪，傷害致死罪で告発されるという事件が起き，それを受けて，脳死を人の死とする立場での臓器移植法の成立を目指すいわゆる「脳死臨調」が1992年に報告書を提出した。脳死を死と認めるかどうかについての激しい議論の末，1997（平成9）年にようやく「臓器の移植に関する法律」（臓器移植法）が成立した。臓器移植法における脳死体からの臓器の提供は，本人の書面による同意と死後の遺族による同意を必要とするという厳格なものであった。そのため法制定後も脳死臓器移植は進まず，事実上小児の心臓移植はできないままとなった。再度の激しい議論の末，2009（平成21）年に，本人の生前の承諾あるいは拒絶の意思表示がない場合には，遺族の承諾によって臓器提供が可能になるように改訂された。

臓器移植法では，死体からの臓器の摘出についてだけ規定し，生体からの臓器提供についての規定はない。生体臓器移植については日本移植学会の倫理指針が存在するだけだったが，2006年の腎臓売買事件，病腎移植問題を契機として，ガイドラインによる生体移植についてのいくつかの規定がなされるようになった。特に倫理的に問題になるのは，臓器売買の禁止，虐待を受けた子どもの臓器が移植用に提供されることの禁止などである。

4．臓器移植ネットワークシステムと臓器移植コーディネーター

臓器移植，特に死体臓器移植は，他の医療とは異なった特徴をもっている。それは，①第三者の善意での提供により成り立っていること，②金銭の授受によって成り立ってはならないこと，③複数の医療機関が協働して行わなければならないこと，④臓器がいつ提供されるかが分からず随時対応が必要なこと，⑤臓器提供者に対して移植希望者が圧倒的に多いため，特に提供臓器の公平・公正な分配が要請されること，などである。死体臓器移植のシステムは多くの国において，国が直接，あるいは国が直轄する機関によって，定められた法律に基づいて一元的に管理・運営されている。このようなネットワークシステムの主たる役割は以下のようにまとめられる。①法律に従った臓器の配分，②レシピエント選択シス

テムの構築，③ドナー移植コーディネーターなどの専門職の設置，④移植希望者の登録の一元化，⑤ドナー情報の一元化，⑥移植検査を行う体制の配置，⑦普及啓発を行う体制の確立，⑧関係機関との協力体制の構築，⑨国際間の臓器あっせんの窓口の一元化。

　本邦では，1995年に本邦唯一の臓器あっせん機関である，日本腎臓移植ネットワークが発足した。1997年には，臓器移植法の施行に伴い，公益社団法人**日本臓器移植ネットワーク**へと改組され，2010年以降は改正法を遵守した移植システムを運用している。

　臓器移植ネットワークシステムの活動の中核を担うのが移植コーディネーターである。移植コーディネーターは，臓器提供者本人とその家族の意思を尊重して臓器の斡旋業務を行う**ドナー移植コーディネーター**と，移植を受けた患者，移植を受けようとする患者を支援する**レシピエント移植コーディネーター**に大別される。

　本邦では，ドナーコーディネーターとして，日本臓器移植ネットワークに所属するコーディネーターと，都道府県の臓器移植推進事業によって各都道府県，医療機関，臓器バンクなどに配置されている都道府県コーディネーターがいる。レシピエント移植コーディネーターは，基本的には各臓器移植施設が独自に採用していたが，2011年以降は日本移植学会が認定制度をスタートし，養成にあたっている。

　移植コーディネーターの役割は多岐にわたるが，大きくは①移植医療の普及啓発と，②円滑かつ公平で公正な移植医療の遂行，が大きな役割となる。特に後者におけるドナー家族への対応はドナー移植コーディネーターの重要な役割である。臓器提供者の死因の多くは，突発的な脳血管障害や交通事故などによる重症頭部外傷である。家族にとっては予期せぬ死であり，発症から死亡までの時間も十分とは言えない。そのような状況の中で，家族は臓器提供の意思決定を行わなければならない。このような意思決定を適切に支援することが臓器移植コーディネーターの主要な業務である。実際に移植が行われると，家族は死別による悲嘆とともに，本人の意思を成就できたという達成感，「これで良かったのだろうか」という迷いや，周囲の不理解など，複雑な心理的課題を抱えることになる。これらの過程に付き添い，フォローアップすることもコーディネーターの重要な役割である。

　コーディネーターは，医療そのものや医療制度についての幅広い知識を必要とするだけではなく，ドナーやレシピエント，その家族が抱える複雑なタスクと心

理・社会的な困難を受け止め，コミュニケーションをとり，ともに歩んでいくという姿勢と，具体的行動を行う能力が必要とされる。

本邦における移植コーディネーターの採用にあたっては，①医療資格者又はこれと同等の資格を有すると認められる者であること，②移植コーディネーター養成のための研修を受け修了試験に合格していること，③臓器提供事例発生時には夜間・休日であっても対応できること，が一般的な要件とされている。

ここまで述べてきたように，意思決定の支援のプロセスを支える能力と，一人の人間としての対象者に寄り添う能力の両方を必要とするという点から，移植コーディネーターに必要とされる能力は公認心理師が身に着けるべき能力との共通点が多い。現在までは，移植コーディネーターのほとんどは医療資格をもっていることが条件とされていたため，心理職がコーディネーター業務を担うことは少なかった。しかし，今後，国家資格としての公認心理師が医療資格に準じる要件として認められることが予想され，この分野における公認心理師の活躍が期待される。

5．今後の展望──特に再生医療へのシフトについて

臓器移植医療は，細かい未解決な問題は残しつつも，そのシステム構築はおおむね完成し安定期に入ってきたように見える。日本においては脳死による臓器提供者は微増しているとはいえ，諸外国に比べれば圧倒的に少ない状況が続いており，この傾向に大きな変化が起こる可能性は少ないように思える。生体臓器移植の比率が多いことが本邦の移植医療の特徴であるが，代表的な生体移植治療である肝臓の部分移植も国内での施行数は減少傾向にある。なによりも肝臓の場合，移植を必要とする疾病の中心となってきたウイルス肝炎に対する抗ウイルス薬による根治の見通しがついてきたこと，ワクチンの普及により新規発症者が減ったことなどから，将来的に生体肝移植の必要性が増えるとは考えにくい。このように，臓器移植はその倫理的問題，一つの医療パラダイムとしての継続可能性の問題の解決はなされないままで，将来的にその重要性は減少していくものと思われる。

しかし，現実に移植を受け，その後も免疫抑制治療を受けながら，慢性疾患としてのケアを受け続ける患者は確実に存在しており，その人たちに適切なケアを提供することは医療の責務である。本章冒頭に掲げた，生体肝移植のドナーであり，妻であるレシピエントのケアを続けてきた家族の語りには胸に響くものがある（一宮，2015）。

第10章　後天性免疫不全症候群・臓器移植

　それに変わって，近年急速に注目を浴びてきたのが，**再生医療**である。他者の組織や臓器を移植する移植医療とは異なり，再生医療は自己由来の細胞（自己の体細胞や幹細胞や万能細胞）を使用するために，移植に不可避であった免疫による拒絶反応の問題が理論上クリアされている。それゆえに再生医療が今後しばらくの間先端医療の花形となる可能性は高い。現在のところ，再生医療の大部分は基礎研究の段階にあり，ようやく臨床研究が始まったばかりであるが，近い将来標準的治療の一部として導入される可能性はある。倫理的な問題についての議論や法律に関しては未整備であるが，試験的な臨床応用が急速に進んでいる現状では，近いうちに法的整備も追いついてくるだろう。

　再生医療についても移植医療以上に倫理的な問題，心理・社会的な問題に対するアプローチが必要であることは間違いなく，遺伝カウンセラーや，移植コーディネーターに範をとった，再生医療コーディネーターといった専門職が出現してくることもほぼ確実だろう。ともすると，先端医療の促進や普及といったスローガンに飲み込まれて，本来の心理支援とは異なる方向に心理の専門性が利用されてしまう可能性も考慮に入れておく必要がある。このように近い未来に訪れるであろう状況に心理専門職がどのように関わるべきかについては，十分な議論と準備が必要であると思われる。

◆学習チェック表
- □　HIV 感染症の概要について説明できる。
- □　HIV 感染への予防対策について説明できる。
- □　いわゆる薬害 HIV 感染の歴史について説明できる。
- □　HIV カウンセリングについて説明できる。
- □　臓器移植の歴史と疫学について説明できる。
- □　脳死臓器移植および生体臓器移植の倫理について説明できる。
- □　再生医療の現状と展望について説明できる。

　　文　　献

平田豊（1993）あと少し生きてみたい―ぼくのエイズ宣言．集英社，p.63, 98.
一宮茂子（2015）生体肝移植後終末期の医療的フォロー体制の重要性―ドナーの肯定感が否定感に変化した事例から．立命館人間科学研究，31; 1-17.
井上洋士（2018）日本における HIV/AIDS の歴史「薬害 HIV 感染」．https://www.janpplus.jp/topic/433（2019. 08. 30 閲覧）
一般社団法人日本移植学会ホームページ：データで見る臓器移植．http://www.asas.or.jp/jst/general/number/（2019. 08. 30 閲覧）
日本性感染症学会（2016）性感染症 診断・治療 ガイドライン 2016［改訂版］．日本性感染症会誌，27(1) Supplement; 97-105.

厚生労働省エイズ動向委員会（2018）：平成 29（2017）年エイズ発生動向年報. http://api-net.jfap.or.jp/status/2017/17nenpo/17nenpo_menu.html（2019. 08. 30 閲覧）
厚生労働省ホームページ：HIV/ エイズ予防対策　https://www.mhlw.go.jp/stf/seisakunitsuite/bunya/kenkou_iryou/kenkou/kekkaku-kansenshou/aids/index.html（2019. 08. 30 閲覧）
新ヶ江章友（2018）HIV 陽性者によって「語られなかったこと」─HIV 感染予防をめぐる語りの分析から. Contact zone, 10; 143-162.
寺岡慧監修（2015）臓器移植とそのコーディネーション─基礎から応用まで. 日本医学館.
横田恵子（2009）日本の医療現場におけるインフォームド・コンセントの経緯と現状─薬害（血友病）HIV 感染の告知問題から問い直す. 神戸女学院大学論集, 56(1); 96-114.
横田恵子・大北全俊（2016）「HIV/AIDS　カウンセリング」概念の軌跡─1990 年代の心理カウンセリングの政治性と HIV/AIDS 医療とのかかわりから. 臨床哲学, 17; 53-76.

第11章 認知症・脳血管障害

Keywords せん妄，認知症，軽度認知機能障害，MMSE，HDS-R，アルツハイマー病，前頭側頭型認知症，レビー小体型認知症，血管性認知症，脳出血，脳梗塞，リハビリテーション，国際生活機能分類（ICF）

　（1）…レビー小体型認知症の幻視は，認知の変動で，調子が悪いときに見えやすいっていうふうにどこにも書いてあるんですけれども。でも，わたしの場合は，その具合が悪いとき，頭がぼんやりしているときとか，何かほんとに，ぼーっとしているときもあるんですけれども，そういうときに見えたことは一度もなくて，いつもほんとに，あの，今と同じ状態。だから，朝，新聞を，朝，新聞の社説を読んでいるときに虫が飛んでくる…っていう…状態で，あの，……全く正常な意識，全く正常な思考力を持っているときに見えます。
　なので，うちの中に人が見えれば，あの，自分で分かります，「あ，これは幻視」って。で，分かってても驚きます，最初はもう。うあーって，突然出ますから，…驚きますけれども。「あ，でも，ここに人がいるはずはないから幻視なんだな」って思います。だから，その，考えないと…。考えるんですね，一生懸命。でも，虫は考えても分かりませんから，あの，じいっと見るんですけれども，…どれだけ見ても分からないです。本物にしか見えないので。ただ，その，じーっと見ていて，目の前でぱっと消えたら，「あ，幻視だったんだな」っていうことですね。
　　　　　　　（健康と病いの語りデータベース：認知症の語りウェブページ．より）

　（2）3年前の夏の晩，私の頭の中で正確には何が起きたのか，誰も知ることはないだろう。しかしたぶんそれはこんなふうにして起こったのだ。最初，私の一本の大脳動脈の内側，奥深いところで密かに血栓ができはじめ，身体の中で心臓に次いで貪欲に血液を必要とする一つの器官への血液供給が絶たれた。その結果，おそらく何時間かして，血栓が私の大脳の右側で破裂し，コントロールできない「出血」が大脳組織の不可逆的破壊をもたらしたのである。私はこの大脳の中で進行するドラマに全く気がつかなかった。私が知っているのは，寝ようとした時にひどい頭痛があったことと，次の朝，ほとんど身体を動かすことができなかったことだけだ。一晩のうちに私は，専門家が「右半球の出血性梗塞」と呼ぶ，あるいは世間で「脳卒中」と呼ばれる病いを患ってしまったのだ。脳卒中（stroke）とは，古い英語では「打撃」とか「大

きな不幸」とかを意味する。

(ロバート・マックラム（1988）私の人生が変わった晩.より)

I　認知症

1．疾患の概要

　認知症（dementia）とは，「いったん正常に発達した認知機能や精神機能が後天的な脳の障害により低下し，日常生活・社会生活に支障を来している状態」，と定義される。本邦では以前は老人性痴呆と呼ばれていたが，痴呆という言葉はスティグマになりうるという意見が取り入れられ，2004年に認知症と改名された。DSM-5ではdementiaという言葉自体が用いられなくなり，**神経認知障害群**（neurocognitive disorders）にまとめられ，下位分類として，**せん妄**，**認知症（DSM-5）**，**軽度認知機能障害（DSM-5）**が含まれることになった。DSM-5での認知症の診断は，「1つ以上の認知領域において機能が病前より低下していること」，「その認知機能の低下が機能的に毎日の生活の自立を阻害するほど重篤であること」をその条件としており，記憶障害が必須要件ではなくなった。軽度認知症は認知機能の低下が認められるが，日常生活の自立が損なわれていない状態とされている。

　本邦における認知症の有病率は65歳以上において15％程度と見積もられている。現時点で認知症の有病者は500万人を超えると思われ，高齢化の進展に伴ってさらに増加していくものと推定される。

　認知症は単一の疾患ではなく，さまざまな原因による疾患の集合体であるが，最も多いのはアルツハイマー病である。他の代表的病態として，**レビー小体型認知症（レビー小体病）**，**前頭側頭型認知症（前頭側頭葉変性症）**，**血管性認知症**がある。他にプリオン病，外傷性脳損傷，正常圧水頭症，医薬品誘発性，アルコール性など，多様な病態が認知症を引き起こす。

2．臨床症状と一般的な診断法

　認知症の症状は，認知機能の障害による**中核症状**と，**周辺症状**（**行動・心理症状** behavioral and psychological symptoms of dementia; BPSD）に分けられる。

　中核症状は認知機能の低下による症状で，DSM-5では6つの領域（複雑性注意，実行機能，学習および記憶，言語，知覚－運動，社会的認知）のどれかある

第11章 認知症・脳血管障害

いは複数の機能が低下するものとされている。最も主体となるのは記憶障害である。認知症の記憶障害の初期の特徴は，比較的最近（数分から数日くらい）に経験した出来事を想起できない**近時（短期）記憶の障害**，あるいは新しい出来事の経験や学習を記憶できない**エピソード記憶の障害**である。それに対して自分の子どもの頃の記憶などの**長期記憶**や自転車の乗り方などの**手続き記憶**は比較的保たれている。記憶障害に伴って周囲の状況変化についていけない状態としての**見当識障害**が起こってくる。日にち，年，月などの時間から始まり，自分のいる場所や人物などへと広がっていく。記憶障害以外の認知機能障害による症状は病型や個人によってさまざまであるが，認知症の進行にしたがって徐々に障害ははっきりしてくる。

BPSDは周辺症状と呼ばれているが，認知症患者への対応やケアにあたってはむしろ中心となる課題である。BPSDに含まれる症状としては，幻覚，妄想，抑うつ，不安，易怒性・脱抑制，睡眠障害，食行動の変化，強迫・常同行動，徘徊などがある。BPSDの症状は多彩であり，環境やその人が生きてきた文脈などによって大きく影響されていると考えられる。「物盗られ妄想」や「夕暮れ症候群」などがその例である。

DSM-5で採用された軽度認知障害というカテゴリーについては，批判もある。第1は擬陽性率の高さである。年齢とともに認知機能が徐々に低下することは一種の自然経過（老化）であり，「疾患」と呼ぶべき状態との間に明確に線を引くことは難しい。擬陽性率はおそらく50％を超えるだろうと予測する専門家もいる（Frances, 2013）。第2に，軽度認知症の効果的治療法は確立されておらず，診断されても本人にはほとんどメリットがないことである。本人や家族に不安やスティグマをもたらす可能性もある。現在，生物学的なマーカーについての研究が進められており，より確実なマーカーが臨床で用いられるようになるまでは，不確実な臨床診断基準を設けることは益よりも害のほうが大きい可能性がある。

神経心理学的検査としては多数のものがある。スクリーニングテストとして代表的なものは，ミニメンタルステート検査（Mini-Mental State Examination; MMSE），改訂長谷川式簡易知能評価スケール（HDS-R），モントリオール認知評価検査（Montreal Cognitive Assessment, 日本語版 MoCA-J）などが用いられる。さらに詳細な認知機能の検査として複数の検査があり，必要に応じてテストバッテリーを組んで検査が行われる。

認知症への治療法としては薬物療法と非薬物療法がある。現時点で認知症に適応を有する抗認知症薬は4種類であり，コリンエステラーゼ阻害薬（ドネペジル，

ガランタミン，リバスチグミン）と NMDA 阻害薬（メマンチン）である。しかし，あくまでも認知機能の低下を軽減する目的の対症療法であることに加えて，その有効性のエビデンスについても一部疑問が呈されている。軽度認知障害への有効性が証明されている薬物は現在のところない。

BPSD に対しては症状に応じて種々の向精神薬が用いられるが，副作用の問題もあり，中心的な治療にはなりえない。特に抗精神病薬の長期投与は死亡率を増加させることが示されており，漫然とした長期投与は避けなければならない。

個々の患者の状態やケアのニーズに対応する非薬物療法は，認知症のケアに極めて重要な役割を果たしているが，厳密な方法で効果を検証することは難しい。**患者中心のケア**（person centered care），**バリデーション・セラピー**（validation therapy），**ユマニチュード**（humanitude）などが，支援者と患者の適切な関わりを重視した方法として提唱されている。また回想法，芸術療法，デイケアなどが，集団，または個人リハビリテーションの文脈において行われている。

3．主な病型

①アルツハイマー病（AD）

認知症全体の約半数を占める代表的な病態である。クレペリンの弟子であるドイツの精神科医アルツハイマーによって初めて報告された。最初の報告例は 40 歳代で発症し，50 歳代で死亡している。従来，老化による記憶障害よりも若年で発症することが特徴と考えられていたが，近年では年齢による病態の差はないとされている。基本的に緩徐進行性の脳の変性疾患であり，初期の症状は近時記憶障害が中心であるが，しだいに複数の高次認知機能の障害が目立つようになり，晩期には運動機能や身体機能も衰え，寝たきりとなり，約 10 年間の経過で死亡する。

神経病理学的には，肉眼的に大脳の全般性の萎縮を示し，顕微鏡的に神経細胞の脱落と老人斑と神経原線維変化（NFT）を認める。AD の病因は不明な点も多いが，現時点ではアミロイドカスケード説が有力である。老人斑は細胞毒性を有するアミロイド β 蛋白の蓄積であることが分かっており，NFT はタウ蛋白の異常であるとされている。遺伝子検査により APOE 遺伝子の ε 4 アレルを有していると AD の発症率が高まることが分かっており，遺伝子検査は DSM-5 における診断基準にも取り入れられている。脳脊髄液中のバイオマーカーと血清中のバイオマーカーについても研究が進められている。

しかし AD の病態の全体像は未だ明らかではなく，アミロイドカスケード説に

基づいた治療薬の開発が精力的に進められているものの，現在のところ明らかな成功を収めていない。

②レビー小体型認知症（DLB）

　大脳の広範な部位にレビー小体と呼ばれる封入体が認められるタイプの認知症である。レビー小体はパーキンソン病に見られるものと同じで，その本態はαシヌクレインと呼ばれる物質である。

　臨床症候としては，1）ADによく似た認知機能障害，2）パーキンソニズム症状，3）特徴的な幻視，4）レム睡眠行動異常などを特徴とする。自律神経症状（便秘，起立性低血圧，尿失禁など）や向精神薬に対する過敏性などを伴うことが多い。本章の冒頭に掲げたのは，レビー小体型認知症の当事者である50歳代の女性の語りである。このタイプの認知症患者自身の主観的な体験が生き生きと語られている。

③前頭側頭型認知症（FTD）

　もともとは前頭葉から側頭葉に限局性の病変をもつ変性性の認知症としてピック病と呼ばれていた。近年では，前頭側頭型認知症（FTD）あるいは前頭側頭葉変性症（FTLD）と呼ばれており，どの部位が中心に侵されるかによっていくつかのサブタイプが存在する。病理学的には，神経細胞あるいはグリア内にタウ蛋白に関連した特定の蛋白が凝集し封入体を形成する。

　臨床像としては，主に前頭葉から側頭葉が障害されるため，エピソード記憶や視空間認知機能は初期には比較的保たれている。前景に立つのは特有の人格変化および社会的な行動異常である。主として前頭葉の機能障害である行動障害としては，脱抑制（いわゆる「わが道を行く行動」），思いやりの欠如または共感の欠如，常同行動，無気力，食行動の変化などが特徴的である。また言語障害が前面に出るタイプ（あるいは時期）では，発語量の減少，言語理解の低下などを来す。

　基本的に早期から行動の異常や人格変化が目立ち，病識が欠如しているために，ケアや介護のしにくいタイプの認知症と言われる。

④血管性認知症（VD）

　これまで述べてきた3つのタイプの認知症は，全て脳の進行性の変性疾患であるが，VDはそれとは異なり，脳梗塞や脳出血といった神経を栄養する血管の障害に伴って起こる認知機能の低下である。病像は血管障害の様相に対応して多様

であり，進行のパターンにも個人差が大きい。以前は，階段状の認知機能の低下や，「まだらぼけ」と呼ばれる認知機能の低下の不均一性が特徴と言われてきたが，近年ではADと区別が困難な場合も多いことが指摘されるようになった。

診断基準にはさまざまなものがあるが，基本的には，1）認知症であること，2）脳血管障害の証拠（画像診断など）があること，3）認知症と脳血管障害の間に関連性があること，によって診断されることになる。脳血管障害は，さまざまな身体症状（麻痺，失語，知覚障害，自律神経障害，高次脳機能障害等）を合併し，ADや認知症を伴わない脳血管障害よりも平均余命は短い。

4．認知症の診療・ケアにおける公認心理師の役割

認知症は今後当分の間，増えることはあっても減ることはないと思われる。現在のところ確実な薬物療法は存在しない。公認心理師は，認知機能や神経心理学的なアセスメントに精通している必要があるが，心理専門職の役割はそれだけではない。非薬物的なケアを洗練させることで，患者のQOLを向上させるのみならず，支援者の燃えつきを防いだり，チームの機能を強化することが可能である。心理専門職がチームに参加することへの期待は極めて大きい。

II　脳血管障害

1．疾患の概要

脳血管障害は，虚血性心疾患と並んで，動脈硬化性疾患に合併する重篤な病態の1つである。かつては脳血管障害は本邦における死因の第1位であったが，近年は主として食生活の変化（コレステロールの適度な摂取と食塩摂取の減少）によって，年々死亡率は低下傾向にあり，現在は死亡原因の第4位（がん，心臓疾患，肺炎に次ぐ）である。厚生労働省発表の「平成29年患者調査の概況」によると，脳血管疾患の総患者数（継続的に治療を受けていると推測される患者数）は111万5,000人で，3年前の調査よりも約6万人減少している。

2．各　　論

脳血管障害は，大きく**脳出血**と**脳梗塞**に分けられ，脳出血は脳内出血とクモ膜下出血に分けられる。脳梗塞は脳血栓症，脳塞栓症，ラクナ梗塞に分けられる。このどちらにも属さないものとして，一過性脳虚血発作や慢性硬膜下血腫などがある。脳卒中とは，急性に発症する脳出血と脳梗塞を合わせた病態の一般的な呼

び名である。

①脳出血

　脳内出血は，かっては，脳血管障害のうちの大半を占めていたが，現在は頻度が減少し，脳血管障害の約20％を占めるに過ぎない。動脈硬化によって脆くなった脳の動脈が突然破綻して出血し，脳を傷害する病態である。出血した血液は脳内血腫を形成し，この血腫によって脳組織が破壊される。高血圧が直接の危険因子である。近年脳出血が減少しているのは食塩摂取の低下や高血圧のコントロールが進んでいるためであると考えられる。

　典型的な例では，前駆症状なしに突然意識障害をもって発症する。半昏睡，あるいは昏睡状態を伴うことが脳梗塞と異なる。急性期には脳浮腫が起こり，頭蓋内ヘルニアが早期の死亡原因となるので，内科的，時には外科的な脳浮腫対策が行われる。意識が保たれる場合，言語障害，頭痛，吐き気などの症状が特徴的である。脳出血が大脳半球に生じると，対側の片麻痺が生じる。片麻痺の他には，構音障害が後遺症としての頻度が高い。

　診断には脳のCTあるいはMRIが有益である。特にCTでは発症直後から出血巣が高吸収の白い陰影として明瞭に認められることが特徴である。

　クモ膜下出血は，大脳の表面（軟膜）と硬膜の間にある網目状のクモ膜によって包まれ，脳脊髄液で充たされているクモ膜下腔にある動静脈が破綻することによって起こる病態である。血管の破綻の原因としては，動脈瘤と動静脈奇形が主なもので，前者は中年に多く発症するが，後者は比較的若年者に発症する。

　クモ膜下出血の典型的な症状は，激しい頭痛を伴う突然の意識障害である。脳圧の亢進を伴い，吐き気，嘔吐，痙攣などを伴うこともある。緊急対応によって脳圧亢進が解除されると完全に回復する可能性があり，脳神経外科的救急対応が必要な代表的疾患の一つである。

②脳梗塞

　脳の動脈の閉塞により，脳組織の壊死を来す病態である。脳動脈硬化から血栓が形成され脳血管内腔が閉塞する場合を**脳血栓症**，心房細動などのために心臓内にできた血栓が脳血管へ運ばれて閉塞されてしまう場合を**脳塞栓症**と呼ぶ。脳梗塞の危険因子は，一般的な動脈硬化の危険因子（加齢，高血圧症，糖尿病，肥満，喫煙などの生活習慣）と同様であると考えられている。脳血栓が発症するきっかけとしては，脱水による血液濃縮，多血症，血圧低下などがありうる。

脳梗塞の発症は脳内出血に比べて緩徐であり，数時間から数日かけて病状が完成することが多い。意識障害も脳出血に比べると軽い。閉塞する脳血管によって，さまざまな症候を呈する。早期の診断はCTあるいはMRIによって行われるが，脳梗塞の発症直後には病巣は検出されず，CTでは1〜2日後，MRIでは数時間後から病変が低吸収域として検出される。本章冒頭の出血性脳梗塞の当事者の語りは，いわゆる「脳卒中」の主観的体験が詳細に示されている迫力のある記述である。

ラクナ梗塞は，大脳基底核を通る穿通枝動脈の血栓によって生じる小さな脳梗塞である。同じ部位の動脈が破綻し出血が起こると脳内出血となる。ラクナ梗塞自体は少数では無症状のこともある。多発性にラクナ梗塞が発生してくると，運動障害，自発性の低下，血管性認知症などの原因となる。

脳梗塞の後遺症としては，梗塞の部位によってさまざまな症状が起こるが，代表的なものとしては，片麻痺，感情失禁，失語などである。高次認知機能障害が頻繁に生じるので，さまざまなリハビリテーションに加えて心理的なサポートも必要となる。

③脳血管障害のリハビリテーション

リハビリテーションの定義は複数あるが，一般には病気や外傷による身体の機能障害（生理的あるいは解剖学的な欠損や障害）および環境面での制約を有する人に対して，身体，精神，社会，職業，趣味，教育の諸側面の潜在能力や可能性を十分に発展させるような指導，訓練，環境設定を行い，機能回復・社会復帰を図ることとされている。リハビリテーションは，障害をもっていても安心して快適な生活を送れるようにすることを目標とし，障害のある人の全人間的復権を目指すものである。

WHOの国際生活機能分類（ICF）では，「障害」を「心身機能と身体構造」「活動」「参加」の3つのレベルに分けて考える。障害をもつ人のリハビリテーションを考える場合，従来，**医学モデル**と**社会モデル**という対立する2つのモデルがあった。医学モデルは，障害という現象を個人の問題としてとらえ，病気・外傷やその他の健康状態から直接的に生じるものであり，専門職による個別的な治療という意味の医療を必要とするものとしてみる。障害への対処では個人の適応と行動変容が目標とされる。社会モデルでは，障害を主として社会によって作られた問題であるとみなし，障害のある人の社会への参加に障壁が存在することが問題になる。障害は個人に帰属するものではなく，主として社会の側が障害のある

第11章 認知症・脳血管障害

人への社会的リソースへの接近の権利を保証すること（合理的配慮の提供）が目指される。ICF分類の理念は，生活機能という観点から，健康状況と健康関連状況を明らかにすることを通じて，両者を統合しようと試みていると考えられる。ICFによる障害への接近は，生物－心理－社会（BPS）アプローチと親和性が高く，公認心理師もチームの一員として他の専門職と協働するための基本的モデルとなる。

リハビリテーションの対象は小児から高齢者まであらゆる年齢層を含むが，脳血管障害は，運動機能の障害，言語機能の障害，高次神経機能の障害などの複数の障害を含み，近年では短期で死去する例の減少により，リハビリテーションの対象としての重要な位置を占めている。

リハビリテーションの諸段階としては，1）急性期リハビリテーション（発症直後から離床まで），2）回復期リハビリテーション（離床から退院まで），生活期（維持期）リハビリテーション（退院後の自宅や施設などにおいて）の3段階に分けられる。麻痺に対するリハビリテーションとしては継時的，段階的に複数の訓練が行われるが，主体となるのは理学療法である。さらに作業療法と言語療法が必要に応じて行われることが多い。

脳血管障害のリハビリテーションはほとんどの場合，多職種連携チームによって行われる。専門職としては，医師，看護師，理学療法士（PT），作業療法士（OT），言語聴覚士（ST）が中心となる。さらに社会保障や社会福祉サービスを提供する社会福祉士（医療ソーシャルワーカー：MSW）と公認心理師は，脳神経障害のリハビリテーションにおける生物－心理－社会モデルを支える重要な専門職の役割を担うことが期待される。

◆学習チェック表
☐ 認知機能の6領域について説明できる。
☐ 認知症の中核症状と周辺症状（BPSD）について説明できる。
☐ 認知症の原因となる代表的な疾患について説明できる。
☐ 脳血管障害の分類について説明できる。
☐ 脳血管障害のリハビリテーションについて説明できる。
☐ ICF分類の意義について説明できる。
☐ リハビリテーションにおける多職種連携について説明できる。

文　献

ディペックス・ジャパン ホームページ：認知症の語り．https://www.dipex-j.org/dementia/topic/symptom/levy/2458.html（2019.08.30閲覧）

Frances, A.（2013）*Essentials of Psychiatric Diagnosis: Responding to the Challenge of DSM-5*. Guilford Pubn.（大野裕・中川敦夫・柳沢圭子訳（2014）精神疾患診断のエッセンス―DSM-5の上手な使い方．金剛出版，p.150-161.）

深山正久編（2017）はじめの一歩の病理学．p.184-189.

McCrum, R.（1998）The night my life changed. In: Greenhalgh, T. & Hurwitz, B.（Eds.）*Narrative Based Medicine-Dialogue and Discourse in Clinical Practice*. BMJ Books.（斎藤清二・山本和利・岸本寛史監訳（2001）ナラティブ・ベイスト・メディスン―臨床における物語りと対話．金剛出版．pp.37-41.）

尾崎紀夫・三村將・水野雅文・村井俊哉編（2018）標準精神医学［第7版］．医学書院，p.403-438.

髙橋三郎・大野裕監訳（2014）DSM-5 精神疾患の分類と診断の手引き．医学書院．p.269-300.

第 12 章　糖尿病

糖尿病

> **Keywords**　診断基準，Ⅰ型糖尿病，Ⅱ型糖尿病，非薬物療法，インスリン療法，自己管理教育，エンパワメント，コーチング，摂食障害，心理・社会的支援

　今日，患者は危機的状況にあった。［地域の救急センターのある医師が，彼女に］彼女は糖尿病であり，毎日の投薬を開始し，毎日彼女の血糖を測定するようにと指示したのだ。患者は，恐れおののき，健康への鉄のドアが音をたてて閉まったと感じた。糖尿病患者は心臓発作を起こし，脳卒中になり，四肢を失い，盲目になり，人工透析を必要とする。彼女は自分の健康に気を付けてこなかったというのか？　彼女は自分の健康に十分に気を付けてこなかったのというのか？　彼女は少しずつ増加していた体重を減らすためにもっと努力すべきだったのか？　時々チーズクリームと一緒にベーグルを食べたのは，こんなにも由々しきことだったのか？　蒸し暑い 8 月の午後に食べたアイスクリームコーンが，彼女にこれをもたらしたのか？　彼女は自分自身を猛烈に非難し，喜んで快楽にふけり与えられた衝動に身を任せた自分を鞭打った。彼女はこの間ずっと死を望んでいたに違いない。そしてこの間ずっと彼女はそれでよいと思っていたのだ。これ以上何ができるだろうか？　彼女は自分自身に対して何ができただろうか？
　今，彼女が若い母親であった時のことも知っているこの医師と差し向いに座っている時，彼女は自分を生き生きとしたものとは感じられず，まるで死の中にいるように思えた。この糖尿病という診断は，これほどまでにも彼女を老化と死に直面させたのだ。

　　　　　（リタ・シャロン（2019）ナラティブ・メディスンの原則と実践．より）

Ⅰ　疾患の概要

　糖尿病は，血液中の糖（グルコース）濃度（血糖値）が高くなる代謝性疾患である。歴史的に見れば，糖尿病（diabetes mellitus）の名称は，尿中に糖が一定量を超えて排泄され，そのために口渇，多尿，体重減少等が生じることから付けら

れたものである。しかし糖尿やそれに伴う症状は血糖が高い状態が続いた後に出現することから，現代では高血糖の有無によって糖尿病かどうかが診断される。

糖尿病の判定基準は時代によって変遷してきたが，本邦での現在の診断基準は，①早朝空腹時血糖（FBS）が126mg/dl以上，②75g経口ブドウ糖負荷試験（75gOGTT）の2時間値が200mg/dl以上，③随時血糖値200mg/dl以上，④血中ヘモグロビンA1C濃度（HbA1C）6.5%以上，のいずれかが確認（原則として2回以上）されると「糖尿病型」と診断される。またFBSが110mg以下であり，75gOGTTの2時間値が140mg/dl以下の場合は，「正常型」と判定し，そのどちらにも属さない場合は「境界型」と判定される。

なお次の3つのうち1つが確認される場合は，初回検査のみでも糖尿病と診断できる。①血糖値とHbA1Cを同時に測定して，ともに糖尿病型である，②血糖値が糖尿病型を示し，口渇，多飲，多尿，体重減少など糖尿病の典型的症状がある，③血糖値が糖尿病型であり，確実な糖尿病性網膜症が認められる。

糖尿病は非常に頻度の高い疾患であり，厚労省の「平成29年患者調査」では，本邦では約329万人が糖尿病として治療を受けている。本邦における糖尿病者と糖尿病予備群は，いずれも約1,000万人と推計されている（平成28年国民健康・栄養調査報告［厚生労働省，2017］）。

糖尿病は初期には無症候であるが，合併症を生ずることによって生命やQOLに大きな影響が生じる。急性の合併症としては，感染症と糖尿病性昏睡がある。これらは主として高血糖のコントロール不良に伴って生じる。

慢性の合併症は高血糖によって動脈硬化性の血管病変が促進されることによって起こる。糖尿病に特有の三大合併症は，**糖尿病性網膜症，糖尿病性腎症，糖尿病性神経障害**と呼ばれる。これらは，各臓器を栄養している細い血管が障害されることによって起こる。網膜症は失明の危険を，腎症は腎不全から透析導入への危険を，神経障害は足のしびれや疼痛，壊疽，自律神経障害による突然死などを招くおそれがある。

高血糖は大きな血管の動脈硬化を進展させるので，結果として狭心症・心筋梗塞といった**虚血性心疾患**，**脳血管障害**（脳梗塞，脳出血），下肢に潰瘍や壊疽を生じる**閉塞性動脈硬化症**などが発症しやすくなる。

II 分類と病態

糖尿病は病理学的には，I型糖尿病，II型糖尿病，二次性糖尿病（他の疾患や

病態に伴って起こる），妊娠糖尿病（妊娠時にのみ生じる）の4種類に分類される。Ⅰ型とⅡ型では，その原因，病態，治療方針等が明らかに異なっているため，はっきりと区別して理解する必要がある。

　Ⅰ型糖尿病は，血糖を低下させるホルモンであるインスリンを産生する膵臓のβ細胞の破壊により，インスリンの分泌が障害されるために生ずる糖尿病である。小児，若年者に多く見られるが成人発症もある。家族内発生はまれであり，遺伝的素因の関与は少ないと考えられている。膵β細胞の障害が何によって生じるかは確定されていないが，自己免疫機序，ウイルス感染等が推定されており，血中に自己抗体が認められる頻度が高い。多くは急速に発症し，糖尿病性昏睡などの重篤な症状を来す。インスリンの絶対量が不足しているために，インスリン治療が必須である。発症と肥満やカロリーの過剰摂取とは関係がない。Ⅰ型糖尿病は，小児期の発症が多く，インスリン治療が必須であり，治療の中断は重大な生命的危機を生ずる。このため，生涯にわたって厳格な血糖コントロールが必要となる。患者の人生を支えるためには，生物学的な問題のみならず，十分な心理・社会的なサポートが必要となる。

　Ⅱ型糖尿病は，成人型糖尿病，インスリン非依存型糖尿病などとも呼ばれる。糖尿病の90％以上を占め，多様な病態を含んでいる。膵β細胞で産生されるインスリンの量は必ずしも減少しておらず，病態の中心は筋肉や肝臓等の末梢臓器におけるインスリン利用の障害であると考えらえる。遺伝要因の関与は大きく，家族内発症もしばしばみられるが，多種類の遺伝子が関与しており，生活習慣等の環境の影響も大きい。年齢的には40歳以上の発症が多く，壮年期から高齢者において頻度が高い。肥満や運動不足などの生活習慣が発症と経過に大きく影響しており，本邦では生活習慣病の一種と理解されている。いわゆるメタボリックシンドロームの一因子としても重要視されている。

Ⅲ　治　　療

　糖尿病の治療目標は，血管合併症の発症，進展を防止し，日常生活の質の維持と健康寿命を確保することである。コントロール指標としては血中のHbA1C値が目安とされており，血糖正常化を目指すためには6.0％未満，合併症予防のための目的としては7.0％未満，強化治療が困難な場合は8.0％未満が推奨されている。血管合併症の予防が最も重要な目的であるため，血糖のみならず，体重，血圧，血清脂質などの良好なコントロールが同時に目指される。

治療目標は個々の患者の特性を考慮して個別に設定される必要があり，特に高齢者においては，認知機能や生活機能を考慮し，治療薬剤によって引き起こされる低血糖発作がどのくらい予測されるかなどを考慮して決定される。
　治療としては，①非薬物療法，②インスリン以外の薬物療法（経口血糖降下薬），③インスリン治療，に分けられる。
　I型糖尿病は，インスリン依存性糖尿病とも呼ばれ，インスリン治療が必須となる。食事療法や運動療法が併用されることはあっても，インスリンを中止することはできない。II型糖尿病は，急性の合併症（糖尿病性昏睡や感染症）がない場合においては，原則として非薬物療法（食事療法と運動療法）がまず優先され，治療目標に達しない場合は，経口血糖降下薬→インスリン治療と段階的に進んでいく。
　非薬物療法としては，食事療法と運動療法が主なものである。食事療法は他のどのような治療とも併用される糖尿病の基本となる治療法である。現在のところII型糖尿病の食事療法の目標は，総エネルギー摂取量の適正化を図ることによって，全身における良好な代謝状態を維持することにあることが合意されている。BMI（body mass index）22を目標として標準体重を求め，身体活動量に応じて，標準体重あたり，デスクワークなど軽い労作の場合は25〜30 Kcal，立ち仕事が多い普通の労作の場合は30〜35 Kcal，肉体労働など重い労作の場合は35 Kcal以上を標準とする。エネルギーバランスとしては，炭水化物を50〜60％，蛋白質20％以下を目安として，残りを脂質とするが，身体活動量，合併症の状態，嗜好性などの条件に応じて適宜調整する。
　特定の栄養素を極端に減らす（または増やす）ことによって，糖尿病のコントロールに良い影響があるという証拠は現在のところほとんど得られていない。一日20g以上の食物繊維の摂取が推奨されているが，極端な糖質の制限や高脂肪食が良い結果をもたらすという証拠はない。運動療法は有酸素運動，レジスタンス運動ともにII型糖尿病のコントロールに良い影響をもたらすとされている。
　血糖降下薬としては，現在，インスリン抵抗性改善系，インスリン分泌促進系，糖吸収・排泄調整系の3つの作用機序の薬物が用いられている。各々の経口血糖降下薬はそれぞれ作用機序が異なっており，効果の特徴も副作用も異なっているので，各病態において適切な個別投与計画が必要とされる。特に低血糖発作には十分な注意が必要である。
　インスリン抵抗改善系には，肝臓での糖新生を抑制するビグアナイド薬（メトホルミンなど），骨格筋・肝臓でのインスリン感受性を改善するチアゾリジン薬

(ピオグリタゾンなど) がある。インスリン分泌促進系には, 血糖依存性のインスリン分泌促進とグルカゴン分泌を抑制する DPP-4 阻害薬 (シタグリプチン, トレラグリプチンなど), β細胞からのインスリン分泌を促進するスルホニル尿素薬 (グリメピリドなど), 速やかなインスリン分泌の促進と食後高血糖の改善をもたらすグリニド薬 (ナテグリニドなど) がある。糖吸収・排泄調節薬系には, 炭水化物の吸収遅延・食後高血糖の改善をもたらすα-グルコシダーゼ阻害薬 (アカルボースなど), 腎での再吸収阻害による尿中ブドウ糖排泄を促進する SGLT2 阻害薬 (イプラグリフロジンなど) がある。

インスリン治療は, 糖尿病において不足した内因性インスリン分泌を補う目的で行う治療である。インスリン治療には絶対適応 (インスリンを用いなければ生命に危険が及ぶ場合) と相対適応がある。絶対適応には, ①インスリン依存性糖尿病 (Ⅰ型糖尿病) の治療, ②糖尿病性昏睡 (ケトアシドーシス, 乳酸アシドーシス, 高浸透圧性昏睡) の治療, ③食事療法でコントロールできない妊娠性糖尿病, ④重症感染症の合併, ⑤全身管理の必要な外科手術, などが挙げられる。相対的適応としては, Ⅱ型糖尿病において, 他の治療法によっても血糖がコントロールできない場合が挙げられる。

インスリン製剤には作用時間によって, 超即効型, 即効型, 中間型, 持続型, それらの複数を組み合わせた混合型などの複数の種類がある。ヒトの血糖値と血中インスリン濃度は, 日内変動, 食事との関係などによって刻々と変化しているので, インスリン治療の目的は, 正常の血糖値の変動にできるだけ近い状態を創り出すことである。そのためには, 病態に合わせて, 血糖値のモニターとインスリン製剤の投与法を適切に組み合わせて実行する必要がある。インスリン療法の副作用としては, 重症低血糖が最も重要であり, これはインスリン投与によって血糖を厳密にコントロールしようとする方法 (強化インスリン療法) において頻度が高くなるという問題がある。

Ⅰ型糖尿病においては, インスリンの生理的分泌パターンを模した, 基礎インスリンに加えて血糖自己測定による追加インスリン投与を行う頻回注射法 (3〜4回/日), あるいは, 持続血糖モニタリングを併用した持続皮下投与法 (CSII) が行われる。強化インスリン法による血糖コントロールは, 小血管および大血管の合併症を有意に減らすことが実証されている。

Ⅱ型糖尿病においては, 病状に応じて種々のインスリン療法が行われるが, 軽症例においては, 一日1回あるいは2回のインスリン製剤の投与によって良好なコントロールが得られる場合もある。中等症以上の場合には, 強化インスリン療

法を含めた治療が考慮される。強化インスリン療法による厳密な血糖コントロールは，微小血管合併症の進展を抑制する効果が証明されているが，必ずしも総死亡率を減らさないというデータもあるため，症例に応じた柔軟な治療選択が必要とされる。その際，生活習慣の変容や併存疾患の影響等を十分に考慮したチーム医療的介入を必要とすることが多い。

IV　糖尿病自己管理教育と療養支援

　糖尿病治療の基本は食事療法，運動療法，薬物療法であるが，毎日の食習慣や運動習慣，そして服薬あるいは自己注射などは，糖尿病セルフケアとして自己管理の必要がある。糖尿病のコントロールがうまくいかない場合，その最大の理由は治療に対するアドヒアランスの低下（治療そのものが遵守されていない）であり，さらにそれに影響を与えるものとして心理・社会的問題があることが分かっている。糖尿病の治療の中心に置かれるべきは患者自身であり，患者が自己決定，自発的に行動できるように支援すること（エンパワメント）が，糖尿病治療の中心に来るべきであるという考え方が定着しつつある。

　米国では2000年代初頭から，エンパワメントの概念を中心に置いた糖尿病支援のために，糖尿病自己管理教育（DSME）と糖尿病自己管理支援（DSMS）と呼ばれるシステムの構築と，その効果についての実証的研究が行われてきた。DSMEとDSMSの考え方は，世界各国で採用され，日本においても，主として糖尿病医療学という文脈において実践に取り入れられつつあり，糖尿病診療ガイドラインにも取り入れられている。

　DSMEとDSMSは糖尿病セルフケアに必要な実践的知識や技能の習得のための，生涯継続して行われる教育と支援のシステムである。その目標は患者のエンパワメントである。エンパワメント・アプローチは以下の特徴をもっている。①患者自身のニーズと体験を基礎に置く。②患者の参加と共同作業を通じて，情報を十分に理解したうえで主体的な意思決定を促すことに焦点をあてる。③患者自身が医療者チームと積極的に交流することを促進し，臨床成果や健康状態，QOLを効率よく改善することを目指す。

　DSMEプログラムは科学的根拠に基づく（Evidence-based）とともに，個人のニーズを重要視する。明確な目的と学習目標が設定され，患者と家族あるいは介護者が糖尿病を自己管理するための態度・信念・知識・技能を身につけることを支援する。プログラムには理論と科学的根拠に基づいて，資源や支援ツールの有

効利用を促す内容を文書化したカリキュラムがある。カリキュラムの内容は次のことを含む。①糖尿病の経過と治療法を説明する。②健康的な食事と運動・活動量の増加を生活習慣に取り入れる。③効果的な薬物療法に毎日取り組む。④モニタリングとして体重・血糖値他を利用する。⑤急性・慢性合併症を予防し早期発見と早期治療を行う。⑥心理・社会的問題・不安への健康的対処策を考える。⑦健康を目指す行動変容を促す。内容は個人のニーズや年齢，教育レベル，糖尿病のタイプ（境界型や妊娠糖尿病も含めて），併発症，心理・社会的課題など，実臨床の必要に合わせて調整される。

　DSME・DSMSで重視される技法の一つとして**コーチング**が挙げられる。コーチングとは，対話によって相手の自己実現や目標の達成を図る作業である。コーチングも基本的には，集団でも個別でも，有用な知識を蓄積し，考え方を柔軟にして自己管理行動に前向きになれるようにエンパワーすることに焦点をあてる。集団教育においては，人と人の相互作用を通じて学びが促進される。相手の話を傾聴し，感じたことを伝えて承認し，質問することで自発的な行動を促すコミュニケーション技法が用いられる。実現可能な目標設定，人との交流のサポートを促進することで，周りからの前向きな強化によって成功体験が次への機動力となり，自己効力感が高まる。逆に否定的な経験や感情を他者に聞いてもらうことで，不安や感情負担が軽減する。生涯にわたる糖尿病治療は，個々の心理・社会的特徴や背景を有する個人の人生の**病いの軌跡**（illness trajectory）に融合しなければならないという視点が重要とされ，慢性疾患ケアの質の向上が促される。種々の選択をしながら進む患者の人生行路に寄り添う姿勢は，患者の糖尿病自体や治療の受け入れなどに対する心理的障壁を軽減させ，行動変容につながる。また，行動変容することで糖尿病をコントロールしやすくなり，合併症を予防できるという患者の健康信念を強化することになる。

　DSME・DSMSについては，非常に多くの質の高い効果研究が行われており，患者の自己効力感等を高める効果のみならず，HgA1Cを低下させるなどの生物学的な効果を実証するエビデンスが得られている。DSME・DSMSの実践は多職種チームによって行われるが，現在は主として看護職を中心とする療養指導士がその中心を担っている。国家資格である公認心理師がこのような糖尿病自己管理支援に貢献することが期待される。

V 糖尿病ケアにおける心理・社会的支援

糖尿病は他の慢性疾患同様にうつ症状と不安障害を伴うことが多い。**摂食障害**も比較的頻度が高い。その他，自己管理を妨げる心理的障害として，統合失調症や薬物中毒，アルコール依存症，強迫神経症，針恐怖症などがある。糖尿病とともに生活することは，常に心理的過剰応答を要求されることでもある。低血糖や合併症，糖尿病の影響を受ける日々の生活に不安を抱く糖尿病患者は多い。合併症や喫煙，飲酒，不安定な血糖コントロールが不安とうつ症状に関連する。不安と低血糖は似たような身体症状を呈するので不安障害が病的と認知されず，診断治療を受けていないこともある。不安障害はストレスとなってQOLを低下させるし，セルフケアを妨げアドヒアランスを低下させて血糖のコントロールに影響する。実際に高度の不安状態は血糖自己測定の頻度の減少や血糖コントロール不良と関連する。糖尿病患者は実際に不安を自覚している以上の頻度で心理的サポートを希望しており，心理サポートが不安を軽減してコントロールを改善する可能性がある。

若い女性のⅠ型糖尿病の約3割が体重増加を嫌ってインスリン量の減量を図ることが知られている。摂食障害により血糖コントロールは悪化し健康障害を来す。インスリン量の操作により代謝障害を制御できず合併症のリスクが上がる。糖尿病ケトアシドーシスを繰り返す場合には摂食障害の可能性を考慮する必要がある。患者は食事以外の面でもアドヒアランスの低下を示す。食事と体型への懸念は，摂食障害なのか正常範囲なのか，判断が難しい場合がある。摂食障害と関連するうつ症状，自尊感情の低下，他者依存，薬物中毒など，複雑な課題に対処する専門職による心理療法が必要となる。

糖尿病による生活の制限そのものが精神的苦痛となることには注意が必要である。糖尿病のセルフケアは複雑であり，際限がなく，常に自己コントロールのための緊張から逃れることができない。しかも，治療法に従ったからといって必ず血糖値が正常化して合併症を回避できる保証はない。このような現実が患者を精神的に追い詰めていく。欲求不満，絶望感，打ちのめされた感じ，燃え尽き，あるいは怒り，罪悪感，恐怖心などの表現がよく聞かれる。糖尿病があることに伴う陰性感情の連鎖が，動機意欲・積極的セルフケアの低下，高血糖，合併症リスクの増加，QOLの低下を招く。このような陰性感情は，それを丁寧に聴き取り，共感的に受け止めるとともに，これまでの努力をねぎらい，可能な対処法を一緒

に考えていくというカウンセリング的な対応によって軽減される可能性がある。

　上記のように，糖尿病という慢性疾患とともに生きる人々の心理・社会的な支援のニーズに応えることは，心理専門職である公認心理師に要請されることそのものであると言える。現在まで主として看護師をはじめとする医療専門職によって支えられてきた心理・社会的な支援，慢性疾患とともに生きる人々の人生の軌跡に一貫して寄り添う作業こそが公認心理師に求められていると言えよう。

◆学習チェック表
□　糖尿病の診断基準について説明できる。
□　糖尿病の分類と病態について説明できる。
□　糖尿病の薬物療法と非薬物療法について説明できる。
□　糖尿病の自己管理教育プログラムについて説明できる。
□　エンパワメント，コーチングの概念と方法について説明できる。
□　糖尿病に合併する心理・社会的な問題とその支援法について説明できる。

　　　文　　献
リタ・シャロンら（斎藤清二他訳，2019）ナラティブ・メディスンの原則と実践．北大路書房．（Charon, R., Dasgupta, S., Hermann, N., et al. (2017) *The Principles and Practice of Narrative Medicine*. Oxford University Press.）
深山正久編（2017）はじめの一歩の病理学［第2版］．羊土社．
一般社団法人日本糖尿病学会（2016）糖尿病診療ガイドライン2016．http://www.jds.or.jp/modules/publication/?content_id=4（2019.08.30閲覧）
厚生労働省（2017）平成28年国民健康・栄養調査報告．https://www.mhlw.go.jp/bunya/kenkou/eiyou/h28-houkoku.html（2019.08.30閲覧）
厚生労働省（2019）平成29年患者調査．
日本糖尿病対策推進会議（2016）糖尿病治療のエッセンス　http://dl.med.or.jp/dl-med/tounyoubyou/essence2017.pdf（2019.08.30閲覧）
社会福祉士養成講座編集委員会編（2017）人体の構造と機能及び疾病［第3版］．中央法規出版．

第3部　心理的支援が必要な主な疾病

第13章

依存症

アルコール・薬物

> **Keywords**　精神依存，身体依存，中毒，離脱，耐性，強迫的使用，入院治療プログラム，自助グループ，中枢神経抑制薬，中枢神経刺激薬，幻覚薬，ハームリダクション，自己治療仮説，負の強化

「大量飲酒になるパターンはほぼ決まっています。普段は家で飲んでいる場合は多くても5合で止まります。しかし，友人と外で飲むとそれ以上飲んでしまいます。翌日から自宅で飲酒が続き，量がどんどんエスカレートして一升を越えることもあります。お腹が痛くなったりして飲めなくなるとそれをきっかけに飲酒は止まりますが，その後罪悪感に襲われて夜など眠れなくなります。しばらく禁酒していますが，しばらくたつともとに戻ってしまいます……勤めをやめてから生きがいがありません。自分の人生はもう終わってしまったように感じられ，あとは死んで行くだけというむなしさがあります。新しい勤めを勧めてくれる人もありますが，酒で迷惑をかけてはいけないと思うと踏み切れません。自分では，意志が弱く，わがままなせいで酒がやめられないのだと思います。……家でも私の言うことには妻も息子も従うようになっているので，私が『酒を持って来い』というとそれでおしまいです。酒を飲み飽きると，2～3日眠れず，虚無感と罪悪感に襲われます。こんな話は妻にもしたことはありません」

（斎藤清二（2014）関係性の医療学．より）

I　はじめに

依存（dependence）は，人間にとって極めてありふれた現象である。依存症をめぐる概念や診断基準は，精神医学領域においてきめ細かく定義，分類されているが，その概念は複数の診断基準（例えばICDとDSM）によっても異なり，さらに基準の改訂（DSM-IV-TRからDSM-5へ）によってもしばしば変遷している。

冒頭に掲げた語りは，アルコール性肝障害と慢性膵炎で消化器内科外来に通院していた50代の男性であるAさんが，外来で筆者に語ってくれたものである。この真摯な語りを聴くようになるまで，Aさんは膵炎の急性増悪，胃潰瘍からの

吐血，合併したコントロール不良の糖尿病を背景にした敗血症といったエピソードによる複数回の入退院と，5年にわたる継続的な外来通院の時間が必要であった。アルコール依存に伴う慢性の身体疾患をもつ人との信頼関係を育むのには時間がかかるのである。

II 物質依存症の一般的事項

　摂取すると認知や情動などの精神機能に影響を与える物質を**精神作用物質**と呼ぶ。アルコール，アヘン，大麻，コカイン，覚醒剤，有機溶剤，睡眠薬・抗不安薬などが代表的なものである。精神作用物質がもたらす人体への作用としては，精神依存，身体依存，耐性，離脱，急性中毒などがある。

　精神依存とは「自分の意思では使用を制御できなくなる状況」である。この機序は，精神作用物質が中脳被蓋野から大脳辺縁系に至るドパミン作動性神経系を中心とする「脳の報酬系」に作用して快感を生じるための結果として説明されている。このために物質使用への更なる欲求（**渇望**）が生じ，反復使用に至る。離脱時にはさまざまな手段を通じて強迫的に物質を入手しようとする**薬物探索行動**が出現する。

　身体依存は以下のような機序として説明される。ある量以上の物質が常時体内に存在する時，生体が物質の存在に適応するため，物質の効果が減弱し「**耐性**」が生じる。このような適応が生じている時に物質使用量が急激に減量されたり摂取が中止されたりすると生体が不均衡状態に陥り，**離脱症状**あるいは**退薬症状**と呼ばれる不快な症状が出現する。これを避けるために一層その物質を求めるようになる。

　身体的，社会的な問題になるような精神作用物質の不適切な使用は，ICD-10では**有害な使用**，DSM-Ⅳ-TRでは**乱用**，DSM-5では**物質使用障害**の一つとされている。自発的な物質の使用において，使用目的が本来の目的以外の使用であったり，使用法・容量が常識を逸脱しているような場合である。

　精神作用物質の使用後に有害作用が発現している状態を**中毒**（intoxication）という。物質が生体内に過剰に存在しているための症状であるから，その物質の薬理作用に特異的な症状が出現する。原則として，体内から物質が排泄されることにより症状は消失する。

　精神作用物質の使用中または使用後2週間以内に発現し，急性中毒に伴う一過性の薬理作用では説明がつかず，離脱症状の一部でもない**精神病様症状**を（**物質**

使用による）精神病性障害と呼ぶ。幻覚，知覚変容，妄想，精神運動障害，混迷，激しい異常な情動など，あらゆる精神症状が出現しうる。精神作用物質の使用に関連して長期に持続したり，遅発性に生じる症状を**後遺症**と呼ぶ。フラッシュバックや人格変化，残遺性感情障害，認知症，残遺性精神病が含まれる。

III アルコール関連障害（いわゆるアルコール依存症）

1．アルコール関連障害の診断概念

アルコール関連障害は，ICD-10 では精神作用物質使用による精神および行動の障害，DSM-Ⅳ-TR では物質関連障害，DSM-5 では物質関連障害および嗜癖性障害群の一つとして分類される。DSM-5 では，アルコール関連障害を，使用障害（use disorder），中毒（intoxication），離脱（withdrawal），精神病性障害（psychotic disorders）に分け，それぞれに診断基準を設けている。この分類は合理的ではあるが，これまで通用してきた臨床診断概念との違いが大きい。特に乱用（abuse）と依存／嗜癖（dependence/addiction）は，従来は区別されて考えられてきたが，DSM-5 では，「使用障害」という概念によって，連続的な病態であるとみなされている。

一方で飲酒自体は非常に広範に行われている娯楽的行為であると同時に文化の影響を強く受ける行動習慣でもある。娯楽的使用と乱用の線引き，さらに乱用と依存（嗜癖）との線引きはしばしば困難である。本邦では飲酒は合法的な行為であるが未成年では禁止されている。また飲酒後の自動車運転も法律的に禁止されている。さらに仕事中や昼間の飲酒は社会習慣上好ましくないとされている。このような法律または社会規範に反する飲酒を繰り返すことはアルコール乱用あるいは不適切な使用と判断される。

2．アルコールの急性薬理作用

アルコールの急性薬理作用は，一般に酩酊と呼ばれる。アルコールの作用は麻酔薬の作用に似ており，血中濃度がある程度以下では興奮作用（酔う）が主体となり，それを超えると中枢抑制作用（酔いつぶれる）が主体となる。最終的には昏睡状態となり呼吸抑制等で死に至る。本邦の若い世代，特に大学生におけるいわゆる「一気飲み」の社会習慣は，しばしばアルコールによる急性中毒を引き起こし，当事者の死亡などの最悪の事態に至ることが少なくない。

アルコール摂取に対する生体の反応には個人差が大きい。この個人差は主とし

第 13 章　依存症

て肝臓で行われるアルコール代謝に関連している。アルコールは中間代謝産物であるアセトアルデヒドを経て最終的に水と二酸化炭素へ分解される。アセトアルデヒドは，フラッシングと呼ばれる不快な症状（顔面紅潮，頭痛，悪心，嘔吐，頻脈，低血圧等）を引き起こす。アルデヒドを分解する酵素の**アルデヒド脱水素酵素 2 型（ALDH2）**には遺伝による多型性があり，人種差があることが分かっている。日本人の約 5 ％が ALDH2 の完全欠損型であり，部分欠損型を合わせると約 50 ％となる。つまり日本人の半分はアルコール摂取で悪酔いする人（いわゆる酒に弱い人）なのである。このことはアルコール関連疾患の頻度という点からは，ややパラドキシカルな結果を生み出す。白人や黒人に比べると日本人のアルコール依存は人口比率でいうと低いことが知られているが，これはいわゆる「酒に弱い人」の比率が多いことが関係している。つまり，酒に強い人ほど累積アルコール摂取量が多くなるので，関連障害が出現する可能性は高まるのである。

　アルコールの急性薬理作用は一般に「酩酊」と呼ばれており，当事者はこの「酩酊」を求めて飲酒を行っていると考えられる。酩酊はアルコールの血中濃度が徐々に上がることによって進行する。単純な酩酊においては，最初は気分高揚，多弁，注意散漫などから始まり，徐々に運動失調，歩行不能，言語障害などの泥酔状態へと発展する。さらに高濃度では意識消失，逆行性健忘などが生じる。異常な酩酊は，いわゆる「酒癖が悪い」「酒乱」と呼ばれるような状態で，酩酊による興奮が異常に長く続く。さらに高度の情緒不安定や見当識障害が著明となり，朦朧状態となると，せん妄型の病的酩酊となる。このような酩酊状態に伴ってさまざまな社会的逸脱行動（不適切な性的・攻撃的行動，反社会的行動など）を伴うこともしばしば認められる。

3．アルコール依存症

　多くは機会飲酒から始まり，数年以上の飲酒習慣の期間を経て，アルコール依存あるいは嗜癖と呼ばれる状態へ移行する。依存の 3 つの特徴は，**耐性**（同じ効果を得るためにより多量の飲酒が必要となること），**離脱**（中止を試みると苦痛な身体・精神症状が出現すること），**強迫的使用**（飲酒を自分でコントロールできなくなること）である。これらが揃っているということは，アルコールを楽しんでいるのではなく，アルコールによって駆り立てられている状況であり，人生の全てがアルコールを中心に回っているということである。当然のことであるが，アルコールの娯楽的使用とは明確に異なった状況であり，依存を伴わないアルコールの乱用（あるいは不適切な使用）とも区別すべき状態であると考えられる。

アルコール依存の人は，不適切な飲酒行動については自覚していることが多く，家族や知人から飲酒行動を批判されることから，多くの場合隠れて飲酒することになる。身体的，家族的，社会的問題が起こっていることが明らかで，自分でも飲酒をやめたいという気持ちを強くもっているにもかかわらず飲酒をやめることができないために，飲酒のたびに自己嫌悪に陥る。多くの場合，家族もこの悪循環に巻き込まれている。家族は依存者の暴力を避けるためにアルコールの入手を手伝ったり，社会的な問題が起こった時にその処理を本人に行わせるのではなく家族が処理してしまうことがある。このような家族は依存者が自分の問題に直面することを回避することを助長していると理解されることが多く，イネイブラー（enabler）と呼ばれる。このような状況の把握のしかたが適切であるかどうかについては，現在でも解決されない議論がある。これについては次項以降で述べる。

アルコール依存症の精神的な合併症として，うつ病，双極性障害，全般不安症，パニック症などの不安症，PTSDなどとの合併率が高いことが報告されている。また不眠症の合併も多い。しかし，これらの併存疾患とアルコール依存の関係は，必ずしも直線的な因果関係ではなく，どちらがどちらの原因になっているかについては議論がある。アルコール依存症者は自殺に至る可能性が高く，生涯自殺率は7-15%という報告がある。

常習飲酒による身体合併症としては，アルコール性肝障害，慢性膵炎，食道がんなどがある。健康に有害な嗜好品としてのアルコールは，喫煙に次ぐものである。

4．アルコール依存症への治療と支援――その問題点

アルコール依存症への治療と支援の歴史は長いが，最近までそれが十分に功を奏して来たとは必ずしも言えない。本項ではまず，従来行われてきたアルコール依存症の治療の一般的な考え方を簡略に述べ，その限界と最近主張されている新しい考え方については，薬物依存と共通の形で，節をあらためて述べる。

一般にアルコール依存の患者が，自発的に医療機関や治療施設を訪れることは少ない。アルコールの乱用に伴い仕事，学校あるいは家庭において重要な役割が果たせなくなったり，社会的あるいは対人関係における大きな問題があるにもかかわらず，飲酒を継続することについては，本人がアルコール乱用の状況を「否認」していると周囲からは理解される。治療のきっかけとなるのは，家族をはじめとする周囲の人が本人の行動に悩み，相談機関や専門機関に相談すること，あるいは繰り返す肝障害や膵炎などの身体の問題から，内科や外科などの一般科医

が当人のアルコールの問題に気づき，専門治療機関への受診を強く勧めることなどである。

　本人が社会的，対人関係的に「それなりにやれている間」は，本格的な治療が始まることはまれである。治療が開始されるのは，「アルコールをなんとかしない限り自分はどうにもならない」「自分自身ではアルコールをやめることができない」ということを深く自覚するような，いわゆる「底つき体験」（「溝の中で泥酔して倒れている自分を発見したとき」などが典型例として描写されている）が生じた時である。

　本人が治療機関を受診した場合，最初に行われるのは治療目標の設定と心理教育である。治療目標は飲酒量を減らすことではなく完全に断酒することが原則であり，本人の了解が得られれば入院治療が行われる。入院中の治療としては，心理教育，集団療法が中心であるが，近年は認知行動療法の手法を取り入れたプログラムが行われることが多い。入院の初期には離脱症状が生じることも多いので，身体的な管理も並行して行われる。入院による治療プログラムは数カ月間に設定されることが多い。断酒に貢献する可能性のある薬物も現時点では数種類存在するが，その役割は限定的である。

　退院が可能となり，社会生活へ復帰するにあたっての目標は断酒を継続することである。入院中の強制的な断酒状態から，自分の意志で断酒を継続しない限り再飲酒の機会を排除できない状況となることで，治療からの離脱や再飲酒（スリップと呼ばれる）が発生する危険性は高い。この再飲酒を防止するために最も有効とされているのが，自助グループへの参加である。代表的な自助グループとしては，米国で発祥し本邦へも導入されているAA（アルコール依存無名者の会）と，本邦の独自組織である断酒会である。またアルコール依存者の家族の会も，公的機関，医療機関，NPOなどの民間組織として多数存在している。

　アルコール依存者に対する伝統的な治療と支援の問題点としては，第1に専門的治療システム自体へのアクセスとそこにつながり続けることの困難さが挙げられる。第2に現在のところ，アルコール依存への唯一の治療目標は断酒とそれを続けることとされているが，現実的には，入院プログラムの完了後も禁酒の継続が達成される確率はあまり高くない。退院後早期の治療からの脱落や再飲酒が起こることは無視できない。自助グループや家族会の意義は十分評価されるものではあるが，そこにおいても全ての参加者・利用者に満足のいく経過が達成されるわけではない。さらに言えば，社会からの排除や貧困などの問題は，アルコール依存からの回復者にとって大きな問題であり続けている。

Ⅳ　薬物依存

　DSM-5 では，物質関連障害群の薬物を 10 種類に分類している。それらは，アルコール，カフェイン，大麻，幻覚薬，吸入剤（有機溶剤など），オピオイド，鎮静薬・睡眠薬・抗不安薬，精神刺激薬，タバコ，その他である。これらの物質をさらに作用機序から 3 つに分けると，中枢神経抑制薬（いわゆるダウナー系：アルコール，鎮静薬・睡眠薬・抗不安薬，オピオイド，大麻など），中枢神経刺激薬（いわゆるアッパー系：覚醒剤［アンフェタミン，メタンフェタミン］，コカイン，カフェイン，ニコチンなど），幻覚薬（LSD やマジック・マッシュルーム，一部の危険ドラッグなど）に分かれる。

　松本（2018）によれば，精神科医療の現場で治療を必要とする薬物関連障害（アルコール，ニコチン等の嗜好品を除く）の頻度には時代によって変遷があり，本邦においては覚醒剤が一貫して第 1 位を占めている。2016 年には鎮静薬・睡眠薬・抗不安薬が第 2 位，次いで有機溶剤，大麻の順である。2011～14 年にかけて，いわゆる脱法ドラッグ（現在は危険ドラッグに改名）が急増したが，現在は鎮静化している。

　本邦における薬物依存の臨床における一つの特徴は，薬物使用経験者の数が米国などに比べて圧倒的に少ないことである。特に日本以外の国で頻度が高く大きな社会問題になっているオピオイド系薬物（モルヒネ，ヘロインなど）による依存症の頻度が少ない。米国では，疼痛緩和に用いられる医療用オピオイドの不適切使用による薬物依存の増加が近年大きな問題になっており，本邦でも今後この問題が増加することが懸念されている。

　逆に本邦での大きな問題は，ベンゾジアゼピンを中心とする精神科領域の処方薬物による薬物依存の頻度が高いことである。これは本邦の精神医療において多剤併用や抗不安薬・睡眠薬の漫然とした投与が行われていたことによる。最近ではようやくこの問題に対する意識が高まり，改善の兆しが見えるようになってきた。

　薬物依存に対する公衆衛生上の政策については，世界的な流れは大きく変化してきている。そのもっとも大きな流れは，薬物（特に非合法薬物）に対する「厳罰主義」から「ハームリダクション（被害低減・被害最小化）」への流れである。ハームリダクションとは「違法であるかどうかにかかわらず，精神作用性のあるドラッグについて，必ずしもその使用量は減ることがなくても，その使用により

生じる健康・社会・経済上の悪影響を減少させることを主たる目的とする政策,プログラム,そして実践である」と定義されている。公共政策としてハームリダクションを採用するかどうかについては,国際的にも激しい議論があり,先進的にこの政策を採用して効果を実証している国としては,オーストラリア,ニュージーランド,ポルトガル,米国のいくつかの州などがある。現在のところ日本では薬物使用に対する厳罰主義が主流であるが,実際の現場においてハームリダクションの考え方は浸透しつつある。

　ハームリダクションと並んで,もう一つ重要な考え方は,脳科学と行動理論からの理解である。一般に精神作用物質は,脳の報酬系（ドパミン作動性ニューロン系）に直接・間接に作用して快感を生じさせることが分かっている。物質使用がもたらす快感は正の強化刺激として働くために,物質を使用するたびに物質使用の頻度が増えるという「正の強化」が生じることが想定される。しかし,もし物質依存行動が正の強化で説明できるとすれば,正の強化子の刺激に対する「慣れ」が生じるはずであり,特定の物質使用の正の強化子としての働きは減弱し,何らかの新しい刺激への代替が生じるはずである。しかし依存状態においては,特定の物質への強迫的な欲求は物質の使用が繰り返されることによって減弱することはない。

　それに代わって,物質依存が生じるメカニズムは,快感を求める（正の強化）ではなくて,もともと存在する苦痛を減弱するために役立つ「負の強化」によるものではないかという「自己治療仮説」が主張されている。ここでいう「負の強化」とは,常に「苦痛」が存在しているという「先行状態」において「物質の使用」は,苦痛という刺激の一過性の「消失」をもたらし,同時に「物質使用」という行動の頻度を増すというメカニズムである。負の強化は,正の強化に比べると,「慣れ」が起こりにくい。

　このように考えると,物質依存への治療や支援の目標は,「物質の使用という行動」を直接的に減少させようとすることではなく,むしろ先行状況にある「苦痛」を取り除くことが目指されるということになる。この仮説は,物質の使用が多くの人において必ずしも依存を引き起こさないのはなぜかという疑問の解答にもなっている。依存の原因は,本人の「意志の弱さ」や「性格」に帰せられるものではなく,だからといって脳の神経伝達物質のみで全て説明されるものでもなく,環境要因や過去の経験などの文脈を含む複雑なネットワークから生じていると理解することが可能になる。

　ハームリダクションと負の強化による自己治療仮説を組み合わせると,依存症

支援における有効な戦略とはどのようなものになるだろうか。それは第一に「関係＝つながり」の形成を第一の目標にするような支援になるだろう。必ずしも物質からの完全な離脱を目標とするのではなく（もちろんそれが実現するならばそれに越したことはないのだが），非可逆的な危険をできる限り減らすような現実的な対応を粘り強く行いつつ，できるかぎり長期間の治療・支援のための支援者，当人，家族，行政などの複数の関係者を含むネットワークを構築することが現実的な目標となるだろう。松本（2017）は薬物依存症から回復しやすい環境について，以下のように提言している。

> 薬物依存症から回復しやすい環境とは，「薬物がやめられない」と発言しても，辱められることも，コミュニティから排除されて孤立を強いられることもない社会です。そして，人との絆や将来の夢，生きる希望を失うこともない社会です。むしろその発言を起点にして多くの人とつながり，さまざまな支援を得ることができる社会，要するに，安心して「やめられない」といえる社会なのです。

◆学習チェック表
☐ 精神依存，身体依存の機序について説明できる。
☐ 中毒，離脱，耐性の概念について説明できる。
☐ アルコール依存の病態と治療戦略について説明できる。
☐ ハームリダクションの概念について説明できる。
☐ 依存における自己治療仮説について説明できる。

文　　献
松本俊彦（2018）薬物依存症．筑摩書房．
松本俊彦・古藤吾郎・上岡陽江編著（2017）ハームリダクションとは何か―薬物問題に対する，あるひとつの社会的選択．中外医学社 p.154．
尾崎紀夫・三村將・村井俊哉編（2018）標準精神医学［第7版］．医学書院，p.503-523．
斎藤清二（2014）関係性の医療学―ナラティブ・ベイスト・メディスン論考．遠見書房，p.211．
高橋三郎・大野裕監訳（2014）DSM-5 精神疾患の分類と診断の手引き．医学書院．

第14章

循環器疾患

> *Keywords* 虚血性心疾患，狭心症，心筋梗塞，再灌流法，心不全，緩和ケア，終末期，ACP，事前指示（AD），心臓リハビリテーション，タイプD，多職種連携，病いの軌跡

　患者に向かって「あなたの余命は半年です」と告げる医師は愚か者だ。ウィリアム・オスラーはかって，「不確実な要素のない職業に就きたいなら，医学の道はあきらめるべきだ」と語ったという。医学において，末期と思われる疾患の経過を予想することほど不確実なことはない。

　一方でわれわれ医師はさまざまな疾患による死亡のリスクを予測するための統計データを持っているし，各種のがん患者の平均余命も知っている。けれども，診察室であなたの目の前に座っている人は，あなたが勉強した文献に出てくる「平均的な患者」ではない。あなたが医師でなく会計士だったら，医学研究により検証され，心血管疾患をはじめとする各種疾患による死亡リスクの予測に用いられるスコアを愛用してもなんの問題もないのだが。

　われわれ医師は，診療所や病院で患者や家族が切実に必要としている指針をなんとかしようとして，ときに記憶に残るような間違いをおかしてしまう。末期疾患の患者の余命を予測したいという気持ちを抑えきれなくなったら，思い出してほしい事実がある。少なくとも1つの前向きコーホート研究から，われわれ医師は63％の症例において余命を長めに予想しているらしいことが分かっているのだ。われわれは，厳しい現実を前にして患者を延命させる自分の能力を過大評価しているのだろうか？

（テイラー（2017）医の知の羅針盤―良医であるためのヒント．より）

1　はじめに

　循環器疾患の概要については，第6章（主要な疾病）においても簡略に触れた。心臓を中心とする循環器系は，人間の生命維持や活動の中核を占めるシステムである。心疾患は極めて頻度の高い疾患である上に，最先端機器の導入や治療の標準化も進んでいる領域である。循環器系の悪性腫瘍は比較的まれであり，救命救急医療などの「人命を救う医療」とのイメージが一般には流布している。しかし

ながら一方では，心疾患は，人の死因の多くを占める病態であり，本邦においては悪性腫瘍に次いで第2位，米国などの西欧諸国においては死因の第1位を占める。「脳死からの臓器移植」が世界的に認められている現在においても，人の死のゴールドスタンダードは「心停止」である。人が必ず死ぬということは，心臓は必ず止まるということでもある。

循環器疾患の代表例は，心筋梗塞と狭心症などの虚血性心疾患である。近年心筋梗塞への急性期の治療は，経カテーテル治療，薬物療法などの進歩により成績が著しく向上している。早期から始まる包括的リハビリテーションにより，社会復帰率も向上している。しかしながら，結局のところ人は老化と死を避けることはできず，急性期を何度も乗り切った患者も，そのたびに少しずつ心臓の機能が低下していき，最終的には心不全状態となって死んでいくことになる。

このように，心臓疾患とともに生き，最終的には死んでいく患者の生活と人生に寄り添いつつ包括的にケアしていくことの必要性が，近年急速に注目されるようになった。本章ではこのような観点からの循環器疾患へのケアを，虚血性心疾患と心不全に焦点をあてながら論じてみたい。

II 一般的事項

1．虚血性心疾患

心臓に供給される酸素量が少なくなるために生じる障害を**虚血性心疾患**（IHD）と呼ぶ。その多くは心臓を栄養している血管である冠動脈の動脈硬化による虚血であるため**冠動脈疾患**（CAD）とも呼ばれる。冠動脈の動脈硬化による狭窄が背景にあり，可逆性の胸痛を来すものを狭心症と呼び，虚血によって心筋が壊死に陥った場合が心筋梗塞である。

狭心症は，冠動脈の内腔が狭くなることによって心筋が一過性に虚血に陥り，胸部不快感を伴う発作を呈する病態である。高齢者では一過性の虚血が起こっても胸痛が出現せず，無症候のことも多い。心臓に運動負荷がかかると拍出量を増やすために酸素必要量が増えるが，動脈硬化のために動脈血の供給を増やすことができないと心筋虚血が生じる。このように運動時に生ずる狭心症は**労作性狭心症**と呼ばれる。それに対して安静時に冠動脈が攣縮して起こる場合は**安静時狭心症**と呼ばれる。

狭心症の症状は，前胸部の痛みであり，胸部圧迫感を伴う。時に腕や肩やみぞおちなどに痛みが放散することもある。持続時間は通常3～5分程度であり，30

分以上続く場合は心筋梗塞を疑う。狭心症の治療は，発作時にはニトログリセリンによる冠動脈の拡張が有効である。心筋梗塞の予防として，血栓の形成を防ぐために抗凝固療法が行われる。外科手術，あるいは経皮カテーテルによる冠動脈拡張術も予防目的で行われる。

心筋梗塞は，冠動脈が完全閉塞し，心筋虚血により心筋が壊死に陥った状態である。症状は30分以上続く強い胸痛が特徴である。壊死の大きさによってさまざまな問題が生じるが，広範な壊死では心筋の収縮力が低下するために心不全に陥る。急性の不整脈が高頻度に認められ，死亡原因となる。高齢者では典型的な症状が現れない場合も多い。

急性期の治療としては，循環動態の確保，不整脈の治療，心不全の治療を基本とするが，可能な限り閉塞動脈を早期に再開通させ血流を回復すること（再灌流法）を行うことが原則である。再灌流法として最も多く用いられるのは，**経皮的冠動脈インターベンション（PCI）**で，バルーンによる拡張，ステント留置などの方法がある。状況によっては**血栓溶解療法**が行われる。

以前は，急性心筋梗塞後は安静が指示されていたが，現在では早期からのリハビリテーションが予後を改善することが分かっており，積極的な運動療法が組み合わせて行われる。退院から社会復帰までの間は，運動療法を中心とする包括的な心臓リハビリテーションが行われる。

2．心不全

心臓のポンプ機能の障害のため，必要な血液量を全身に供給できなくなった状態を心不全という。心不全は，虚血性心疾患，心臓弁膜症，心筋症，急性不整脈などによる心臓由来の心不全の他に，循環血液量とポンプ機能の相対的バランスが乱れることによっても起こりうる。しかし，多くの場合，徐々に進行する心臓機能の低下が根底にあり，慢性の心不全へと進行していく。

病態的には，**左心不全**と**右心不全**の2種類に分けられる。左心不全は左心室のポンプ機能の不全により，左心室に戻れない血液が肺循環に停滞して，肺うっ血の状態となる。重症では肺水腫の状態となり，呼吸困難が生じ，呼吸不全に陥る。右心不全では，体循環に回った血液が右心に戻るのを障害されるため，静脈圧が上昇する。その結果，静脈の怒張，体重増加，眼瞼や四肢の浮腫が認められるようになり，進行すると肝腫大などを伴う全身浮腫となる。

心不全の治療としては，第一に利尿薬の投与によって過剰となった体内の水分を排泄し，循環血液量の相対的過剰を是正する等の治療を行う。慢性進行性の心

疾患においては，一度心不全を起こした患者の平均余命は1年程度とされており，重篤な徴候と考えなければならない。

III 循環器疾患の緩和ケア

　緩和ケアは，がんやエイズに対する終末期医療として発達してきた歴史をもっている（第15章参照）。しかし最近では，循環器疾患や呼吸器疾患など生命を脅かす全ての疾患に対して緩和ケアが考慮すべきものとされるようになった。身体的のみならず，心理・社会的な苦痛などの問題を早期に発見し，的確なアセスメントと対処を行うことによって，苦しみを予防し和らげ，QOLを改善することの必要性が世界保健機構（WHO）により提唱されている。心不全患者は，しばしば全人的苦痛を抱えており，終末期に至る前の早期の段階から，患者・家族のQOL改善のために多職種チームによるサポートが重要とされる。また，生命予後を改善するためのさまざまな医療機器が普及してきた一方で，QOLを重視する終末期においては，医療機器の作動停止も考慮されるべき選択肢となる。これらの意思決定支援を行うことも緩和ケアの重要な役割の一つである。2014年のWHOの報告によると，緩和ケアを必要とする疾患のうち循環器疾患が40％近くを占めている。しかし心疾患に対する緩和ケアという概念は，本邦では十分に認知されているとは言えない。2016年には，厚生労働省より循環器疾患の緩和ケアの医療体制整備に取り組む方針が打ち出されており（厚生労働省，2018），心不全に対する緩和ケアの必要性は急速に理解されていくものと思われる。

IV 心不全における終末期

　心不全の**末期状態**（end-stage）は，「最大の薬物療法や非薬物療法を施しても治療困難な状態」とされ，**終末期**（end-of-life）は，「繰り返す病像の悪化あるいは急激な増悪から，死が間近にせまり，治療の可能性のない状態」を指す。高齢化社会の進行に伴い，急性増悪による入退院を繰り返す高齢心不全患者は年々増加している。急性増悪時の症状の多くは治療によってすみやかに改善するため，患者・医療者ともに予後に対する認識と現実とが解離してしまう傾向がある。緩和ケア導入の時期を見極めることはしばしば困難である。

　終末期においては，身体的苦痛以外に，心理的，社会的，スピリチュアルな苦痛など，**全人的苦痛**（total pain）を伴う。これらのあらゆる苦痛を予防し取り除

第14章 循環器疾患

くためには，さまざまな方向から多面的にアプローチをする必要がある。それを実現する手段として，医師，看護師，薬剤師，臨床心理士・公認心理師，理学療法士，管理栄養士，医療ソーシャルワーカー，臨床工学技士など多職種のメンバーが，それぞれの専門性を発揮し，協働して患者診療にあたることで，患者のもつ全人的な苦痛の解決と質の高い緩和ケアの提供が可能になると思われる。

　心不全における緩和ケアは，治療を諦めるものではなく，患者，家族のQOLを改善させるためのものであり，通常の心不全治療と並行して行われる。したがって終末期に至ってから考慮するというよりも，早期の段階から導入することが望ましい。高齢化社会の進行に伴い，循環器疾患領域における緩和ケアの重要性はますます高まるものと考えられ，緩和ケア診療の普及と標準化に向けた取り組みが求められる。

V　アドバンス・ケア・プランニング（ACP）と事前指示

　終末期を含めた将来の状態の変化に備えるために，患者の意思決定能力が低下する前に，患者や家族が望む治療と生き方を医療者が共有し，事前に対話しながら計画するプロセスが必要となる。このようなプロセスを**アドバンス・ケア・プランニング**（advance care planning; ACP）と呼ぶ。ACPの目的は，終末期に至った際に，患者・家族ともに納得した人生を送ってもらうことに置かれる。

　ACPは，患者の価値観，人生観，死生観を家族と医療者で共有するプロセスであるが，ACPの一つの具体的な側面として，終末期における**事前指示**（advance directive）がある。具体的には，蘇生のための処置を試みない（Do Not Attempt Resuscitation; DNAR），終末期においてペースメーカー，植込み型除細動器（ICD），心臓再同期療法（CRT），植込み型左心補助装置（LVAD）などを停止するかどうかに関して，多職種チームにより**共有された意思決定支援**（shared decision making）を行い，事前指示書を作成する。事前指示書の内容はその後のどの時点においても変更可能である。必要に応じて患者本人の意思決定ができなくなった場合の意思決定代行者を指名する。事前指示がなく，本人の意思が不明な場合や，家族の意向によっては，治療の継続が患者の尊厳を損なう恐れがある場合多職種チームによる検討と家族との話し合いが必要になる。この場合にも本人の推定意思は第一に尊重されることになる。

　治療方針の決定に際し，医療ケアチームの中で病態などにより医療内容の決定が困難な場合や，患者と医療者との話し合いの中で妥当で適切な合意が得られな

い場合，家族の中で意見がまとまらない場合などについては，複数の専門家からなる委員会を別途設置し，治療方針などについての検討および助言を行うことが必要となる。この手順を進めるうえでも，院内における多職種から構成される医療チームが必要である。日本心不全学会より2016年に発表された「高齢心不全患者の治療に関するステートメント」では，とくに高齢者の終末期医療においては，苦痛を与える医療処置を行うのではなく，苦痛を緩和する医療処置を行うことを念頭に置く必要があり，多職種カンファレンスとACPの重要性が示されている。また，2016年には日本集中治療医学会から「DNAR指示のもとに，安易な終末期医療が実践されている」として「DNAR指示のあり方についての勧告」が発表された。表面的なDNAR指示の取得に終始するのではなく，あくまでも患者の価値観・死生観を医療者と共有するプロセスそのものが重要である。

VI 循環器疾患における心理・社会的支援と介入

　各種の循環器疾患，特に虚血性心疾患と心不全においては，近年運動療法をはじめとする心臓リハビリテーション（心リハ）の実践の重要性が主張され，実際に定着しつつある。その中で，心理・社会的な支援の重要性も認識され，さらには，心理・社会的要因への支援的な介入が慢性の病いとしての循環器疾患の軌跡に影響を与えることが，研究レベルでも実証されるようになってきた。

　虚血性心疾患や心不全などの循環器疾患をもつ患者に，心理的，行動的，あるいは性格的な特徴はあるのかという心身医学的な観点からの研究が過去に行われてきた。例えば**タイプA**（せっかちで競争心が強く攻撃的で仕事好きの野心家）と呼ばれるような性格あるいは行動パターンと虚血性心疾患の発症や予後に関連性があるのかといった研究である。その後，循環器疾患の予後との関連が深いのは，持続する怒りや攻撃性であるという説が優勢となり，タイプAの研究自体は下火となった。

　近年では**タイプD**（陰性感情を抱き易く，社会的圧力のためにそれを表出できない）と呼ばれるパーソナリティが心疾患の予後に影響を与えているのではないかという仮説が注目され，研究がなされている。しかし，尺度による研究では，タイプDと判定される人は一般集団も20％前後存在する上に，経過の良くない患者が陰性感情を抱えやすいのはある意味当然であるとも考えられ，このような因子は循環器疾患患者の予後を予測する複数の要因のうちの一つであると考えられている。

第14章 循環器疾患

　うつと不安は，慢性疾患の患者の経過において，予後を不良にする重大な要因であるとともにQOLの低下と強い関連性をもつことはほぼ定説となっており，それを実証するデータも豊富である。特に研究が進んでいるのは虚血性心疾患と心不全である。これらの疾患をもつ患者は，そうでない集団に比べて有意に高率に抑うつと不安をもつことが実証されている。急性心筋梗塞患者のうつ病の発生率は，一般の約3倍であるとともに，大うつ病（DSM-IV）の診断基準を満たすものが15〜20％存在する。この割合は不安定狭心症，冠動脈インターベンション後，冠動脈バイパス手術後，心臓弁手術後でも同様であり，慢性心不全では，これよりやや高いことが報告されている。

　さらにうつ症状は，心疾患患者のQOLを大幅に低下させるだけでなく，投薬治療へのアドヒアランスを低下させるとともに，身体活動性の低下，喫煙率の増加など循環器系の発症リスクを高める。

　身体疾患に併存するうつと不安の多くは，うつ病，不安障害といった精神科診断的なクライテリアから見ると軽症〜中等症に属することが多く，「病気なのだから不安があっても当然」として見逃されてしまう危険がある。臨床の現場においては，うつや不安についてのアセスメントを積極的に行い，抑うつ症，不安症と診断される場合には，必要な介入を行うことが，左心拍出量などの生物学的指標をも改善すること，QOLを高めることを通じて最終的には生命予後をも改善することが実証されつつあり，診療ガイドラインにおいても推奨されている。

　一方で軽症のうつに対する薬物療法の効果は限定的であることも知られている。心不全における薬物療法としては，**選択的セロトニン再取り込み阻害薬**（SSRI），**セロトニン・ノルアドレナリン再取り込み阻害薬**（SNRI）などが選択されるが，近年β遮断薬とSSRIの同時投与で死亡率上昇の報告がなされており，心不全患者での最適な抗うつ薬は明らかとされていない。また抗うつ薬を使用しても心不全の予後は必ずしも改善しないとも報告されている。三環系抗うつ薬は，QT延長や抗コリン作用など心血管系に対する副作用が多く，心不全患者への投与には注意が必要である。

　心理・社会的要因に十分に配慮した医療チームの関わりそのものが患者にとっての援けになることは確実である。個人や集団を対象とした，疾患や精神症状に関する心理教育，ストレス対処のスキルの向上や心理・社会的リスクの軽減を目的とした心理面接などが，心リハの統合的なサポートの一つとして実践される。

　心リハにおける心理的介入としては，専門的な心理療法の他，①精神疾患のスクリーニングおよび適切なフィードバック，②心血管疾患とうつ病などの精神症

状に関する患者教育（情報提供），③抑うつ感，不安感など精神症状軽減およびストレス対処スキルの向上を目的とした支援，④自己効力感・自信の回復および，社会的関係の維持と孤立の予防とソーシャルサポートの強化，などがある。多職種による協働的なサポートケアの継続はうつ症状の改善と自殺念慮の軽減に有効であるため，心リハ全体での心理面に関する知識の共有と同時に，有用でかつ適切な，多職種の協働連携システム作りが重要となる。

抑うつ感，不安感への対応として，あるいは個人の抱える問題解決を目的とした心理療法として実践されるものとしては，対人関係療法（IPT），認知行動療法（CBT），問題解決療法（PST）など数種類の心理療法の有効性が検討されている。さらに不眠症状，不安症状の軽減などを目的とした自律訓練法などのリラクセーション・スキルも応用されている。

Ⅶ 循環器疾患のケアにおける心理専門職の役割

循環器疾患，特に心不全の患者のたどる経過の典型像は，急性増悪と寛解を繰り返しながら，しだいに終末期へと向かう「病いの軌跡（illness trajectory）」として理解できる。このような患者と家族は多彩な全人的苦痛を抱えており，そのケアには多職種が連携するチームの関わりが最も効果的である。特に心理・社会的側面を，生物学的側面と統合しつつケアできることが，緩和ケアを含む全人的ケアを行う上でもっとも重要であるとの認識が共有されつつある。このような全人的なケアを担うチームの中で，特に精神・心理的なケアの中心は，これまで主として看護職が担ってきた現状がある。しかし，心理学の専門的訓練を受けた国家資格をもつ公認心理師が，このようなチームに参加する意義は非常に大きいと考えられる。個々の患者の病いの軌跡を適切に把握しつつ，適切なコミュニケーション技術をもってケア対象者と常に交流し，必要に応じて心理状態のアセスメントをしたり，時には専門的な方法で介入したり，さらにはチーム内での連携がスムーズにいくようにチーム自体を支援するなど，公認心理師は循環器疾患ケアにおいてその専門的能力を十分に発揮できるだろう。

第 14 章　循環器疾患

◆学習チェック表
- □ 虚血性心疾患の病態と治療について説明できる。
- □ 心不全の病態と経過について説明できる。
- □ 非がん疾患への緩和ケアについての考え方を説明できる。
- □ 心臓リハビリテーションの方法と意義について説明できる。
- □ 心疾患のケアに影響する心理・社会的因子について説明できる。
- □ 心疾患における ACP，事前指示，病いの軌跡について説明できる。

文　　献

厚生労働省（2018）：循環器疾患の患者に対する緩和ケア提供体制のあり方に関するワーキンググループ報告書について．　https://www.mhlw.go.jp/stf/shingi2/0000204785.html（2019.08.30 閲覧）

日本循環器学会（2015）心血管疾患におけるリハビリテーションに関するガイドライン［2012 年改訂版］．　http://www.jacr.jp/web/medical_personnel/guidline/（2019.08.30 閲覧）

日本循環器学会／日本心不全学会（2018）急性・慢性心不全診療ガイドライン［2017 年改訂版］．　http://www.j-circ.or.jp/guideline/pdf/JCS2017_tsutsui_h.pdf（2019.08.30 閲覧）

社会福祉士養成講座編集委員会編（2017）人体の構造と機能及び疾病［第 3 版］．中央法規出版．

ロバート・テイラー著，石山貴章監修，三枝小夜子訳（2017）医の知の羅針盤─良医であるためのヒント．メディカルサイエンスインターナショナル, p.131-132.（Taylor, R. B.（2010）*Medical Wisdom and Doctoring: The Art of 21st Century Practice.* Springer NY.）

第15章

緩和ケア，エンドオブライフケア，グリーフケア

> **Keywords**　ターミナルケア，緩和ケア，苦痛，痛み，薬物療法，心理・社会的ケア，持続鎮静，エンドオブライフケア，グリーフケア，悲嘆のプロセスモデル

　もう，どうしていいかわからない。薬が増えても痛みはマシにならないのに薬だけがどんどん増えていく。しんどいしフラフラになるし吐き気も出ている。先生とか薬剤師さんに「痛みは？」って聞かれたら，痛いので「痛い」って答える。そうしたらまた薬が増える……私は本当は薬を増やしてほしくないと思っているけどそれが伝えられないことが，精神的にこたえる……痛みは平行線なのにストレスのほうがどんどん増えていっていることが精神的に辛い。自分の意思が伝わらないことのストレスが大きい。痛みや症状の問題より精神的な問題のほうが勝っているから，薬を増やすことばかりじゃなく減らすことも考えて欲しい。

（岸本寛史（2015）緩和ケアという物語．より）

I　はじめに

　世界保健機構（WHO，2002）は，緩和ケアを「生命を脅かす疾患による問題に直面している患者とその家族に対して，痛みやその他の身体問題，心理・社会的問題，スピリチュアルな問題を早期に発見し，的確なアセスメントと治療を行うことによって，苦しみを予防し，和らげることで，クオリティ・オブ・ライフを改善するアプローチ」と定義している。

　最近まで，緩和医療という概念は主としてがん診療における終末期医療（ターミナルケア）と結びつけられてきた。すなわち，がんに対する積極的な治療が限界を迎えた時に初めて緩和医療への切り替えが行われるという考え方である。しかし，近年ではこの考え方に代わって，緩和医療はがんの診断と同時に始まり，積極的治療を含む治療と並行して行われるということが強調されるようになった。

第 15 章　緩和ケア，エンドオブライフケア，グリーフケア

本邦におけるがん対策推進基本計画（第 3 期）においても「がんと診断された時からの緩和ケアの推進」の方針が明示されている。

　もう一つのトピックは，がん以外の疾患においても緩和医療の考え方が適用されるようになってきたということである。非がん疾患患者への緩和ケアの適応は非常に広範であり，その対象疾患としては，脳卒中，慢性肺疾患，神経難病（ALSなど），慢性心不全，末期腎不全，認知症などが挙げられる。それに加えてこれらの緩和ケアの多くは在宅でのケアに移行しつつある。

　このように，緩和ケアという概念は近年の疾病構造や医療構造の変化に伴って著しく変化している。この変化は，医療における支配的（ドミナント）な物語であった「病気・死との戦いと克服の物語」から「生と死をともに慈しむ物語」というオールタナティブな物語への移行として理解できるだろう。また医療の行われる場所という観点からは，「20 世紀の病院中心の医療」から「21 世紀のコミュニティ中心の医療」への移行として理解することもできる。本章では，このような近年の変遷を踏まえて，緩和ケア，エンドオブライフケア，グリーフケアについて概説する。

II　がん患者の苦痛の緩和とその評価

　そもそも医療の大きな目的の一つは苦痛（distress）の緩和である。苦痛とは多要因からなる不快な情動体験である。苦痛は心理的（認知的，行動的，情動的），社会的，スピリチュアル的な性質をもち，がんの身体症状や治療に効果的に対処することの妨げとなる。苦痛はスペクトラム状に展開し，脆さ，悲しみ，恐れ，などごく当たり前の感情から，抑うつ，不安，パニック，社会的孤立，実存的危機やスピリチュアルな危機など，何もできなくなるような状態に至るまで，程度はさまざまである。

　がん患者やその家族は，気持ちのつらさを背負っていることが常であるが，がん治療中の患者における大うつ病の有病率は 10 〜 25％で，不安障害の有病率もほぼ同等であると報告されている。これらの数字は糖尿病や心疾患患者のそれとほぼ同等である。がん患者の自殺は一般人に比較すると約 2 倍であるとされている。がん患者における苦痛は，DSM などの精神疾患としての厳密な診断基準を満たさない場合も多く，苦痛そのものを疾患とは独立した心理・社会的な状態として把握する必要がある。

　心理・社会的な苦痛はがんによる死亡率に悪影響を与えるというエビデンスが

報告されている。抑うつ症状を呈する患者では死亡率が25%～39%も上昇すると報告されている。死亡率の上昇だけではなく，苦痛が併存すると患者の生活の質（QOL）や，全身倦怠感，疼痛，睡眠障害，悪心などのがん患者の身体症状が増悪する。逆に早期からの緩和ケアの導入は，がん患者の生存期間を延長するというエビデンスが報告されている。

　患者や家族は自身の苦痛を，信頼できない治療者や支援者には表出しない。したがって正確な心理・社会的な苦痛の評価を行うためには信頼関係が醸成されていることが必要である。心理・社会的な苦痛の評価の目的は，単に患者の苦痛を客観的に測定することだけを指すのではなく，適切な苦痛の把握と評価が行えるような場を創り出し，良好な関係を構築することそのものである。そのような場と関係性に支えられて，信頼できる評価が成り立ち，それぞれの苦痛の種類と程度に応じた介入が可能になる。

　実際の緩和ケアの現場では，さまざまな客観的で数値化可能な評価ツールが開発され使用される。これらの評価ツールは，1～2項目の質問のスケーリングによる超短縮型スクリーニング法から，多項目質問紙法，ゴールドスタンダードとされる構造化面接など非常に幅広いものを含んでいる。本邦での緩和医療の現場では STAS-J（Japanese version of Support Team Assessment Schedule）と呼ばれる他覚的評価法が普及している。

III　痛み（pain）への対処

　がん患者の50～90%が，がんに関連した痛みを体験する。国際疼痛学会は「痛み」を「実際に何らかの組織損傷が起こった時，あるいは組織損傷が起こりそうな時，あるいはそのような損傷の際に表現されるような，不快な感覚体験および情動体験」と定義している。痛みは主観的な知覚であり，心理・社会的，スピリチュアルな要素の修飾を受ける。がん性疼痛は非がん性疼痛と同じ神経生理学的な経路を通るが，純粋に神経障害性疼痛や内臓痛，体性痛として発現することは少なく，むしろ多部位の，炎症，神経障害，虚血，圧迫などの機序を伴う。がん性疼痛の原因としては，がんの進行や浸潤，がんに関連した手術や治療の処置，化学療法，ホルモン療法，放射線療法，がんに関連した感染，活動低下や全身倦怠感につながる筋骨格系の疾患といったものがある。

　がん性疼痛は生活の質（QOL）に影響を与えるだけでなく，精神的苦痛と大いに関連している。がんやその治療から生じた痛みは，結果的に不安や抑うつ，恐

第15章 緩和ケア，エンドオブライフケア，グリーフケア

怖，怒り，無力感，絶望感といった感情を高めることになる。病気がどうなるか分からないことや，痛みそのものがいつまで続くか分からないことが精神的苦痛を強める。逆に精神的苦痛とそれに伴ううつ気分や恐怖や不安は，疼痛閾値の低下，疼痛体験の悪化をもたらし，悪循環が生じる。また社会的活動の減少，社会的サポートや社会的機能の低下，社会的ネットワークの欠如と痛みの程度には相関がある。がん性疼痛が軽減されていない患者は希死念慮を抱いたり，自殺企図に及んだりするリスクが高い。

痛みの神経学的機序（性質の分類），パターン，原因が比較的明確な場合は，痛みの評価と原因の診断を的確に行い，適切な原因治療を行うことが重要である。しかし，多くの場合，必ずしも特定の原因の治療が可能とは限らない。適切な薬物療法と心理・社会的なサポートが重要である。

Ⅳ　がん性疼痛への薬物療法

がん性疼痛に対する薬物療法に関しては，WHO がん疼痛治療法が広く普及している。この治療法の目的は，全世界のあらゆる国に存在するがん患者を痛みから解放することである。貧しい国でも，医療が十分に行きわたっていない国でも，痛みに苦しんでいるがん患者は存在するので，誰にでもできる疼痛治療法を普及させるという思想が根底にある。この治療法の普及のために「がんの痛みからの解放」の第1版が1986年に発行され，1996年に第2版が発行された。WHO のがん疼痛治療法には，必ずしもエビデンスが実証されていない内容が含まれているが，現在でもがん疼痛治療のスタンダードとなっている。

WHO がん疼痛治療法は緩和ケアの中の一要素として実践されるべきであり，以下の6項目から構成される治療戦略が強調されている。①チーム・アプローチによる，がん患者の痛みの診断とマネジメント，②詳細な問診，診察，画像診断などによる痛みの原因，部位，症状の十分な把握，③痛みの治療における患者の心理的，社会的およびスピリチュアルな側面への配慮と患者への適切な説明，④症状や病態に応じた薬物または非薬物療法の選択，⑤段階的な治療目標の設定，⑥臨床薬理学に基づいた鎮痛薬の使用。

鎮痛薬の使用法は，「鎮痛薬使用の5原則」と「3段階除痛ラダー」から成り立っている。鎮痛薬使用の5原則は，①経口的に（by mouth），②時刻を決めて規則正しく（by the clock），③除痛ラダーに沿って効力の順に（by the ladder），④患者ごとの個別な量で（for the individual），⑤その上で細かい配慮を（with attention to detail）である。

　3段階ラダーは，第1段階として非オピオイド系の鎮痛薬（アスピリン，アセトアミノフェン，インドメタシンなど）を使用する。これによって痛みが残存，または増強する場合は，第2段階として軽度から中等度の強さの痛みに用いるオピオイド（コデイン，トラマドールなど）を投与する。それでも痛みが残存または増強する場合は，第3段階として中等度から高度の強さの痛みに用いるオピオイド（モルヒネ，オキシコドン，フェンタニルなど）を投与する。WHO方式がん疼痛治療法により，70～80％以上の鎮痛効果が得られる。

　近年は，経口薬に加えて経皮吸収型製剤，注射剤，経口腔粘膜吸収型製剤が使用できる。悪心などで経口投与ができない場合，貼付剤，直腸内投与，持続皮下注，持続静注などの投与法が状況に応じて用いられる。突出痛に対してはレスキュー薬の投与が行われる。

V　多彩な苦痛への対処法

　がんに限らず終末期の患者ケアには，多彩な苦痛に対する対処法が必要とされる。以下に代表的な苦痛の要因とその対処の可能性を列挙する。

①せん妄：環境調整，治療可能な原因の探索・治療（高カルシウム血症，低ナトリウム血症，感染症，低酸素血症，脱水，脳腫瘍など），薬物の調節（必須ではない薬物・神経毒性を有する薬物の減量・中止・変更），疼痛・呼吸困難など緩和されていない苦痛の治療，抗精神病薬の投与。
②呼吸困難：治療可能な原因の探索・治療（胸水，心嚢水，上大静脈症候群，気道狭窄，気管支喘息，肺炎，気胸，心不全，貧血，腹水，不安など），酸素，オピオイド，ステロイド，不安に対する治療（抗不安薬，精神的支援）。
③過剰な気道分泌：治療可能な原因の探索・治療（肺炎，心不全，食道気管支瘻など），喀痰ドレナージ，気道分泌抑制薬，輸液の減量・中止。
④疼痛：治療可能な原因の探索・治療（骨折，膿瘍，胃十二指腸潰瘍，消化管穿孔，急性膵炎など），オピオイド，非オピオイド，鎮痛補助薬，鎮痛薬による有害事象に対する治療，神経ブロック，放射線療法，外科的治療。
⑤嘔気・嘔吐：治療可能な原因の探索・治療（NSAIDs・オピオイドなどの薬物，高カルシウム血症，脳転移，消化管閉塞，便秘，胃十二指腸潰瘍など），ステロイド，消化管分泌抑制薬，消化管減圧術（消化管閉塞の場合），制吐剤（ドパミン遮断性，ヒスタミン遮断性，セロトニン遮断性，コリン遮断性）。
⑥倦怠感：治療可能な原因の探索・治療（高カルシウム血症，低ナトリウム血症，感染症，貧血，脱水，抑うつなど），メチルフェニデート，ステロイド。

⑦痙攣・ミオクローヌス：治療可能な原因の探索・治療（薬剤，脳転移など），抗痙攣薬．

⑧不安，抑うつ，心理・実存的苦痛（希望のなさ，意味のなさなど）：治療可能な身体的原因の治療（薬物，緩和されていない身体的苦痛，低酸素血症，脳転移，アカシジアなど），身体的機能の喪失の最小化（リハビリテーションや代替手段の検討など），精神的支援（傾聴，感情表出の促し，ライフレビューなど），気分転換，環境整備，リラクセーション（漸進的筋弛緩法など），ソーシャルサポートの強化，薬物療法（抗不安薬，抗うつ薬など），心理専門家，宗教家へのコンサルテーション．

VI　苦痛緩和のための鎮静とその問題点

　上記のような苦痛への対処が十分に行われた場合においても，一部の患者はコントロールのできない苦痛を体験する．その場合に採用される苦痛への対処法の一つとして，持続的な深い鎮静が行われている．日本緩和医療学会の「苦痛緩和のための鎮静に関するガイドライン」によれば，鎮静とは「苦痛緩和を目的として患者の意識を低下させる薬物を投与すること，あるいは苦痛緩和のために投与した薬物によって生じた意識の低下を意図的に維持すること」とされている．鎮静には，持続的鎮静，間欠的鎮静，深い鎮静，浅い鎮静などの種類があるが，問題になるのは持続的な深い鎮静と安楽死との異同である．ガイドラインによれば，鎮静が以下の3条件を満たしている時，それは安楽死とは区別され，緩和の方法として妥当であると定めている．①鎮静は苦痛緩和を目的としていること（死亡させることを目的としていないこと）②患者に意思決定能力がある場合，必要な情報を知らされたうえでの明確な意思表示があり，家族の同意がある．患者に意思決定能力がない場合，患者の推定意思があり，かつ家族の同意がある．③患者の状態（苦痛の強さ，他に緩和される手段がないこと，予測される生命予後），予測される益（苦痛緩和），および，予測される害（意識・生命予後への影響）からみて，鎮静が全ての取りうる選択肢の中で，最も状況に相応な行為であると考えらえる．具体的には，1）耐え難い苦痛があると判断され，2）苦痛は医療チームにより治療抵抗性と判断され，3）原疾患の増悪のために，数日から2～3週間以内に死亡が生じると予測されることが要件となる．上記の判断は，医療チームの合意があり，多職種が同席するカンファレンスによってなされることが望ましい．

　鎮静に用いられる薬剤としては，第一選択薬としてミダゾラムが用いられ，有効でない場合はフルニトラゼパム，クロルプロマジン，レボメプロマジン，バル

ビツールを使用する。薬剤の投与経路は主として持続静注が用いられる。深い持続鎮静は，それを行わない場合と比べて，生命予後を短縮させないというエビデンスが報告されている。現時点でどのくらいの緩和ケア患者が持続鎮静を受けているかについての本邦での調査では，施設によってのバラつきが多く，10％未満の施設から50％を超える施設まであり，平均では20〜35％と見積もられている。

緩和のための鎮静のガイドラインは，ホスピスや緩和医療病棟などの，医療施設の入院患者を対象に設定されており，それ以外の施設や在宅での状況については正確な情報は得られていない。

緩和医療において苦痛のコントロールが困難である患者が存在することは確実であるが，どのくらいの患者が本当に持続鎮静を必要としているのかについては現在も議論が続いている。持続鎮静はいったん開始されてしまうと，患者は意識を回復することはなく，家族とのコミュニケーションもとれないままに非可逆的な死に至る処置である。慎重の上にも慎重な手続きのもとに施行されているとはいえ，安楽死との境界にはどうしてもグレーなところが残るという意見も根強い。さらに，在宅緩和ケアなどの異なった状況においては，コントロール不能な苦痛を訴える患者は，入院施設よりも少ないとする経験報告もなされている。患者，家族との緊密なコミュニケーションや心理・社会的なケアを徹底すること，なによりも患者の自律性と尊厳の尊重を徹底することで，ぎりぎりまで意識を低下させることなく緩和ケアが全うされる確率を高めることができる可能性は残されていると思われる。

緩和ケアは多くの場合多職種が参加するチームによって行われているが，現在のところ心理専門職がチームに加わっていることは必ずしも多くない。緩和ケアの領域に公認心理師が積極的に関わることの意味は大きいと思われる。

Ⅶ　エンドオブライフケア

ここまで述べてきたように，悪性腫瘍をはじめとする根治不能の疾患や，そもそも老化との関連から治癒が困難な慢性疾患など，人が死にゆくまでの過程をどのようにQOL（生命の質）を保ちつつケアしていくかが，現代の医療の主要な課題となっている。死に至るまでの間や死の前後のケアに積極的に取り組もうとするムーブメントとして，ターミナルケア（終末期ケア），ホスピスケア，あるいは緩和ケアといった概念が用いられてきた。近年ではこれらを全て包括する概念

第15章 緩和ケア，エンドオブライフケア，グリーフケア

としてエンドオブライフケアという概念が用いられている。エンドオブライフケアは，一人の人間を生物，心理，社会的な存在，さらにはスピリチュアル（霊的）な存在として把握し，全人的にケアしようとする試みである。

エンドオブライフケアの課題と目標を再度整理すると，一つは死に至るまでの「生」の質をどう保つかという問題であり，もう一つは「一人称の死」の問題に直面せざるをえない患者にどのように寄り添うのかという問題である。後者に対しては，通常の身体ケアだけではなく，傾聴を主体としたカウンセリング的なケア，あるいはその人が望むのであれば宗教的な専門性をもったスタッフによるケアなどが有益である。しかし，身体面や社会的機能面のこまごまとした問題と後者のスピリチュアルな問題は一人の個人の中では切り離すことができない。

本章の冒頭に示した患者の語りは，岸本（2015）がその著書の中で報告している，ある肺がん患者の事例である。この患者は，骨転移，がん性胸膜炎，胸壁浸潤などの，広範な転移のある肺がん患者であり，オピオイド（鎮痛目的で用いられる医療用麻薬）による痛みのコントロールが行われていたが，効果が不十分であり，患者は抑うつ状態に陥っていた。

この患者の思いを十分に聴き取った上で，医療チームは病棟でカンファレンスを行った。その場に患者も立ち会いたいと希望し，カンファレンスの場で主治医やナースに向かって，「痛み止めを減らしたい」と述べた。減量して2，3日すると少し痛みが出てきたが，患者の希望するペースで薬を調整していったところ，減量する前の量よりは少ない量で良好なコントロールが得られた。

この例に示されるように，エンドオブライフケアにおいても，患者は"主体として生きている"のであり，そこには個人と環境の関係的意味の変化としてのストレスが生じることは避けられない。そこでは患者を主体として尊重することが，判断する主体としての自己の尊厳を保つというスピリチュアルな側面を支えることになる。死をめぐるストレスのプロセスは複雑であり，決してマニュアル通りの対応で対処できるようなものではないのである。

VIII 二人称の死とグリーフケア

人間は自分自身の死（一人称の死）を直接体験することはできない。それとは異なり，自分にとって大切な他者の死（二人称の死）は，多くの場合喪失体験としての苦痛を主体に引き起こす。大切な人を失う体験は，通常は悲嘆（グリーフ）の体験とそこからの回復の過程として描写され，その過程に寄り添うケアをグリ

ーフケアと呼ぶ。グリーフケアは，家族などの身近な人の死や，予期せぬ災害や事件などによる死によって大切な人を失った人々へのケアとして，近年広がりを見せている。

　悲嘆の過程については，いくつかの理論モデルが提唱されているが，これは喪失という大きな関係的意味の変化によって開始されるストレスのプロセスとして理解することができる。当然のことながらこのプロセスは，個人による出来事への評価，誘発される情動への対処などの複雑な要因を含んでおり，個別性に富んでいる。悲嘆のプロセスのモデルには，**キューブラー・ロスの5段階モデル**（否認・取引・怒り・抑うつ・受容）をはじめとして複数のモデルがある。

　悲嘆のプロセスそのものは，喪失体験によって引き起こされる正常な反応とみなされる。しかし少数ではあるが，通常の生活に著しい差支えを生じるような身体・心理・社会機能的な問題を長期間引き起こすことがある。これらは精神医学的な観点から言えば，**急性ストレス障害（ASD）**，あるいは**心的外傷後ストレス障害（PTSD）**の範疇に入る。グリーフケアの基本は，当事者に寄り添い，語りに真摯に耳を傾け，経験，感情などを共感的に傾聴しつつ，当事者自身が自らの体験を意味付け，新しい物語を再構成することを助けることである。また同時に，体験に圧倒されているだけではない，当事者の健康な自我の働きを尊重し，悲嘆の経験を通り抜けようとする当事者の体験に付き添っていく姿勢が支援者には求められる。

◆学習チェック表
☐　緩和ケアの概念の変遷について説明できる。
☐　がん患者の苦痛とその評価法について説明できる。
☐　痛みへの対処の原則について説明できる。
☐　苦痛緩和を目的とする鎮静についての問題点と倫理について説明できる。
☐　エンドオブライフケアの実際について説明できる。
☐　グリーフケアにおける悲嘆のプロセスモデルを説明できる。

文　　献

Duffy, J. D. & Valentine, A. D. (eds.) (2011) *MD Anderson of Psychosocial Oncology*. McGraw-Hill Companies Inc.（大中俊宏，岸本寛史監訳（2013）MDアンダーソン　サイコソーシャル・オンコロジー．メディカル・サイエンス・インターナショナル．）
岸本寛史（2015）緩和ケアという物語―正しい説明という暴力．創元社．
日本緩和医療学会（2004）苦痛緩和のための鎮静に関するガイドライン2004．https://www.jspm.ne.jp/guidelines/sedation/sedation01.pdf（2019.03.31閲覧）
日本緩和医療学会編（2014）がん疼痛の薬物療法に関するガイドライン2014年版．https://www.jspm.ne.jp/guidelines/pain/2014/pdf/pain2014.pdf（2019.03.31閲覧）

学習をより深めるための推薦図書

　基本的な医学の知識は膨大であり，残念ながら一冊の書籍を読めば，それで全て理解できるというものではない。また医療における最先端の知識については，日進月歩で進んでいて，推薦をした瞬間に古くなってしまうという恐れもある。
　現代では，かなりの医療知識は，ウェブ媒体によって，ほぼ即時に検索することが可能である。患者さんやその家族に限らず，一般市民はウェブや書籍をはじめ多くの情報をチェックしているので，専門家として情報のブラッシュアップを欠かすことはできない。ここでは推薦図書として一部だけ挙げるに留めた。

第1部：医学総論
　キャサリン・モンゴメリー（斎藤清二他訳，2016）ドクターズ・ストーリーズ―医学の知の物語的構造．新曜社．
　トリシャ・グリーンハル，ブライアン・ハーウィッツ編（斎藤清二他監訳，2001）ナラティブ・ベイスト・メディスン―臨床における物語りと対話．金剛出版
　トリシャ・グリーンハル（斎藤清二訳，2008）グリーンハル教授の物語医療学講座．三輪書店．
　ブライアン・ハーウィッツ他編（斎藤清二他訳，2009）ナラティブ・ベイスト・メディスンの臨床研究．金剛出版．
　アーサー・クラインマン（江口重幸他訳，1996）病いの語り―慢性の病いをめぐる臨床人類学．誠信書房．
　リタ・シャロン（斎藤清二他訳，2011）ナラティブ・メディスン―物語能力が医療を変える．医学書院．
　リタ・シャロン他（斎藤清二他訳，2019）ナラティブ・メディスンの原理と実践．北大路書房．
　ロバート・テイラー（三枝小夜子訳，2017）医の智の羅針盤―良医であるためのヒント．メディカル・サイエンス・インターナショナル．
　斎藤清二（2000）はじめての医療面接―コミュニケーション技法とその学び方．医学書院．
　斎藤清二・岸本寛史（2003）ナラティブ・ベイスト・メディスンの実践．金剛出版．
　江口重幸・斎藤清二・野村直樹編（2006）ナラティヴと医療．金剛出版．
　斎藤清二（2011）ナラエビ医療学講座―物語と科学の統合を目指して．北大路書房．
　斎藤清二（2013）事例研究というパラダイム―臨床心理学と医学をむすぶ．岩崎学術出版社．

学習をより深めるための推薦図書

斎藤清二（2014）関係性の医療学―ナラティブ・ベイスト・メディスン論考．遠見書房．

斎藤清二（2014）ナラティブ（NBM）とかエビデンス（EBM）とか看護研究とかさっぱりわかんない！　というナースのためのナラエビ医療学入門．日本看護協会出版会．

斎藤清二（2016）改訂版医療におけるナラティブとエビデンス―対立から調和へ．遠見書房．

斎藤清二（2018）総合臨床心理学原論―サイエンスとアートの融合のために．北大路書房．

ウィリアム・バイナム（鈴木晃仁・鈴木実佳訳，2015）医学の歴史（サイエンス・パレット029）．丸善出版．

川喜田愛郎（1977）近代医学の史的基盤［上・下］．岩波書店．

川喜田愛郎（2012）医学概論．ちくま学芸文庫．

ヴォルフガング・エッカルト（今井道夫・石渡隆司監訳，2014）医学の歴史．東信堂．

P・クトムビア（幡井勉・坂本守正訳，1980）古代インド医学．出版科学総合研究所．

富士川游（1974）日本医学史綱要［全二巻］．東洋文庫．

坂井建雄（2018）図説 医学の歴史．医学書院．

第2部：人体の構造と機能

山科正平著（2017）カラー図解新しい人体の教科書［上・下］．講談社．

マーク・ソームズ，オリヴァー・ターンブル（平尾和之訳，2007）脳と心的世界―主観的経験のニューロサイエンスへの招待．星和書店．

リー・R・スクワイア，エリック・R・カンデル（小西史朗他訳，2013）脳の認知と記憶システム（ブルーバックス：記憶のしくみ［上・下］）．講談社．

アントニオ・R・ダマシオ（田中三彦訳，2010）デカルトの誤り―情動，理性，人間の脳．筑摩書房．

下条文武・齋藤康監修（2003）ダイナミックメディシン［第1巻］．西村書店．

深山正久編（2017）はじめの一歩の病理学［第2版］．羊土社．

社会福祉士養成講座編集委員会編（2017）人体の構造と機能及び疾病［第3版］．中央法規出版．

大和谷厚・佐伯由香（2012）［新訂］人体の構造と機能．放送大学教育振興会．

第3部：心理的支援が必要な主な疾病

アレン・フランセス（大野裕・中川敦夫・柳沢圭子訳，2014）精神疾患診断のエッセンス―DSM-5の上手な使い方．金剛出版．

ジェームズ・ダッフィー，アラン・バレンタイン編（大中俊宏・岸本寛史監訳，2013）

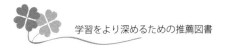

学習をより深めるための推薦図書

  MDアンダーソン　サイコソーシャル・オンコロジー．メディカル・サイエンス・インターナショナル．
磯野真穂（2017）医療者が語る答えなき世界―命の守り人の人類学．筑摩書房．
寺岡慧監修（2015）臓器移植とそのコーディネーション―基礎から応用まで．日本医学館．
尾崎紀夫・三村將・水野雅文・村井俊哉編（2018）標準精神医学［第7版］．医学書院．
髙橋三郎・大野裕監訳（2014）DSM-5 精神疾患の分類と診断の手引き．医学書院．
松本俊彦（2018）薬物依存症．筑摩書房．
松本俊彦・古藤吾郎・上岡陽江編著（2017）ハームリダクションとは何か―薬物問題に対する，あるひとつの社会的選択．中外医学社．
岸本寛史（2015）緩和ケアという物語―正しい説明という暴力．創元社．
岸本寛史（2018）迷走する緩和ケア―エビデンスに潜む罠．誠信書房．

　なお，各疾患の最新の治療方針などについて知りたい時は，診療ガイドラインをインターネットで調べることが最も能率がよい。多くのガイドラインは専門家向けの記載と，一般の方向けの記載がある。本邦における診療ガイドラインは下記で検索が可能である。

　https://minds.jcqhc.or.jp/

索引

数字・アルファベット

Ⅰ型糖尿病　191-195
Ⅱ型糖尿病　149, 191-195
ACP　→アドバンス・ケア・プランニング
AIDS　→エイズ
ALS　→筋萎縮性側索硬化症
DTC（direct-to-consumer：消費者直販型）遺伝子検査　155
EBM　41-48
　　──とNBMの統合　53
　　──における臨床疑問の定式化　43
　　──の基本的な２つの原則　45
EBPP　→心理学におけるエビデンスに基づく実践
Empirically Supported Treatments：ESTs　→実証的に支持された治療法
GRADE（Grading of Recommendations Assessment, Development and Evaluation）　44
HDS-R　→改訂長谷川式簡易知能評価スケール
HIV（エイズ）カウンセリング　172-174
HIV感染症　169-174
HIV検査　169
ICF　→国際生活機能分類
MMSE　→ミニメンタルステート検査
NBM　48-55
　　──の定義　50
　　──の特徴　51
NM　→ナラティブ・メディスン
　　──の実践の３つ組　55
Research-Supported Psychological Treatments：RSPT　→研究によって支持された心理学的治療法
shared decision making　→共同意思決定
X線診断法　23

あ行

アーユルヴェーダ　26
アスクレピオス　24
アドバンス・ケア・プランニング（ACP）　213
アルコール依存症　202-204
アルコール関連障害　202
アルツハイマー病（AD）　184
医学と医療　11
医学モデル　16, 165, 188
息切れ（short breath）　101
医行為　13
意識障害（consciousness disturbance）　104, 128, 187
移植医療　174-179
移植コーディネーター　176-179
医心方　37
依存（dependence）　200
痛み　98-103, 117, 118, 125, 129-131, 210, 218, 220-222
一次予防　139
一般システム論　17
一般症候　→全身症候
遺伝カウンセリング　142, 146, 151-158
遺伝学的検査　150-154
遺伝子（ジーン gene）　61, 112, 142, 145-156, 163, 184, 193
　　──研究　37
遺伝性疾患（genetic disease）　145, 147, 164
イブン・シーナー（アヴィセンナ Avicenna）　27
インスリン療法　195
インフォームド・コンセント　14, 163, 173
ウイルス性疾患　37
ウィルヒョウ Virchow, R.　33, 34
ヴェサリウス Vesalius, A.　28
運動器　49, 63, 82, 103, 129

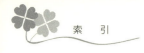
索 引

──疾患　108
エイズ（AIDS）　169
　　──治療拠点病院　169
　　──の指標疾患　171
　　──（HIV 感染）の予防対策　171
エールリッヒ　Ehrlich, P.　36
エビデンス（evidence）　41-48, 53
　　──に基づく医療　6, 17, 41, 42, 55
　　──に基づく医療（EBM）　6, 17, 41, 42
　　──の批判的吟味　43, 53
エンゲル　Engel, G. L.　17
炎症　75, 95, 109, 113-115, 117-119, 124, 129-131, 166, 220
エンドオブライフケア　224
エンパワメント　196
嘔吐（vomiting）　94, 97, 99, 100, 105, 106, 118, 123, 125, 128, 187, 203, 222
悪心（nausea）　106, 203, 220, 222
オスラー　Osler, W.　13
オンコロジー（oncology）→腫瘍学，腫瘍臨床

か行

ガイアット　Guyatt, G. H.　42, 45, 46
解体新書　39
改訂長谷川式簡易知能評価スケール（HDS-R）　183
化学療法　36, 114, 116, 117, 125-127, 138, 141, 142, 220
香川修徳　38
ガレノス　Galenus　25-30
がん　111, 115-117, 119-122, 125-127, 130-132, 137-143, 148, 153, 174, 204, 212, 218-222
　　──性疼痛　220
　　──の一次予防と早期発見　140
感覚器　91
感覚障害（sensory disturbance）　103
がんサバイバー　139
　　──シップ　142
肝臓・胆道・膵臓の疾患　106, 119
緩和ケア　138, 174, 212, 218-221, 224
器官と器官系　63
キャノン　Cannon, W. B.　36
狭心症　68, 101, 112, 192, 210

胸痛（chest pain）　101, 115, 116, 210, 211
共同意思決定　16, 213
強迫的使用　203
局所症候　95
虚血性心疾患　101, 112, 192, 210, 214
筋萎縮性側索硬化症（ALS）　162
筋ジストロフィー　148, 164
苦痛　98, 207, 212, 216, 219-225
苦痛緩和のための鎮静　223
クモ膜下出血　99, 186
クラインマン　Kleinman, A.　49
グリーフケア　225
グリーンハル　Greenhalgh, T.　48
クレペリン　Kraepelin, E.　35
軽度認知機能障害　182
血液系疾患　113
血液と血球　73
血管性認知症（VD）　182, 185, 188
血清療法　35
ゲノム（genome）　139, 142, 146, 150, 154
幻覚薬　206
研究室医学　32
研究によって支持された心理学的治療法　47
健康　25, 108, 109, 197, 207
健康と病いの語りデータベース　137, 143, 181
倦怠感（general fatigue）　95, 122, 168, 220, 222
抗 HIV 療法　170
恒常性　108
抗生物質　36, 115, 117, 125
後天性免疫不全症候群 →エイズ（AIDS）
合法則的合理性　45
合目的的合理性　45
合理的配慮　165, 189
コーチング　197
呼吸器　71, 162
　　──系疾患　96, 102, 114, 140, 212
国際生活機能分類（ICF）　188
コッホ　Koch, R.　34
個別性（singularity）　12, 41

さ行

再灌流法　211
細菌学　34

索引

サイコオンコロジー 142
再生医療 178
細胞 33, 60
　——病理学 33
サケット Sackett, D. 42, 43, 45, 47
サバイバーシップ支援 140
サルコペニア 49, 109
サレルノの医学校 27
産褥熱 33
ジェンナー Jenner, E. 32
自己管理教育 196
自己治療仮説 207
自助グループ 205
視神経脊髄炎（NMO）166
事前指示（AD）213
持続鎮静 224
疾患（disease）41, 49, 51, 94-109, 112-134, 139, 145, 183, 191, 209
実証的に支持された治療法 47
疾病 108, 112, 161
指定難病 161
シデナム Sydenham, T. 30
しびれ（numbness）103, 129, 192
社会モデル 165, 188
シャロン Charon, R. 49, 54, 55, 191
終末期 212-214, 222
　——医療 →ターミナルケア
出生前診断 146, 151
種痘法 32
腫瘍 110-112, 137, 153, 169
　——学 138
　——内科医（medical oncologist）138
　——臨床 137
循環器 65, 112, 210
　——系疾患 112, 210
　——疾患の緩和ケア 212
消化管疾患 106, 116
消化器 68, 133, 138, 167
傷寒論 26, 38
症候（symptom and sign）94
症状（symptom）94
消毒法 23
女性生殖器・乳腺疾患 125
ショック（shock）105, 110, 120
心筋梗塞 68, 101, 105, 112, 192, 210, 211, 215

神経 62, 80, 85, 91, 127, 161, 184
　——系疾患 127
神経性無食欲症 53
心身症 132
身体依存 201
人体機械論 31
人体の区分 59
診断基準 186, 192, 202
腎泌尿器系疾患 123
心不全 103, 113, 165, 211, 212, 216
　——における終末期 212
心理学におけるエビデンスに基づく実践（EBPP）47
心理・社会的ケア／心理・社会的支援 133, 198, 214, 224
診療ガイドライン 44, 141, 196, 215
杉田玄白 39
頭痛（headache）98, 128, 130, 187, 203
生活習慣病の遺伝子解析 154
生気論 30, 31, 35
生殖器 89, 125, 127
精神依存 201
精神作用物質 201, 207
生体移植 176, 178
セイファーセックス 126, 172, 174
生物医学モデル 16, 41
生物科学的な医学（biomedicine）108
生物―心理―社会（BPS）モデル 17, 96-98, 133, 174, 189
生命倫理（Bioethics）14, 115, 175
西洋医学 23, 51
摂食障害 198
施薬院 37
染色体 146
　——異常症 149
全身症候 95
全身麻酔法 34
前頭側頭型認知症（FTD）182, 185
ゼンメルヴァイス Semmelweis, I. P. 33
せん妄 104, 182, 222
臓器移植 174, 210
　——コーディネーター 176
　——における倫理 175
　——ネットワークシステム 176

233

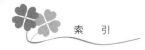

索引

早期発見　127, 140, 172, 197
組　織　32, 62, 76, 80, 110, 120, 126, 187, 220

た行

ターミナルケア　224
耐性　201, 203
タイプD　209
多因子遺伝病　148
多職種連携　12, 18, 54, 143, 173, 189, 216
多発性硬化症（MS）161, 166
単一遺伝子病　147
男性生殖器疾患　125
中枢神経刺激薬　206
中枢神経抑制薬　206
中毒　201, 202
徴候（sign）94
治療と職業生活の両立支援　162, 167
テイラー　Taylor, R. B.　50, 51, 209
テーラーメイド医療　142
動悸（palpitation）101
頭頸部・目・耳の疾患　130
糖尿病（diabetes mellitus）95, 120, 123, 124, 131, 148, 149, 154, 191
　――自己管理教育　196
　――に特有の三大合併症　192
　――の治療目標　193
東洋医学　25, 52
ドナー　174

な行

内分泌　86, 122
　――系疾患　122
ナラティブ（narrative：物語，語り）48, 156
　――・アプローチ　48
　――・セラピー　49
　――・メディスン（NM）54
難病　161
　――法　161, 166
日本の医学　37
入院治療プログラム　205
認知症（dementia）162, 182, 202, 219
脳梗塞　98, 185, 187, 192
脳死　175, 210
脳出血　98, 106, 185, 187, 192

は行

ハーウィッツ　Hurwitz, B.　48
ハーヴェイ　Harvey, W.　29, 30
ハームリダクション　206
パストゥール　Pasteur, L.　34, 35
発熱（fever）96, 115, 118, 121, 125, 130, 170
パブロフ　Pavlov, I. P.　33
パラケルスス　Paracelsus　29
バランス説　108
パレ　29, 39, 228
ハンター　Hunter, K. M.　18, 48
微生物学　34
悲嘆のプロセスモデル　226
泌尿器　78, 123
皮膚疾患　131
ヒポクラテス　24
非薬物療法　183, 184, 194, 212, 221
病院医学　32
病原体説　108
標準治療　141
不確実性（uncertainty）12, 17, 41
複雑性（complexity）12, 41
腹痛（abdominal pain）100, 118, 120, 121
負の強化　207
フレイル　49, 109
フレミング　Fleming, A.　36
フロイト　Freud, S.　35
分子生物学　37
ペスト（黒死病）28
ベルナール　Bernard, C.　33
ホメオスターシス　18, 36, 89, 108
ホメオパシー　35

ま行

曲直瀬道三　38
ミアスマ説　34
ミトコンドリア遺伝病　148
ミニメンタルステート検査（Mini-Mental State Examination; MMSE）183
無菌法　33, 34
メッケル憩室　20
めまい（dizziness, vertigo）97, 130, 131
物語的行為　20, 55
物語に基づく医療（NBM）48

物語能力 55, 158

　　　や行
薬害HIV感染 172
薬物療法 105, 141, 183, 194, 197, 212, 215, 221, 223
病い（illness）13, 49, 51
病いの語り 21, 143, 181
病の軌跡 197, 216
四体液説 25

　　　ら行
らい病（ハンセン病）28
離脱 201, 203
リハビリテーション 129, 139, 165, 166
　心臓—— 211, 214
　脳血管障害の—— 188
リンパ系器官と生体防御 76
レシピエント 174
レビー小体型認知症（DLB）182, 185
老化 109, 183, 224
ロコモ 49, 109

　　　わ行
ワクチン 35, 37, 96, 115, 125

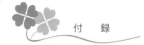
付　録

付録
大学及び大学院における必要な科目

○大学における必要な科目
　A．心理学基礎科目
　　①公認心理師の職責
　　②心理学概論
　　③臨床心理学概論
　　④心理学研究法
　　⑤心理学統計法
　　⑥心理学実験
　B．心理学発展科目
　（基礎心理学）
　　⑦知覚・認知心理学
　　⑧学習・言語心理学
　　⑨感情・人格心理学
　　⑩神経・生理心理学
　　⑪社会・集団・家族心理学
　　⑫発達心理学
　　⑬障害者（児）心理学
　　⑭心理的アセスメント
　　⑮心理学的支援法
　（実践心理学）
　　⑯健康・医療心理学
　　⑰福祉心理学
　　⑱教育・学校心理学
　　⑲司法・犯罪心理学
　　⑳産業・組織心理学
　（心理学関連科目）
　　㉑人体の構造と機能及び疾病
　　㉒精神疾患とその治療
　　㉓関係行政論
　C．実習演習科目
　　㉔心理演習
　　㉕心理実習（80時間以上）

○大学院における必要な科目
　A．心理実践科目
　　①保健医療分野に関する理論と支援の展開
　　②福祉分野に関する理論と支援
　　③教育分野に関する理論と支援
　　④司法・犯罪分野に関する理論と支援の展開
　　⑤産業・労働分野に関する理論と支援の展開
　　⑥心理的アセスメントに関する理論と実践
　　⑦心理支援に関する理論と実践
　　⑧家族関係・集団・地域社会における心理支援に関する理論と実践
　　⑨心の健康教育に関する理論と実践
　B．実習科目
　　⑩心理実践実習（450時間以上）
　※「A．心理学基礎科目」、「B．心理学発展科目」、「基礎心理学」、「実践心理学」、「心理学関連科目」の分類方法については、上記とは異なる分類の仕方もありうる。

○大学における必要な科目に含まれる事項
　A．心理学基礎科目
　①「公認心理師の職責」に含まれる事項
　　1. 公認心理師の役割
　　2. 公認心理師の法的義務及び倫理
　　3. 心理に関する支援を要する者等の安全の確保
　　4. 情報の適切な取扱い
　　5. 保健医療、福祉、教育その他の分野における公認心理師の具体的な業務
　　6. 自己課題発見・解決能力
　　7. 生涯学習への準備
　　8. 多職種連携及び地域連携
　②「心理学概論」に含まれる事項
　　1. 心理学の成り立ち
　　2. 人の心の基本的な仕組み及び働き
　③「臨床心理学概論」に含まれる事項
　　1. 臨床心理学の成り立ち
　　2. 臨床心理学の代表的な理論
　④「心理学研究法」に含まれる事項
　　1. 心理学における実証的研究法（量的研究及び質的研究）
　　2. データを用いた実証的な思考方法
　　3. 研究における倫理
　⑤「心理学統計法」に含まれる事項
　　1. 心理学で用いられる統計手法
　　2. 統計に関する基礎的な知識
　⑥「心理学実験」に含まれる事項
　　1. 実験の計画立案
　　2. 統計に関する基礎的な知識
　B．心理学発展科目
　（基礎心理学）
　⑦「知覚・認知心理学」に含まれる事項
　　1. 人の感覚・知覚等の機序及びその障害
　　2. 人の認知・思考等の機序及びその障害
　⑧「学習・言語心理学」に含まれる事項
　　1. 人の行動が変化する過程
　　2. 言語の習得における機序

⑨「感情・人格心理学」に含まれる事項
  1. 感情に関する理論及び感情喚起の機序
  2. 感情が行動に及ぼす影響
  3. 人格の概念及び形成過程
  4. 人格の類型、特性等
⑩「神経・生理心理学」に含まれる事項
  1. 脳神経系の構造及び機能
  2. 記憶、感情等の生理学的反応の機序
  3. 高次脳機能障害の概要
⑪「社会・集団・家族心理学」に含まれる事項
  1. 対人関係並びに集団における人の意識及び行動についての心の過程
  2. 人の態度及び行動
  3. 家族、集団及び文化が個人に及ぼす影響
⑫「発達心理学」に含まれる事項
  1. 認知機能の発達及び感情・社会性の発達
  2. 自己と他者の関係の在り方と心理的発達
  3. 誕生から死に至るまでの生涯における心身の発達
  4. 発達障害等非定型発達についての基礎的な知識及び考え方
  5. 高齢者の心理
⑬「障害者(児)心理学」に含まれる事項
  1. 身体障害、知的障害及び精神障害の概要
  2. 障害者(児)の心理社会的課題及び必要な支援
⑭「心理的アセスメント」に含まれる事項
  1. 心理的アセスメントの目的及び倫理
  2. 心理的アセスメントの観点及び展開
  3. 心理的アセスメントの方法(観察、面接及び心理検査)
  4. 適切な記録及び報告
⑮「心理学的支援法」に含まれる事項
  1. 代表的な心理療法並びにカウンセリングの歴史、概念、意義、適応及び限界
  2. 訪問による支援や地域支援の意義
  3. 良好な人間関係を築くためのコミュニケーションの方法
  4. プライバシーへの配慮
  5. 心理に関する支援を要する者の関係者に対する支援
  6. 心の健康教育

(実践心理学)
⑯「健康・医療心理学」に含まれる事項
  1. ストレスと心身の疾病との関係
  2. 医療現場における心理社会的課題及び必要な支援
  3. 保健活動が行われている現場における心理社会的課題及び必要な支援
  4. 災害時等に必要な心理に関する支援
⑰「福祉心理学」に含まれる事項
  1. 福祉現場において生じる問題及びその背景
  2. 福祉現場における心理社会的課題及び必要な支援
  3. 虐待についての基本的知識
⑱「教育・学校心理学」に含まれる事項
  1. 教育現場において生じる問題及びその背景
  2. 教育現場における心理社会的課題及び必要な支援
⑲「司法・犯罪心理学」に含まれる事項
  1. 犯罪・非行、犯罪被害及び家事事件についての基本的知識
  2. 司法・犯罪分野における問題に対して必要な心理に関する支援
⑳「産業・組織心理学」に含まれる事項
  1. 職場における問題(キャリア形成に関することを含む。)に対して必要な心理に関する支援
  2. 組織における人の行動

(心理学関連科目)
㉑「人体の構造と機能及び疾病」に含まれる事項
  1. 心身機能と身体構造及びさまざまな疾病や障害
  2. がん、難病等の心理に関する支援が必要な主な疾病
㉒「精神疾患とその治療」に含まれる事項
  1. 精神疾患総論(代表的な精神疾患についての成因、症状、診断法、治療法、経過、本人や家族への支援を含む。)
  2. 向精神薬をはじめとする薬剤による心身の変化
  3. 医療機関との連携
㉓「関係行政論」に含まれる事項
  1. 保健医療分野に関係する法律、制度
  2. 福祉分野に関係する法律、制度
  3. 教育分野に関係する法律、制度
  4. 司法・犯罪分野に関係する法律、制度
  5. 産業・労働分野に関係する法律、制度
㉔「心理演習」に含まれる事項
  (略)
㉕「心理実習」に含まれる事項
  (略)

監修　野島一彦（のじまかずひこ：九州大学名誉教授・跡見学園女子大学名誉教授）
　　　繁桝算男（しげますかずお：東京大学名誉教授）

著者略歴
斎藤清二（さいとう・せいじ）
　富山大学名誉教授。医師／公認心理師。
　1975年新潟大学医学部医学科卒業。1979年富山医科薬科大学医学部第3内科助手。1988年医学博士。1993年英国セントメリー病院医科大学へ留学。1996年富山医科薬科大学第3内科助教授，2002年富山大学保健管理センター長・教授。2015年富山大学名誉教授，立命館大学応用人間科学研究科特別招聘教授。2016年から2020年まで立命館大学総合心理学部特別招聘教授。
　主な著訳書：『臨床心理学原論―サイエンスとアートの融合のために』（単著，北大路書房），『改訂版 医療におけるナラティブとエビデンス』（単著，遠見書房），『関係性の医療学―ナラティブ・ベイスト・メディスン論考』（単著，遠見書房），『事例研究というパラダイム―臨床心理学と医学を結ぶ』（単著，岩崎学術出版社），『はじめての医療面接―コミュニケーション技法とその学び方』（単著，医学書院），『発達障害大学生支援への挑戦―ナラティブアプローチとナレッジマネジメント』（共編著，金剛出版），『ナラティブ・ベイスト・メディスンの実践』（共著，金剛出版），『ナラティブ・メディスンの原理と実践』（共訳，北大路書房），『ドクターズ・ストーリーズ―医学の知の物語的構造』（共訳，新曜社），『ナラティブ・メディスン―物語能力が医療を変える』（共訳，医学書院）ほか

公認心理師の基礎と実践㉑［第21巻］
人体の構造と機能及び疾病

2019年9月30日　第1刷
2025年3月10日　第5刷

監修者　野島一彦・繁桝算男
著　者　斎藤清二
発行人　山内俊介
発行所　遠見書房
製作協力　ちとせプレス（http://chitosepress.com）

〒181-0002 東京都三鷹市井の頭2-28-16
株式会社　遠見書房
TEL 0422-26-6711　FAX 050-3488-3894
tomi@tomishobo.com　https://tomishobo.com
遠見書房の書店　https://tomishobo.stores.jp/

印刷・製本　モリモト印刷

ISBN978-4-86616-071-9　C3011
©Nojima, K., Shigemasu, K., & Tomishobo, Inc.　2019
Printed in Japan

※心と社会の学術出版　遠見書房の本※

遠見書房

医療におけるナラティブとエビデンス
対立から調和へ［改訂版］
斎藤清二著
ナラティブ・ベイスト・メディスンとエビデンス・ベイスト・メディスンを実際にどう両立させるのか。次の時代の臨床のために両者を統合した新しい臨床能力を具体的に提案する。2,640円，四六並

AIはどこまで脳になれるのか
心の治療者のための脳科学
（京都大学名誉教授）岡野憲一郎 著
AIと意識と心の問題に，精神分析と脳科学の分野を横断する臨床家・岡野憲一郎が挑む。不思議な症例や最新の脳科学研究から脳と心のメカニズムを明らかにし人間存在に迫る。2,420円，四六並

週1回精神分析的サイコセラピー
実践から考える
髙野　晶・山崎孝明編著
多くの臨床家の知見と工夫に満ちた本書は，週1回の精神分析的サイコセラピーの現在の到達点。精神分析的な志向をもつ臨床家ばかりではなく，多くのサイコセラピスト必読の書。4,290円，A5並

臨床心理学中事典
（九州大学名誉教授）野島一彦監修
650超の項目，260人超の執筆者，3万超の索引項目からなる臨床心理学と学際領域の中項目主義の用語事典。臨床家必携！（編集：森岡正芳・岡村達也・坂井誠・黒木俊秀・津川律子・遠藤利彦・岩壁茂）7,480円，A5上製

公認心理師の基礎と実践　全23巻
野島一彦・繁桝算男 監修
公認心理師養成カリキュラム23単位のコンセプトを醸成したテキスト・シリーズ。本邦心理学界の最高の研究者・実践家が執筆。①公認心理師の職責〜㉓関係行政論 まで心理職に必須の知識が身に着く。各2,200円〜3,080円，A5並

動作法の世界：動作法の基本と実践①
動作法と心理臨床：動作法の基本と実践②
大野博之・藤田継道・奇恵英・服巻豊 編
動作法の入門から，他のアプローチとの異同，心理学的な位置づけ，スポーツ動作法，発達障害，思春期，PTSD，身体障害，さまざまな場面で生きる動作法を描く。① 2,420円／② 2,750円（共に四六並）

心拍変動バイオフィードバック
こころを「見える化」するストレスマネジメント技法
（愛知学院大学教授）榊原雅人編著
心を"見える化"し，自律神経の調節機能を向上させるストマネ技法・心拍変動バイオフィードバック。この第一人者である編者らの一冊。3,080円，A5並

ダイアロジカル・スーパービジョン
リフレクションを活用した職場文化のつくりかた
カイ・アルハネンほか著／川田・石川・石川・片岡訳
本書は，スーパービジョン文化とオープンダイアローグ哲学との合算で，リフレクションからダイアローグを育て，チームビルドや職業人生の確立にどう生かすかをまとめた。3,300円，A5並

N：ナラティヴとケア
ナラティヴがキーワードの臨床・支援者向け雑誌。第16号：ナラティヴの政治学──対人支援実践のために（安達映子編）年1刊行，1,980円

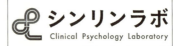

〈フリーアクセス〉〈特集＆連載〉心理学・心理療法・心理支援に携わる全ての人のための総合情報オンライン・マガジン「シンリンラボ」。https://shinrinlab.com/

価格は税込です